Stefan Schädler et al.
Assessments in der Neurorehabilitation

Verlag Hans Huber
Programmbereich Gesundheit

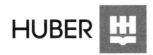

Bücher aus verwandten Sachgebieten

Russell et al.
GMFM und GMFCS
Übersicht – Handbuch – CD-ROM. Gross Motor Function Measure – Gross Motor Function Classification System
2006. ISBN 3-456-84230-9

Kieser (Hrsg.)
Krafttraining in Prävention und Therapie
Grundlagen – Indikationen – Anwendungen
2006. ISBN 3-456-84229-5

Aebi-Müller et al.
Funktionelle Nachbehandlung von Patienten mit künstlichem Hüftgelenk
2. A. 2005. ISBN 3-456-84163-9

Bron/Pongratz (Hrsg.)
Muskeldystrophie Duchenne in der Praxis
2004. ISBN 3-456-83928-6

Kasper
Lernkartei Physikalische Therapie I-VIII
2004. ISBN 3-456-84097-7

Dejung et al.
Triggerpunkt-Therapie
2003. ISBN 3-456-83813-1

Todd
Der Körper denkt mit
Anatomie als Ausdruck dynamischer Kräfte
2. A. 2003. ISBN 3-456-83927-8

Zinn/Davies
Hemiplegie-Merkblatt
Anleitung zum Erreichen weitgehender Selbständigkeit für Menschen mit Halbseitenlähmung
10. A. 2003. ISBN 3-456-83967-7

Heinen/Bartens (Hrsg.)
Das Kind und die Spastik
Erkenntnisse der Evidence-based Medicine zur Cerebralparese
2001. ISBN 3-456-83370-9

Weitere Informationen über unsere Neuerscheinungen finden Sie im Internet unter: www.verlag-hanshuber.com.

Stefan Schädler
Jan Kool
Hansjörg Lüthi
Detlef Marks
Peter Oesch
Adrian Pfeffer
Markus Wirz

Assessments in der Neurorehabilitation

Diese Arbeit wurde unterstützt durch:

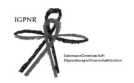

Verlag Hans Huber

Korrespondenzanschrift:
Stefan Schädler
Ahornweg 14
CH-3400 Burgdorf
E-Mail: mail@stefan-schaedler.ch

Lektorat: Dr. Klaus Reinhardt
Herstellung: Daniel Berger
Umschlaggestaltung: Atelier Mühlberg, Basel
Druck und buchbinderische Verarbeitung: AZ Druck und Datentechnik GmbH, Kempten
Printed in Germany

Bibliographische Information der Deutschen Bibliothek
Die Deutsche Bibliothek verzeichnet diese Publikation in der Deutschen Nationalbibliographie; detaillierte bibliographische Daten sind im Internet über http://dnb.ddb.de abrufbar.

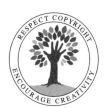

Dieses Werk, einschließlich aller seiner Teile, ist urheberrechtlich geschützt. Jede Verwertung außerhalb der engen Grenzen des Urheberrechtes ist ohne Zustimmung des Verlages unzulässig und strafbar. Das gilt insbesondere für Vervielfältigungen, Übersetzungen, Mikroverfilmungen sowie die Einspeicherung und Verarbeitung in elektronischen Systemen.
Die Wiedergabe von Gebrauchsnamen, Handelsnamen oder Warenbezeichnungen in diesem Werk berechtigt auch ohne besondere Kennzeichnung nicht zu der Annahme, dass solche Namen im Sinne der Warenzeichen-Markenschutz-Gesetzgebung als frei zu betrachten wären und daher von jedermann benutzt werden dürfen.

Anregungen und Zuschriften bitte an:
Verlag Hans Huber
Lektorat Medizin/Gesundheit
Länggass-Strasse 76
CH-3000 Bern 9
Tel: 0041 (0)31 300 4500
Fax: 0041 (0)31 300 4593

1. Auflage 2006
© 2006 by Verlag Hans Huber, Hogrefe AG, Bern
ISBN 3-456-84343-7

Inhalt

Geleitwort 9
Dank 11
Vorwort 13

Einleitung 15

Anwendungsbereiche 23

Selbständigkeit im Alltag 29

Fähigkeiten während der Frührehabilitation: Early Functional Abilities (EFA) 31
Selbständigkeit in den Aktivitäten des täglichen Lebens (ADL): Frühreha-Barthel-Index
 (FRB) 41
Selbständigkeit in den Aktivitäten des täglichen Lebens (ADL): Functional
 Independence Measure (FIM) 46
Funktionale Selbständigkeit: Functional Assessment Measure (FAM) 51
Selbständigkeit im Alltag: Barthel-Index (BI) 55
Selbständigkeit im Alltag: Erweiterter Barthel-Index (EBI) 59
Zielerreichung: Goal Attainment Scaling (GAS) 71
Allgemeiner Gesundheitszustand: SF-36 75
Globale Erfassung der Behinderung: Modified Rankin Scale (MRS) 83
Selbständigkeit im Alltag: Spinal Cord Independence Measure (SCIM) und SCIM II .. 87
Krankheitsfolgen bei ALS: Amyotrophic Lateral Sclerosis Functional Rating Scale
 (ALSFRS) 94
Arbeitsbezogene körperliche Leistungsfähigkeit: Evaluation der funktionellen
 Leistungsfähigkeit (EFL) nach Isernhagen 101
Grobmotorische Fähigkeiten bei Kindern mit Zerebralparese: Gross Motor Function
 Measure (GMFM) 108

Obere Extremitäten 117

Arm-Hand-Funktion: Action Research Arm Test (ARAT) 119
Geschicklichkeit der Finger: Nine Hole Peg Test (NHPT) 125
Arm-Hand-Funktion: Wolf Motor Function Test (WMFT) 129

Mobilität 133

Mobilität und Körperfunktion: Chedoke McMaster Stroke Assessment 135
Gehgeschwindigkeit / Gehtests mit Zeitnahme 140
Gehfähigkeit: Functional Ambulation Categories (FAC) 143
Gehen bei Patienten mit Querschnittlähmung: Walking Index for Spinal Cord Injury
   (WISCI II) 146
Mobilität: Timed Up and Go (TUG) 150
Mobilität: Rivermead Mobility Index (RMI) 154

Gleichgewicht und Sturzrisiko 159

Sturzrisiko: Performance Oriented Mobility Assessment (POMA) 161
Gleichgewicht: Berg Balance Scale (BBS) 170
Dynamische Anpassung des Ganges: Dynamic Gait Index (DGI) 183
Funktionelle Reichweite: Functional Reach (FR) 191
Sensorische Organisation des Gleichgewichts: Sensory Organisation Test (SOT) 195

Körperfunktionen 199

Erholungsstadium motorischer Kontrolle: Chedoke McMaster Stroke Assessment
   Subskala Körperfunktionen 201
Bewusstseinszustand: Glasgow Coma Scale (GCS) 206
Bewusstsein: Koma-Remissions-Skala (KRS) 211
Neurologischer Schaden in der Akutphase nach CVI: National Institute of Health Stroke
   Scale (NIH-SS) 216
Neurologischer Schaden nach CVI: European Stroke Scale (ESS) 224
Spastizität: Modified Ashworth Scale (MAS) 232
Muskelkrafttest: Manuelle Muskelfunktionsprüfung 236
Muskelkraft: Kraftmesszelle 242
Handkraft: JAMAR Dynamometer 245
Sensibilität: Oberflächensensibilität 249
Lage- und Bewegungssinn 252
Sensibilität bei Querschnittlähmung: American Spinal Injury Association (ASIA)
   Standard Neurological Classification of Spinal Cord Injury[1] 256
Stereognosie: Subskala vom Nottingham Sensory Assessment 259
Neglekt: Beobachtung bei Aktivitäten Catherine Bergego Scale (CBS) 263
Pusher-Symptomatik: Klinische Skala für Contraversive Pusher-Symptomatik (SCP) ... 268
Tremor: Fahn Tremor Rating Scale (FTRS) 272
Intentionstremor: Finger-Nase-Versuch (FNV) 278
Parkinson-Syndrom: Unified Parkinson's Disease Rating Scale (UPDRS): Motorische
   Untersuchung 281
Rigidität: Subskala der Unified Parkinson's Disease Rating Scale (UPDRS) 285

Schulter-Hand-Syndrom-Score (SHS) 288
Schmerzintensität: Visuelle Analog Skala (VAS), Numerische Einschätzungsskala
   (engl. Numeric Rating Scale, NRS) 292
Bewegungsausmass: Goniometer 296
Bewegungsausmass: Hydrogoniometer (engl: Inclinometer) 300
Umfangmessung 304

Glossar 309

Abkürzungsverzeichnis 319

Stichwortverzeichnis 325

Über die Autoren 333

Geleitwort

In vorliegendem Buch werden erstmals in der Physiotherapie häufig angewandte Testverfahren übersichtlich beschrieben. Es verfolgt damit einen wichtigen Schritt in Richtung einer modernen Neurorehabilitation.

Sensomotorische Funktionen, wie die Hand- und Gangfunktion, stellen einen zentralen Bereich der Neurorehabilitation dar. Neue funktionelle Trainingsmethoden, wie z.B. das Lokomotions- oder Handfunktionstraining, nutzen die verbliebene Plastizität des Nervensystems nach einer Schädigung mit dem Ziel, den Patienten ein weitgehend eigenständiges Leben zu ermöglichen. In Zukunft könnte eine *Teilregeneration* verletzter Nervenbahnen, durch funktionelle Aktivierung von Nervenzellverbänden, die Kapazität für Funktionsverbesserungen erweitern.

Wir wissen, dass die mit den derzeit zur Verfügung stehenden Therapieverfahren erreichbaren Funktionsverbesserungen individuell erheblich variieren, abhängig von verschiedenen Faktoren, wie z.B. Schwere und Ort der Verletzung, Alter des Patienten und eventuellen Begleiterkrankungen/ Verletzungen. Das heisst aber, dass wir solide, standardisierte Untersuchungsverfahren benötigen, um eine Hirn- oder Rückenmarkschädigung und deren Verlauf zu erfassen. So können auch die Effekte neuer Therapien objektiv beurteilt und vom Spontanverlauf abgegrenzt werden.

Wir benötigen, eine fortlaufende Kontrolle gängiger Therapieansätze, um diese zu aktualisieren und zu optimieren. Dazu müssen die Effekte dieser Therapie objektiv erfasst werden. Eine Qualitätskontrolle auf standardisierter Basis ermöglicht Vergleiche der Therapieerfolge sowohl zwischen Ländern wie auch zwischen einzelnen Zentren. Das vorliegende Buch erfüllt dieses Erfordernis in vorbildlicher Weise. Es werden verschiedene Verfahren zur Erfassung einer Funktion übersichtlich und klar beschrieben und die Wertigkeit der Testverfahren anhand der Literatur kritisch beurteilt. Damit kann die zum Teil sehr aufwändige Rehabilitation hirn- und rückenmarkverletzter Patienten auf qualitativ hohem Niveau effizient gestaltet werden. Therapiekonzepte und deren Kontrolle auf der Basis der „evidence based medicine" führen nicht nur zu einer besseren Lebensqualität der Patienten; sie überzeugen auch darin, dass sich der Einsatz erheblicher Mittel für die Rehabilitation Querschnittgelähmter oder Hirnverletzter für die Gesellschaft letztlich auszahlt. Das vorliegende Buch stellt einen Meilenstein in dem Bestreben dar, Erfolge physiotherapeutischer Interventionen in der Neurorehabilitation nachvollziehbar zu machen. Damit legt es einen Grundstein zu optimierten Therapiestrategien.

Zürich, 15. Juli 2005
Prof. Dr. V. Dietz, FRCP

Dank

Ohne die grosszügige und motivierende Förderung und finanzielle Unterstützung unseres Projektes durch die Interessengemeinschaft Physiotherapie in der Rehabilitation (PTR) und die Interessengemeinschaft Physiotherapie in der Neurorehabilitation (IGPNR) wäre diese Arbeit nicht entstanden. Besonders danken wir den Präsidenten Urs Gamper (PTR) und Ida Dommen (IGPNR), die sich mit ihrem Enthusiasmus und Engagement für die Entstehung dieser Arbeit eingesetzt haben.

Im Weiteren gilt unser Dank unseren Arbeitgebern für ihre Unterstützung. Sie haben es ermöglicht, dass mit diesem Buch die praktische Anwendung und Umsetzung von Assessments erleichtert werden, und haben mit ihrer Unterstützung die Realisierung dieser Arbeit erst möglich gemacht:

- Klinik Valens
- REHAB Basel
- HUMAINE-Klinik Zihlschlacht
- Kantonsspital St. Gallen
- Paraplegikerzentrum der Uniklinik Balgrist in Zürich
- Spital Region Oberaargau

Ein Dank gebührt auch dem Paraplegikerzentrum der Uniklinik Balgrist in Zürich, das uns für unsere „multimedialen" Sitzungen mit Laptop und Beamer beherbergt und für unser leibliches Wohl gesorgt hat.

Herrn Prof. Dietz vom Paraplegikerzentrum der Uniklinik Balgrist in Zürich danken wir ganz herzlich für sein Geleitwort.

Bedanken möchten wir uns beim Verlag Hans Huber, im Besonderen bei Dr. Klaus Reinhardt, für die spontane Zusicherung das Buch zu publizieren und die Unterstützung während dessen Realisierung.

Nicht unerwähnt sei die Unterstützung, die wir durch unsere Familien, Freunde und Arbeitskollegen erfuhren.

Einen grossen Beitrag für den Feinschliff leisteten zudem Colette Widmer Leu und Bettina von Bidder durch ihre kritische Durchsicht des Manuskripts und ihre wertvollen Anregungen.

Vorwort

Die Neurorehabilitation ist seit einigen Jahren einem starken Wandel unterworfen, der hauptsächlich auf zwei Gründen beruht: Einerseits hinterfragen Ergebnisse einer aktuellen und zunehmend lebhaften Forschung etablierte physiotherapeutische Behandlungsansätze, andererseits wächst der Kostendruck bei gleichzeitig sinkenden Ressourcen. Vor diesem Hintergrund steht die rehabilitative Arbeit, welche darin besteht, Problembereiche eines Individuums mit allen seinen bio-psycho-sozialen Aspekten umfassend zu erkennen, eine den individuellen Zielen angepasste Behandlung zu planen und Behandlungserfolge zu überprüfen. Allen diesen Aspekten ist gemeinsam, dass Merkmale oder Fähigkeiten von Menschen mit ihrem bio-psycho-sozialen Hintergrund und ihren individuellen Zielen und Erwartungen dargestellt werden müssen. Der Wahl geeigneter Assessment-Instrumente für die Messung von Behandlungsergebnissen, zur Qualitätssicherung und in der Forschung, kommt eine zentrale Rolle zu. Die Instrumente sollten zuverlässig und empfindlich sein und das messen, was sie vorgeben zu messen: Sie müssen bestimmte Gütekriterien erfüllen.

Das von Derick T. Wade 1992 erschienene Buch „Measurements in Neurological Rehabilitation" (Oxford University Press 1992) wurde zu einem Standardwerk und gilt als Nachschlagewerk und Referenz bei der Auswahl von Assessments.

Einige weitere Autoren geben eine mehr oder weniger grosse Übersicht über die gebräuchlichsten Messinstrumente in der Neurorehabilitation.

Einen Beitrag und ersten Anstoss zur vorliegenden Arbeit gab die Tagung „Messen in der Neurorehabilitation im Rahmen der Physiotherapie" vom 21. Oktober 1996 im Bürgerspital Solothurn (CH). Als greifbares Ergebnis dieser Tagung entstand eine Zusammenstellung der in der Schweiz bekanntesten und gebräuchlichsten Assessments.

Kurz darauf, im August 1998, wurde die Interessengemeinschaft Physiotherapie in der Neurorehabilitation (IGPNR) gegründet. Die IGPNR ist eine Gemeinschaft von Physiotherapeutinnen und Physiotherapeuten, die sich für die Qualitätssicherung, einen breiten fachlichen Austausch sowie für die Interessenvertretung der Physiotherapie in der Neurorehabilitation einsetzt. Sie besteht aus Physiotherapeutinnen und Physiotherapeuten, die in verschiedenen Kliniken und Einrichtungen der Schweiz in der Früh-, Rehabilitations- und Spätphase tätig sind.

Anlässlich der Generalversammlung der IGPNR im Jahr 2002 bildete sich eine Arbeitsgruppe mit dem Ziel, einen bestehenden Katalog von elf Assessments bezüglich Gütekriterien zu überarbeiten und zu erweitern. Zu Beginn der Arbeit wurde eine Umfrage in den Mitgliederkliniken der IGPNR durchgeführt. Von 28 verschickten Fragebogen konnten 21 ausgewertet werden (6 Akutphase, 16 Rehabilitationsphase und 3 Langzeitphase). Das am häufigsten verwendete Assessment war das

Performance Oriented Mobility Assessment (POMA) oder auch Tinetti-Test, gefolgt vom Functional Indepence Measure (FIM), dem Modified Ashworth-Scale und dem Olson, einer Messung der Gehgeschwindigkeit. Wurde nach der Wichtigkeit für den klinischen Alltag gefragt, stand wiederum der POMA (Tinetti-Test) an erster Stelle, gefolgt vom Olson-Gehtest, dem Manuellen Muskelfunktionstest und dem FIM. Diese Angaben beruhen auf den persönlichen Einschätzungen der Befragten ohne Berücksichtigung der Gütekriterien.

Auf der Basis dieser Umfrage und den Erfahrungen der Autoren wurde eine Auswahl von Assessments getroffen, zu welchen die Gütekriterien zusammengestellt wurden. Als Resultat entstand eine Sammlung von insgesamt 21 Assessments mit ihren Gütekriterien, Formularen und Manuals. Diese Sammlung erschien im März 2004 als Broschüre „Assessments in der Neurorehabilitation" und auf der Webseite der Dachorganisation, der Interessengemeinschaft Physiotherapie in der Rehabilitation (PTR).

Aufgrund der grossen Nachfrage konstituierte sich die Arbeitsgruppe erneut mit dem Ziel, die bestehenden Assessments zu überarbeiten und weitere auszuwählen, die für die praktische Anwendung als relevant erschienen.

Zum ersten Mal liegt nun eine Zusammenstellung der Gütekriterien von 50 Assessments der Neurorehabilitation in Buchform vor. Einzigartig sind die Verlinkung zu den ICF-Domänen und -Kategorien sowie eine differenzierte Beurteilung der Assessments entsprechend ihren Anwendungsbereichen auf der Basis von Literaturrecherchen. Für den Anwender sollen die Angaben zur Praktikabilität sowie die zur Verfügung gestellten Formulare von grossem Nutzen sein.

Das Buch mit seinen Formularen und Manuals auf der mitgelieferten CD-ROM soll eine Anleitung für Fachleute der Neurorehabilitation darstellen und eine Entscheidungshilfe für die Einführung und Anwendung von Messinstrumenten bieten. Das Buch richtet sich aber auch an Studenten und wissenschaftlich Interessierte, die mehr über Hintergründe und technische Daten der Assessments wissen möchten.

Burgdorf, 7. Februar 2006
Stefan Schädler

Einleitung

Hintergrund

Knapper werdende Ressourcen für die Gesundheitsversorgung einerseits und der wachsende Einbezug von wissenschaftlichen Grundlagen in die Physiotherapie andererseits stehen als Triebfeder am Anfang dieses Buches.
Kostengutsprachen werden immer kritischer beurteilt mit der Folge, dass für stationäre und ambulante Rehabilitationsmassnahmen z.B. nach Schlaganfall immer weniger Zeit zur Verfügung steht. Nach politischer Vorgabe in der Schweiz müssen Behandlungsmassnahmen, welche die obligatorische Krankenversicherung trägt, wirtschaftlich, wirksam und zweckmässig sein. Im multidisziplinären Feld der Neurorehabilitation werden Zustand und Funktionsfähigkeit von Patienten sowie Fortschritte in der Behandlung mit einer Vielzahl von verschiedenen Testverfahren dokumentiert und überwacht (Wade 1992, Masur 2000). Mit Hilfe der Ergebnisse solcher Untersuchungen werden individuelle Rehabilitationsziele gesteckt, der Verlauf kontrolliert und das Ergebnis gemessen. Allen diesen klinischen Testverfahren gemeinsam ist die Forderung, möglichst unabhängig von der eigenen subjektiven Wahrnehmung, möglichst objektiv zu messen und somit den Beweis der Wirtschaftlichkeit, Wirksamkeit und Zweckmässigkeit zu erbringen.
Die Arbeitsgruppe «Assessment» der Interessengemeinschaft Physiotherapie in der Neurorehabilitation (IGPNR) hat sich bei ihrer Gründung im Frühjahr 2000 zum Ziel gesetzt, den Gehalt an Objektivität der am häufigsten verwendeten Testverfahren zu überprüfen. Dazu wurde in Literaturdatenbanken gezielt nach in der Wissenschaft gebräuchlichen Gütekriterien gesucht. Gleichzeitig wurde jedes Assessment auf seine Praktikabilität und sein Einsatzgebiet untersucht und beurteilt. Basierend auf dieser Arbeit wurde für jedes einzelne Assessment eine differenzierte Empfehlung zu dessen Anwendungsmöglichkeit erarbeitet.
Ein neues Klassifikationssystem, das unabhängig von der Diagnose, die Folgen einer gesundheitlichen Störung berücksichtigt, stellt die Weltgesundheitsorganisation (WHO) zur Verfügung. Die so genannte Internationale Klassifikation der Funktionsfähigkeit, Behinderung und Gesundheit (International Classification of Functioning, Disability and Health - ICF) ist dabei in der Neurorehabilitation Fuss zu fassen (Grill et al. 2005) und integraler Bestandteil zu werden. Sie stellt für alle beteiligten Disziplinen eine nützliche Orientierung und gemeinsame Sprache dar. Wir haben die in den einzelnen Assessments untersuchten Aufgaben den Kategorien der ICF zugeordnet.
Das vorliegende Buch soll aber nicht nur eine Zusammenstellung der Gütekriterien einzelner Assessments darstellen, sondern ein Werkzeug für die tägliche klinische Arbeit liefern. Aus diesem Grund sind für die meisten Assessments entsprechende Formulare sowie eine praktische Anleitung zur Testdurchführung vorhanden. Es richtet sich damit gleichermas-

sen an die in der Neurorehabilitation arbeitenden Praktiker ungeachtet ihrer Disziplin, an die Entwickler von klinischen Forschungsprojekten sowie an Studierende von Gesundheitsberufen.

Die in diesem Buch zusammengefassten Ergebnisse wurden bereits einmal überarbeitet und stellen den Stand der Literatur von 2004/2005 dar.

Um die Lesbarkeit zu erleichtern, wird im Text dieses Buches die männliche Schreibweise verwendet. Selbstverständlich sind damit alle Kolleginnen und Patientinnen mit angesprochen.

Inhalt des Buches

In diesem Buch werden klinische Testverfahren zur Beurteilung des Zustandes und der Funktionsfähigkeit von neurologischen Patienten vorgestellt. Es handelt sich um eine Auswahl häufig verwendeter Assessments und erhebt keinen Anspruch auf Vollständigkeit. Als Basis für diese Auswahl diente eine im Jahr 2002 in Schweizer Kliniken durchgeführte Umfrage. Von 28 verschickten Fragebögen wurden 21 zurückgeschickt (6 Akutspitäler, 16 Rehabilitationskliniken, 3 Institutionen für Langzeitbetreuung) und ausgewertet (nicht publizierte Daten). Jedes Assessment wurde anhand zur Verfügung stehender Literatur systematisch auf die wissenschaftlichen Gütekriterien Validität, Reliabilität und Responsivität überprüft. Im Weiteren wurden die Praktikabilität und der physiotherapeutische Anwendungsbereich zusammengestellt. Für die meisten der vorgestellten Assessments stehen ausserdem Erfassungsformulare und eine Instruktion zur Verfügung.

Aufbau des Buches

Das vorliegende Buch beinhaltet im Wesentlichen Beurteilungen von klinischen Messverfahren oder Assessments, deren Manuale und Erfassungsformulare. Die Reihenfolge der Assessments baut nicht aufeinander auf, was bedeutet, dass das Buch als Nachschlagewerk verwendet werden kann. Das Kapitel *Einleitung* gibt eine nützliche Übersicht über die Beurteilungskriterien, das Kapitel *Anwendungsbereiche* ist eine tabellarische Übersicht über den Verwendungszweck der einzelnen Assessments mit entsprechenden Erklärungen. Auf der beigelegten CD-ROM befinden sich nochmals die Manuale sowie die Erfassungsformulare, sodass diese zur Verwendung ausdrucken werden können.

Beurteilung einzelner Assessments

Die hier zusammengestellten Assessments wurden auf verschiedene in der Wissenschaft gebräuchliche Gütekriterien überprüft. Sie sollen bei wiederholten Messungen zuverlässige und wiederholbare Ergebnisse liefern (Reliabilität) und das messen, was sie vorgeben zu messen (Validität). An Ergebnismessungen wird zusätzlich die Anforderung gestellt, dass sie klinisch relevante Veränderungen erfassen (Änderungssensitivität oder Responsivität). Ausserdem sollen Messungen einfach anzuwenden sein sowie keinen grossen Schulungs- und Materialaufwand erfordern (Praktikabilität). Als Basis dienten einerseits die in spezialisierten elektronischen Datenbanken zugängliche Literatur (http://www.ncbi.nlm.nih.gov/entrez/query.fcgi?DB=pubmed), andererseits die Erfahrung und das Wissen von Experten. In diesem Kapitel werden die Gütekriterien in kurzer Form erklärt. Diese Erläuterungen können im Rahmen dieses Buchs nicht erschöpfend abgehandelt werden, weshalb wir empfehlen, bei Bedarf weiterführende Literatur zu verwenden.

ICF

Die Internationale Klassifikation der Funktionsfähigkeit, Behinderung und Gesundheit (International Classification of Functioning, Disability and Health - ICF) ist eine von der Weltgesundheitsorganisation (WHO) zur Verfügung gestellte Klassifikation von Gesundheit und mit Gesundheit zusammenhängenden Zuständen. Die Ziele der ICF bestehen darin, eine wissenschaftliche Grundlage für Studien zur Verfügung zu stellen, eine gemeinsame Sprache für die Beschreibung von Gesundheit darzustellen, Datenvergleiche zu ermöglichen und ein Codierungssystem bereit zu stellen. Für die Neurorehabilitation sind die Disziplinen übergreifende gemeinsame Sprache und die Möglichkeit, zwischen Kliniken und Ländern Ergebnisse zu vergleichen, interessante Möglichkeiten. Die ICF in der veröffentlichten Form stellt im Wesentlichen ein Konstrukt dar und ist für den alltäglichen Einsatz nicht direkt zu gebrauchen. Um dies zu erleichtern, wurden die in diesem Buch zusammengestellten Assessments den entsprechenden Kategorien der ICF zugeordnet. Diese Zuordnung erfolgte auf der Basis von definierten Verknüpfungs- oder Linking-Regeln (Cieza et al. 2005). Zu beachten gilt, dass einige der Assessments das Zielmerkmal eines Patienten nicht direkt zu erfassen vermögen. Beurteilt werden dann Aktivitäten, die Hinweise auf dieses Merkmal liefern. Meist handelt es sich um Merkmale aus der ICF-Komponente «Körperfunktion». So kann beispielsweise das Gleichgewicht nicht direkt, wohl aber über Aktivitäten wie z.B. Stehen mit geschlossenen Augen oder einer schnellen Drehung um die eigene Körperachse, beurteilt werden (siehe «Berg Balance-Scale»). In diesen Fällen wurde das Zielmerkmal und nicht die Beobachtungmerkmale mit den entsprechenden ICF-Kategorien verknüpft. Ein weiteres Beispiel dafür ist ein standardisiertes Assessment, das den Neglekt, die Vernachlässigung einer Seite (siehe «Neglekt») als Zielmerkmal erfasst. In der ICF kommt der Begriff Neglekt nicht vor. Neglekt kann am besten mit den ICF-Kategorien Funktionen der Wahrnehmung (b156) und Funktion der Orientierung (b114) verlinkt werden. Bei der Durchführung des entsprechenden Assessments werden aber Aktivitäten beobachtet wie: sich waschen (d510), seine Körperteile pflegen (d520) und sich kleiden (d 540). Aus diesem Grund wurde der Neglekt als das zu erfassende Zielmerkmal mit der ICF verknüpft und nicht die Aktivitäten.

Praktikabilität

Unter Praktikabilität wurde beurteilt, ob ein Test die Anschaffung von speziellen Geräten oder Materialien erfordert, wie hoch der Schulungsaufwand und schliesslich wie gross der Zeitaufwand für die Durchführung ist. Bei den Angaben der entsprechenden Geld- und Zeitbeträge handelt es sich um Schätzungen. Die Kosten für einen Stuhl, ein Metermass oder eine Stoppuhr wurden nicht angegeben, da davon ausgegangen wurde, dass diese Gegenstände in den Rehabilitationseinrichtungen oder Praxen vorhanden sind.

Reliabilität

Die Reliabilität (englisch: reliability) ist das Mass für die Zuverlässigkeit einer Messung. Sie beschreibt die Über-einstimmung zwischen wahrem und gemessenem Wert. Im Idealfall sind sie identisch, dann misst das eingesetzte Messverfahren das Kriterium exakt. In der Praxis wird mit der *Retest-Reliabilität* angegeben, wie gut die Reproduzierbarkeit einer Messung ist oder wie gross die Abweichungen der Resultate bei wiederholter Messung unter den gleichen Bedingungen sind. Die Retest-Reliabilität für ein Messverfahren kann auch dann als gut betrachtet werden, wenn das Verfahren immer mit dem gleich grossen Messfehler vom wahren Wert abweicht. Das Messinstrument ist dann zwar reliabel, aber nicht valide. Beachtet werden muss die Methode, wie die Reliabilität erhoben wurde. Denn das Resultat ist auch davon abhängig, ob die Untersuchung am Patienten direkt durchgeführt wurde, oder der Test anhand von Videoaufnahmen bewertet wurde. Untersuchungen mit Videoaufnahmen ergeben meist ein besseres Resultat, da die Variabilität der Patienten nicht enthalten ist.

Es wird unterschieden, ob der gleiche Untersucher die Messung wiederholt, **Intrarater- oder Intratester-Reliabilität,** oder ob ein zweiter Untersucher die Messung wiederholt, **Interrater- oder Intertester-Reliabilität** (Abb. 1).

Bei den Untersuchungen der Reliabilität von klinischen Tests kann das Resultat des zweiten Tests durch Lern- oder Trainingseffekte beeinflusst werden.

Beispiel:
a. Durch die Untersuchung der Ausdauer beim Gehen mit einem Timed walking Test kann bereits ein Trainingseffekt auftreten, der die zweite Messung beeinflusst.
b. Bei der ersten Untersuchung des Gleichgewichts mit dem Berg Balance Scale lernt der Patient, wie er nach vorne reichen, im Tandemstand oder auf einem Bein stehen kann. Dies kann einen Einfluss auf die zweite Messung haben.

Die verschiedenen Untersuchungen der Reliabilität haben auch ergeben, dass in der Regel bessere Resultate erzielt wurden, wenn die Untersucher vor der Studie in der Anwendung des Tests geschult worden sind. Bei der Einführung von Assessments und Testverfahren sollte deshalb auf eine ausreichende Schulung Wert gelegt werden. Möglichkeiten dazu bestehen beispielsweise darin, den Test praktisch an Kollegen durchzuführen oder den Test durch die einzelnen Teammitglieder anhand einer Videoaufnahme zu bewerten und diese Resultate anschliessend zu vergleichen (Eichung). Gelegentlich erfordert eine ungenügende Beschreibung im Test eine zusätzliche Standardisierung innerhalb des Teams.

Die Reliabilität wird meist mit einem Koeffizienten angegeben, der die Enge des Zusammenhangs der zwei Messresultate angibt (*Korrelationskoeffizient*). Seine Ausprägungsgrade können zwischen den Werten 0 und 1 liegen, wobei ein Korrelationskoeffizient von 1 für eine vollständige (deterministische) Übereinstimmung steht. Ein Wert von 0.70 und grösser

Therapeut A	misst	Messung 1	und	Messung 2	= Intratester Reliabilität
Therapeut A	misst	Messung 1			
Therapeut B	misst			Messung 2	= Intertester Reliabilität

Abb. 1: Intra- und Intertester-Reliabilität

bedeutet eine starke bis sehr starke Übereinstimmung, ein Wert von 0.50 bis 0.69 eine mittelmässige und ein Wert von 0.29 bis 0.49 eine minimale Übereinstimmung.

Korrelationswerte werden nicht nur im Zusammenhang mit der Retest-Reliabilität erhoben, sondern immer dann, wenn ein Zusammenhang zwischen zwei Variablen beschrieben werden soll, beispielsweise von Grösse und Gewicht. Es ist dann auch möglich, dass der Korrelationskeffizient negative Werte annimmt.. Negative Korrelationen beschreiben umgekehrt proportionale Zusammenhänge. Wird z.B. der Zusammenhang zwischen dem 6min- und dem 10m-Gehtest untersucht, ergibt sich eine negative Korrelation. Niedrige Werte der Variablen 10m (Anzahl benötigter Sekunden für die Bewältigung einer Strecke von 10m) sind mit hohen Werten der Variablen 6min (Anzahl Meter, die in 6 min zurückgelegt werden können) assoziiert (Abb. 2). Der Korrelationskeffizient für dieses Beispiel beträgt -0.95. Die Ausprägungsgrade liegen dann zwischen 0 und -1. Als Richtwerte dienen die gleichen Ausprägungen wie oben beschrieben, jedoch mit negativem Vorzeichen.

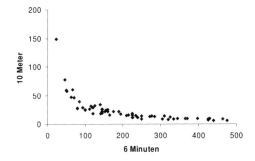

Abb. 2: Zusammenhang zwischen 10-Meter und 6-Minuten-Gehtest (aus: van Hedel HJ.A, Wirz M, Dietz V. Assessing walking ability in subjects with a spinal cord injury: Validity and reliability of walking tests, Arch Phys Med Rehabil 2005;86:190-6)

Validität

Die Validität (englisch: validity) beschreibt die Gültigkeit einer Messung. Misst ein Messinstrument das, was es messen soll? Man unterscheidet verschiedene Aspekte von Validität:
Inhaltsvalidität (englisch: content validity) ist dann gegeben, wenn der Inhalt der Messung leicht erkennbar mit dem zu messenden Problem verbunden ist.

Beispiel:

Ein Gehtest ist inhaltsvalide, weil er das Gehen direkt misst und dem Entwickler des Tests zugetraut wird, eine passende Skala für die verschiedenen Einschränkungen der Gehfähigkeit zur Verfügung zu stellen.

Wird die Inhaltsvalidität durch Probanden beurteilt, wird der Begriff Anscheinsvalidität (englisch: face validity) verwendet. Er drückt aus, dass ein Test akzeptiert wird.
Bei der **Kriteriumsvalidität** (englisch: criterion-related validity) wird unterschieden in *konkurrente-* (englisch: concurrent) und die *prädiktive* (englisch: predictive) Validität. Bei der konkurrenten Validität wird die Übereinstimmung der Messresultate mit den Werten eines zuvor festgelegten Aussenkriteriums untersucht. Häufig wird dazu ein anderer Test verwendet, der das Gleiche misst und bei welchem die Validtiät bekannt ist, im Idealfall mit dem bestmöglichen derzeitig verfügbaren Test, dem so genannten Goldstandard.

Beispiel:

Um festzustellen, ob der Erweiterte Barthel Index die Selbständigkeit im Alltag misst, wurde bei Patienten gleichzeitig der Functional Independence Measure (FIM) erhoben. Die Resultate zeigten eine sehr gute Übereinstimmung (r = 0.94-0.98) zwischen den beiden Tests. Die Korrelation mit einem weiteren, ähnlichen Test, dem Barthel Index, war etwas weniger hoch (r = 0.84-88) (Prosiegel et al. 1996).

Prädiktive Validität ist dann gegeben, wenn die von einem Test vorhergesagten Prognosen auch tatsächlich eintreten z.B. Therapieerfolg, Rezidivgefahr, Stürze.

Beispiel:
Zwei Studien zeigten, dass beim Dynamic Gait Index eine Punktzahl von 19 und tiefer mit einem erhöhten Sturzrisiko korrelieren (Shumway-Cook et al. 1997a und Whitney et al. 2000).

Die **Konstruktvalidität** (englisch: construct validity) befasst sich mit der Überprüfung von Hypothesen, die einem Test zugrunde liegen. Wenn sich diese Hypothesen bestätigen, kann davon ausgegangen werden, dass das Messinstrument ebenfalls gültig ist.
Um die verschiedenen Aspekte der Validität zu überprüfen, werden unterschiedliche statistische Methoden angewandt. Für die Validität gibt es somit keine allgemein anwendbare Masszahl. Um die Gültigkeit von Assessments zu überprüfen wird häufig die konkurrente Validität mit Hilfe der Korrelation, also der Übereinstimmung mit einem anderen Test, berechnet. Es gelten dann die gleichen Referenzwerte wie bei der Reliabilität.

Responsivität

Die Responsivität (Änderungssensitivität englisch: responsivenes to change oder sensitivity to change) ist ein Konzept, das die Empfindlichkeit eines Messverfahrens für klinisch relevante Veränderungen misst. Es bestehen keine einheitlichen, sondern vielmehr verschiedene Vorgehensweisen, wie diese Empfindlichkeit beurteilt werden kann. Zum Einsatz kommen unter anderem statistische Signifikanztests. Sie untersuchen, inwieweit eine Veränderung des Testresultats eine tatsächliche Veränderung des entsprechenden Patientenmerkmals kennzeichnet oder aber durch Zufall zu Stande kam. Obwohl ihm ein hoher Stellenwert eingeräumt wird, ist ein so genannter signifikanter Unterschied nicht mit einem klinisch relevanten Unterschied gleich zu setzen. Oft braucht es neben statistischen Methoden die Erfahrung von Experten, um relevante Veränderungen eines Merkmals sicher festhalten zu können. Als Beispiel sei hier der Action Research Arm Test genannt, ein Messverfahren für die Armfunktion, dessen Ausprägungsskala 0-57 Punkte betragen kann. Die Frage bezüglich der Änderungssensitivität lautet nun: Wie gross muss der gemessene Unterschied sein, damit eine tatsächliche, klinisch relevante Veränderung zuverlässig wiederspiegelt wird? Häufig wird eine Veränderung von 10%, in diesem Fall etwa 6 Punkte, als relevant betrachtet. Zu beachten ist, dass der Messfehler bei wiederholter Testung kleiner sein sollte, als die klinisch relevante Veränderung. Dieser Messfehler wird bestimmt, indem stabile Patienten wiederholt gemessen werden (siehe auch Retest-Reliabilität). Beim Beispiel des Armfunktionstests beträgt der Messfehler 2 Punkte. Damit eine klinisch relevante Verbesserung mit genügender Sicherheit nachgewiesen werden kann, muss sie knapp 2.7 Mal so gross sein wie der Messfehler. Daraus kann abgeleitet werden, dass der Armfunktionstest klinisch relevante Unterschiede ab 6 Punkten (entspricht ca. 10% der Skala) nachweisen kann. Die Änderungssensitivität der meisten in diesem Buch beurteilten Assessments ist bisher nicht untersucht worden, weshalb bei den entsprechenden Beurteilungen keine Angaben zu finden sind.

Literatur

Cieza A, Geyh S, Chatterji S, Kostanjsek N, Ustun B, Stucki G. ICF linking rules: an update based on lessons learned. J Rehabil Med. 2005;37(4):212-218.

Grill E, Lipp B, Boldt C, Stucki G, Koenig E. Identification of relevant ICF categories by patients with neurological conditions in early post-acute rehabilitation facilities. Disabil Rehabil. 2005 Apr 8-22;27(7-8):459-65.

Masur H. Skalen und Scores in der Neurologie Thieme, Stuttgart (Januar 2000).

Prosiegel M, Böttger S, Schenk T, König N, Marolf M, Vaney C, Garner C, Yassouridis A. Der Erweiterte Barthel-Index (EBI) - eine neue Skala zur Erfassung von Fähigkeitsstörungen bei neurologischen Patienten. Neurol Rehabil. 1996; 1:7-13.

Shumway-Cook A, Baldwin M, Polissar NL, Gruber W. Predicting the probability for falls in community-dwelling older adults. Phys Ther. 1997a Aug;77(8):812-9.

Wade DT. Measurement in neurological rehabilitation. Oxford: Oxford University Press, 1992.

Whitney SL, Hudak MT, Marchetti GF. The dynamic gait index relates to self-reported fall history in individuals with vestibular dysfunction. J Vestib Res. 2000;10(2):99-105.

World Health Organization. International Classification of Function, Disability and Health (ICF). World Health Organization: Geneva 2001.

Anwendungsbereiche

Die Tabelle *Anwendungsgebiete der Assessments* auf Seite 26 - 28 gibt eine Übersicht über die Anwendung der Assessments in Bezug auf den Zweck, die ICF-Kategorie, die Rehaphase, das Krankheitsbild, die Praktikabilität und die Gütekriterien.

Messinstrumente können in sehr unterschiedlichen Anwendungsbereichen eingesetzt werden wie Befund und Diagnostik, bei der Behandlungsplanung, für die Verlaufs- und Ergebnismessung sowie für die Prognose. Ein Assessment muss für die aufgeführten Anwendungsbereiche unterschiedliche Gütekriterien aufweisen. Für Befund und Diagnostik wird erwartet, dass ein Test bestimmte Defizite oder Kriterien identifizieren kann. Das Assessment soll Defizite richtig erkennen (Sensitivität) und Gesunde in Bezug auf das Merkmal richtig erfassen (Spezifität). Für Verlaufsmessungen benötigt ein Messinstrument eine gute Zuverlässigkeit für wiederholte Messungen (Reliabilität) und eine gute Responsivität (Änderungssensitivität). Für die Prognose muss ein Assessment einen bestimmten Zustand oder Ereignis voraussagen können. Somit sind für die verschiedenen Anwendunbereiche unterschiedliche Gütekriterien erforderlich.

Das Autorenteam hat sich entschlossen, eine differenzierte Empfehlung zu den verschiedenen Anwendungsbereichen abzugeben mit dem Ziel, das geeignete Assessment für einen bestimmten Zweck zu verwenden.

Anwendungszweck

Die in den nachfolgenden Tabellen aufgeführten Beurteilungen sind ebenfalls unter den einzelnen Assessments aufgeführt und teilweise im Abschnitt „Bemerkungen" kommentiert oder begründet. Grundlagen für die Beurteilungen sind primär die gewonnenen Daten aus den in der Literatursuche gefundenen Studien. Sekundär wurden Publikationen beigezogen, die eine Aussage über die einzelnen Bereiche lieferten. Wenn keine genügenden Grundlagen in Publikationen zu finden waren, wurden die Beurteilungen aufgrund der Erfahrungen der Autoren in einem Konsensentscheid gefasst.

Beispiel:

Verschiedene Studien zeigten, dass ein Gleichgewichts- und Gangtest alleine das Sturzrisiko nicht zuverlässig darstellen kann (Tinetti et al. 1988, Berg et al 1992b). Es sind zusätzlich Risikofaktoren für Stürze zu erheben. Andere Untersuchungen zeigten auf, dass auch bei einer Verbesserung des Gang- und Gleichgewichtstests (POMA) die Sturzhäufigkeit in der Interventionsgruppe gleich hoch blieb (Rubenstein et al. 1990). Deshalb lautet die Empfehlung beim Performance Oriented Mobility Assessment (POMA) bei Verlaufs-/Ergebnismessung auf „teilweise empfohlen" und bei Prognose auf „teilweise empfohlen" mit einem Hinweis auf die Erhebung weiterer Risikofaktoren für Stürze.

Wenn die Gütekriterien eines Assessments für einen bestimmten Anwendungsbereich genügten und ein weiteres noch bessere Werte aufwies, lautet die Beurteilung: „teilweise empfohlen" oder „nicht empfohlen". In der Begründung wird das besser geeignete Messinstrument empfohlen.

Beispiele:
- Die Reliabilität des POMA (Tinetti-Test) ist genügend für eine Verlaufsmessung. Da jedoch die Berg Balance Scale oder ein Timed walking Test zuverlässiger für Verlaufsmessungen sind, wird das POMA für Verlaufsmessungen nur teilweise empfohlen.
- Der manuelle Muskelfunktionstest weist für die Stufen 0, 1 und 2 eine genügende Reliabilität für wiederholte Messungen auf. Da die Kraftmesszelle für Verlaufsmessungen empfindlicher ist, kann der manuelle Muskelfunktionstest nur teilweise für Verlaufsmessungen empfohlen werden.

Legende:
e   empfohlen
te   teilweise empfohlen
ne   nicht empfohlen
na   nicht anwendbar (das Assessment ist nicht für dies Anwendung vorgesehen)

Rehabilitationsphase und Krankheitsbilder

Die Beurteilungen der Assessments wurden auf der Basis der vorliegenden Studien, insbesondere der eingeschlossenen Patienten in einem Konsensentscheid der Autoren gefasst. Bei streng wissenschaftlichen Anwendungen, wie dies z.B. bei Studien verlangt wird, können nur diejenigen Assessments eingesetzt werden, die beim gleichen Patientenkollektiv untersucht worden sind. Unter Berücksichtigung der Praktikabilität ist unsere Empfehlung für die Anwendung in der Praxis etwas pragmatischer und weniger restriktiv.

Beispiel:
Die Aktivitätsskala des Chedoke McMaster Stroke Assessment wurde für Schlaganfallpatienten entwickelt und sollte nach streng wissenschaftlichen Kriterien nur für dieses Kollektiv eingesetzt werden. Da die Skala offensichtlich Items enthält, die auch andere Patienten mit neurologischer Erkrankung betreffen, wird diese Skala in der Praxis für andere Patienten in der neurologischen Rehabilitation empfohlen.

ICF

Die Internationale Klassifikation der Funktionsfähigkeit, Behinderung und Gesundheit (ICF) ist eine von der Weltgesundheitsorganisation (WHO) zur Verfügung gestellte Klassifikation von Gesundheit und mit Gesundheit zusammenhängenden Zuständen. Die in diesem Buch zusammengestellten Assessments wurden den entsprechenden Kategorien der ICF zugeordnet.

Gütekriterien

Die Gütekriterien (psychometrischen Kriterien) wurden aufgrund einer Literatursuche beurteilt. Der Stand der Literatursuche ist bei jedem Assessment im Abschnitt „Literatur" aufgeführt.

Legende:

+   gute Werte
+/- widersprüchliche Angaben
-   ungenügende Werte
kA keine Angaben

Literatur

Berg K, Wood-Dauphinee SL, Williams JI, Maki B. Measuring balance in the elderly: validation of an instrument. Can J Public Health. 1992b; Jul-Aug 83 Suppl 2: 7-11.

Cieza A, Geyh S, Chatterji S, Kostanjsek N, Ustun B, Stucki G. ICF linking rules: an update based on lessons learned. J Rehabil Med. 2005;37(4):212-218.

Rubenstein LZ, Robbins AS, Josephson KR, Schulman BL, Osterweil D. The value of assessing falls in an elderly population. A randomized clinical trial. Ann Intern Med. 1990; Aug 15;113(4):308-16.

Tinetti ME, Speechley M, Ginter SF. Risk factors for falls among elderly persons living in the community. N Engl J Med. 1988; Dec 29;319(26):1701-7.

World Health Organization. International Classification of Functioning, Disability and Health (ICF). World Health Organization: Geneva 2001.

Anwendungsbereiche

Anwendung der Assessments

	Selbständigkeit im Alltag / Partizipation											Obere Extremitäten				
	Early Functional Abilities (EFA)	Früh-Reha-Barthel-Index (FRB)	Functional Independence Mesasure (FIM)	Functional Assessment Measure (FAM)	Barthel-Index (BI)	Erweiterter Barthel-Index (EBI)	Goal Attainment Scale (GAS)	Allgemeiner Gesundheitszustand, SF-36	Modified Rankin Scale (MRS)	Selbständigkeit im Alltag (SCIM)	Krankheitsfolgen bei ALS (ALSFRS)	Evaluation Funktionelle Leistungsf.(EFL)	Gross Motor Function Measure (GFM)	Action Research Arm Test (ARAT)	Nine Hole Peg Test (NHPT)	Wolf Motor Function Test (WMFT)
Seitenzahl	31	41	46	51	55	59	71	75	83	87	94	101	108	119	125	129
Anwendungszweck																
Diagnostik/Befund	e	e	e	e	e	e	e	ne	ne	e	e	e	e	e	e	e
Behandlungsplanung	e	e	e	e	te	e	e	ne	ne	ne	e	e	e	ne	ne	e
Ergebnis-/Verlaufsmessung	e	e	e	e	e	e	e	e	te	e	te	te	e	e	e	e
Prognose	te	te	e	e	e	e	ne	e	te	ne	e	e	e	e	e	ne
ICF-Klassifikation																
Körperstruktur / -funktion	x	x	x	x	x	x		x	x	x	x	x		x	x	
Aktivität	x	x	x	x	x	x	x	x	x	x	x	x	x	x	x	x
Rehaphase																
Rehabilitation Schwerstbetroffener	x	x	x		x	x		x		x	x	x				
Weiterführende Reha		x	x	x	x	x	x	x	x	x	x	x	x	x	x	x
Ambulante Reha			x	x	x	x	x	x	x	x	x	x	x	x	x	x
Krankheitsbilder																
Schlaganfall	x	x	x	x	x	x	x	x	x		x			x	x	x
Hirnverletzung	x	x	x	x	x	x	x	x			x			x	x	x
MS			x	x	x	x	x		x					x	x	
Parkinson			x	x	x	x	x	x						x	x	
Querschnittlähmung			x	x	x	x	x	x		x					x	
Periphere Lähmung			x	x	x	x	x	x				x			x	
Andere Krankheitsbilder		x	x	x	x	x	x	x				x	x	x		x
Praktikabilität																
Zeitbedarf Durchführung [min]	30	30	30	15	15	20	20	15	2	20	15	360	60	10	5	30
Materialbedarf [SFr]	0	0	0	0	0	0	0	0	0	0	1000	0		100	50	0
Ausbildungsbedarf [h]	2	2	4	1	2	2	4	2	½	1	1	16	16	2	½	1
Gütekriterien																
Reliabilität	+	kA	+	+	+	+	+	+	+	+	+	+	+	+	+	+
Validität	+	kA	+	+	+	+	+	-	+	+	+/-	+		+	+	+
Responsivität	kA	kA	+	kA	+	+	+	-	+	kA	-	+		+	+	kA

Anwendungsbereiche

Anwendung der Assessments (Fortsetzung)	Mobilität	Chedoke McMaster Subskala Aktivitäten	Gehgeschwindigkeit	Functional Ambulation Categories (FAC)	Gehfähigkeit bei Querschnitt (WISCI II)	Timed up and go (TUG)	Rivermead Mobility Index (RMI)	Gleichgewicht, Sturzrisiko	Perform. Oriented Mobility Ass. (POMA)	Berg Balance Scale (BBS)	Dynamic Gait Index (DGI)	Functional Reach (FR)	Sensory Organisation Test (SOT)	Körperfunktionen	Chedoke McMaster Subskala Körperfunktion	Glasgow Coma Scale (GCS)	Koma Remissions Skala (KRS)	Neurologischer Schaden CVI (NIH-SS)	European Stroke Scale (ESS)
Seitenzahl		135	140	143	146	150	154		161	170	183	191	195		201	206	211	216	224
Anwendungszweck																			
Diagnostik/Befund		e	e	e	e	e	e		e	e	e	e	e		e	e	e	e	e
Behandlungsplanung		e	e	te	te	e	te		e	e	e	ne	e		e	ne	ne	ne	ne
Ergebnis-/Verlaufsmessung		e	e	e	te	te	te		te	e	e	te	ne		e	ne	e	e	e
Prognose		e	e	na	te	e	ne		te	te	te	te	ne		e	e	e	e	e
ICF-Klassifikation																			
Körperstruktur/-funktion		x	x						x	x	x	x	x		x	x	x	x	x
Aktivitäten/Partizipation		x	x	x	x	x	x		x	x	x	x	(x)					x	x
Rehaphase																			
Rehabilitation Schwerstbetroffener															x	x	x	x	
Weiterführende Reha		x	x	x	x	x	x		x	x	x	x	x		x			x	x
Ambulante Reha		x	x	x	x	x	x		x	x	x	x	x		x				x
Krankheitsbilder																			
Schlaganfall		x	x	x		x	x		x	x	x	x	x		x	x	x	x	x
Hirnverletzung		x	x	x		x	x		x	x	x	x	x		x	x	x		
MS		x	x	x	x	x	x		x	x	x	x	x		x				
Parkinson			x	x		x	x		x	x	x	x	x						
Querschnittlähmung			x	x	x				x	x	x	x							
Periphere Lähmung			x	x	x				x	x	x								
Andere Krankheitsbilder			x	x		x	x		x	x	x	x	x			x	x		
Praktikabilität																			
Zeitbedarf Durchführung [min]		20	10	5	5	5	5		10	20	10	1	10		40	1	15	15	15
Materialbedarf [SFr]		0	0	0	0	0	0		0	0	0	0	100		0	0	0	0	0
Ausbildungsbedarf [h]		4	2	½	½	½	1		2	4	1	½	2		4	½	1	2	2
Gütekriterien																			
Reliabilität		+	+	kA	+	+	+		+	+	+	+	kA		+	kA	+	+	+
Validität		+	+	+	+	+	+		+	+	+	+	+		+	+	kA	+	+
Responsivität		+	+	kA	+/-	+	+/-		-	+	kA	+	kA		+	kA	kA	+	kA

Anwendung der Assessments (Fortsetzung)I

	Körperfunktionen	Modified Ashworth Scale (MAS)	Manuelle Muskelfunktionsprüfung	Kraftmesszelle	Handkraft Jamar	Sensibilität: Oberflächensensibilität	Lage- und Bewegungssinn	Sensibilität bei Querschnitt	Stereognosie	Neglekt Catherine Bergego Scale (CBS)	Pusher-Symptomatik (SCP)	Fahn Tremor Rating Scale (FTRS)	Intentionstremor: Finger-Nase-Versuch	Parkinson: Motorische Untersuchung	Rigidität (UPDRS)	Schulter-Hand-Syndrom Score	Schmerz: (VAS, NRS)	Gelenkmessung: Goniometer	Gelenkmessung: Hydrogoniometer	Umfangmessung
Seitenzahl		232	236	242	245	249	252	256	259	263	268	272	278	281	285	288	292	296	300	304
Anwendungszweck																				
Diagnostik/Befund		e	e	e	te	te	te	e	e	e	e	te	e	e	te	e	e	e	te	te
Behandlungsplanung		te	e	e	e	te	te	ne	e	e	ne	te	te	e	te	e	e	e	te	e
Ergebnis-/Verlaufsmessung		ne	te	te	e	te	te	ne	te	e	te	te	ne	e	te	e	e	e	te	te
Prognose		ne	e	te	na	na	te	e	e	te	e	na	ne	na	na	e	te	na	na	na
ICF-Klassifikation																				
Körperstruktur/-funktion		x	x	x	x	x	x	x	x	x	x	x	x	x	x	x	x	x	x	x
Aktivitäten/Partizipation										x	x	x								
Rehaphase																				
Rehablilitation Schwerstbetroffener		x			x	x	x	x					x	x				x		x
Weiterführende Reha		x	x	x	x	x	x	x	x	x	x	x	x	x	x	x	x	x	x	
Ambulante Reha		x	x	x	x	x	x	x	x	x	x	x	x	x	x	x	x	x	x	x
Krankheitsbilder																				
Schlaganfall		x	x	x	x		x	x	x				x			x	x	x	x	x
Hirnverletzung		x	x	x		x			x	x	x		x			x	x	x	x	x
MS		x	x	x	x							x	x			x	x	x	x	
Parkinson		x	x	x		x						x	x	x	x					
Querschnittlähmung		x	x	x	x	x	x	x								x	x	x	x	
Periphere Lähmung			x	x	x	x										x	x	x	x	
Andere Krankheitsbilder		x	x	x		x			x			x	x	x	x	x	x	x	x	
Praktikabilität																				
Zeitbedarf Durchführung [min]		1	45	5	10	5	5	20	5	5	20	15	1	15	1	5	1	5	5	5
Materialbedarf [SFr]		0	0	1200	500	0	0	0	0	0	0	0	0	0	0	0	0	0	10	150	5
Ausbildungsbedarf [h]		½	8	2	½	2	2	3	2	2	2	1	½	1	½	1	1	2	1	1
Gütekriterien																				
Reliabilität		+/-	+/-	+	+	+/-	+	+	+	+	kA	+	+	+	kA	+	+	+	+	+
Validität		+	+/-	+	+	+/-	+	+	+	+	+	+	+	kA	kA	+	+	+	kA	+
Responsivität		-	-	kA	+	kA	+	kA	kA	+	kA	kA	kA	kA	kA	kA	+	+	-	kA

Selbständigkeit im Alltag

Fähigkeiten während der Frührehabilitation: Early Functional Abilities (EFA)

Testbeschreibung

Bei den Early-Functional-Abilities (EFA) handelt es sich um eine Skala, die in der HUMAINE Klinik Zihlschlacht und am Therapiezentrum Burgau entwickelt wurde. Sie beschreibt im Verlauf der neurologischen Frührehabilitation bei Patienten mit schweren zerebralen Schädigungen klinisch beobachtbare Veränderungen. Vier Funktionsbereiche werden betrachtet: Vegetativum, fazio-oraler Bereich, Sensomotorik und sensorisch-kognitive Fähigkeiten. Die Skala ermöglicht die Phase spezifisch zu beschreiben, wenn die Unabhängigkeit von Fremdhilfe noch kein Mass für Therapiefortschritte darstellt (Boden-Effekt dere ADL-Skalen) und die Reaktion auf sensorische Reize Veränderungen nicht mehr ausreichend abbildet (Deckeneffekt der Koma-Skalen).

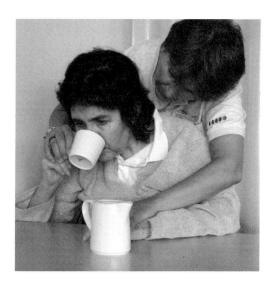

ICF-Klassifikation

Körperfunktionen

1. Vegetativum	b 420 Blutdruckfunktionen
	b 410 Herzfunktionen
2. Wachheit	b 134 Funktionen des Schlafes
	b 140 Funktionen der Aufmerksamkeit
4. Ausscheidung	b 525 Defäkationsfunktionen
	b 620 Miktionsfunktionen
5. Facio-orale Stimulation	n.a.
6. Schlucken	b 5105 Schlucken
7. Zungenbewegungen	b 510 Funktionen der Nahrungsaufnahme

	b 5102 Kauen
	insbesondere b 5103 Handhabung von Speisen im Mund
8. Mimik	d 335 Non-verbale Mitteilungen produzieren
	b 147 Psychomotorische Funktionen
9. Tonus	b 735 Funktionen des Muskeltonus
	b 760 Funktionen der Kontrolle von Willkürbewegungen
11. Kopfkontrolle	b 755 Funktionen der unwillkürlichen Bewegungsreaktionen
14. Willkürmotorik	b 760 Funktionen der Kontrolle von Willkürbewegungen
16. Taktile Info	b 1564 Taktile Wahrnehmung
17. Visuelle Info	b 1561 visuelle Wahrnehmung
18. Akustische Info	b 1560 auditive Wahrnehmung
Aktivitäten	
3. Lagerungstoleranz	d 415 In einer Körperposition verbleiben
10. Rumpfkontrolle/Sitzen	d 4153 In sitzender Position verbleiben
12. Transfer	d 420 Sich verlagern
13. Stehen	d 415 In einer Körperposition verbleiben
	insbesondere d 4154 In stehender Position verbleiben
15. Mobilität	d 465 Sich unter Verwendung von Geräten/Ausrüstung fortbewegen
	d 450 Gehen
19. Kommunikation	Kommunizieren als Empfänger (d 310 - d 329)
	Kommunizieren als Sender (d 330 - d 349)
20. ADL (Aktivitäten des täglichen Lebens	d 210 Eine Einzelaufgabe übernehmen
	d 220 Mehrfachaufgaben übernehmen
	d 230 Die tägliche Routine durchführen

Praktikabilität

Patientengruppe
Neurologische Frührehabilitation

Zeitaufwand
30 min

Kosten
minimal

Ausbildung
2 Stunden

Praktische Durchführung
Regelmässige Erhebung der EFA-Werte aufgrund der klinisch beobachtbaren Veränderungen

Format
Funktionelle Leistung

Skalierung
Ordinalskalierung, Skala von 1 bis 5

Subskalen
4 Subskalen:
- Vegetativum
- Fazio-oraler Bereich
- Sensomotorik
- Sensorisch-kognitve Funktionen

Reliabilität (Zuverlässigkeit)

Zur Überprüfung der Reliabilität wurden jeweils ein Patient in der selben Woche von zwei Ratern unabhängig voneinander mit der EFA, der Koma Remission Skala KRS und der Functional Independence Measure FIM eingestuft (Heck et al. 2000). Der Gesamtscore erreichte mit r=0.81 eine gute Korrelation, wobei die einzelnen EFA-Funktionsbereiche unterschiedliche Resultat erreichten (von r=0.61 bis 0.78).

Validität (Gültigkeit)

Die Validierungsstudie wurde bei 48 PatientInnen der HUMAINE Klinik Zihlschlacht durchgeführt. Mit der Paralleltest-Methode wurde die EFA die Functional Independece Measure FIM und die Koma Remission Skala KRS gegenüber gestellt, wobei die Gesamtscore eine Korrelation r=0.86 zur FIM und r=0.61 zur KRS resultierte (Heck et al. 2000). Nichtkomatöse neurologische Patienten mit einem schweren Störungsbild können besser differenziert werden als mit der FIM oder der KRS (Heck et al. 2000).

Responsivität (Empfindlichkeit)

Keine Angaben

Beurteilung

Diagnostik/Befund	empfohlen
Behandlungsplanung	empfohlen
Ergebnis/Verlauf	empfohlen
Prognose	teilweise empfohlen

Bemerkungen

Das Instrument eignet sich sehr gut zur Verlaufsdokumentation bei einem interdisziplinären Reha-Team.

Literatur

Literatursuche: Highwire, PubMed 01/ 2005

Heck G, Steiger-Bächler G, Schmidt T. Early Functional Abilities (EFA) – eine Skala zur Evaluation von Behandlungsverläufen in der neurologischen Frührehabilitation. Neurologie und Rehabilitaion. 2000-6;3;125-133.

Heck G, Schönenberger JL. Early Functional Abilities (EFA) – eine Skala für die Evaluation von klinischem Zustandsbild und Verlauf bei Patienten mit schweren cerebralen Schädigungen. Neurol Rehabil. 1996: Supplement 4-10.

Selbständigkeit im Alltag

Early Functional Abilities

Name: _____ Pflege: _____ Logo: _____

Zi-Nr.: _____ Physio: _____ Ergo: _____

Datum:						
1. Vegetative Stabilität						
2. Wachheit						
3. Lagerungstoleranz						
4. Ausscheidung/ Kontinenz						
Subtotal Vegetativum (1-4)						
5. FO-Stimulation, Mundhygiene						
6. Schlucken						
7. Zungenbeweglichkeit, Kauen						
8. Mimik						
Subtotal Facio-oraler Bereich (5-8)						
9. Tonus						
10. Rumpfkontrolle/ Sitzen						
11. Kopfkontrolle						
12. Transfer						
13. Stehen						
14. Willkürmotorik						
15. Fortbewegung/ Mobilität im RS						
Subtotal Sensomotorik (9-15)						
16. Taktile Information						
17. Visuelle Information						
18. Aktustische Information						
19. Kommunkation						
20. Situationsverständnis ATL						
Subtotal Sensorisch-kognitive Funktionen (16-20)						
Total						

Manual Early Functional Abilities

Level	1	2	3	4	5
Fähigkeit	Fehlt/ nicht sicher erkennbar	angedeutet erkennbar	Deutlich erkennbar	~	~
		Instabil	Stabil	~	~
		Ungezielt/ undifferenziert	Gezielt/ wenig differenziert	Gezielt und differenziert	~
		Schwer eingeschränkt	Mittelgradig eingeschränkt	Leichtgradig eingeschränkt	Nicht wesentlich eingeschränkt

A) Vegetativum

1. Vegetative Stabilität

1 erheblich instabil in Ruhe, monitorenpflichtig, braucht entsprechende Medikation, Therapien im Bett
2 weitgehend stabil in Ruhe, instabil bei schwachen Reizen, zeitweise monitorenpflichtig, entsprechende Medikation bei Bedarf, Therapien unter veget. Kontrolle
3 Stabil in Ruhe und bei Aktivität, instabil bei starken Reizen, nicht mehr monitorenpflichtig, keine entsprechende Medikation, "übungsstabil"
4 stabil in Ruhe und bei Aktivität, noch leicht gesteigerte veget. Reaktion bei starken Reizen u/o Belastung > 10min < 1h
5 stabil, keine gesteigerte Reaktion auch bei starken Reizen, auch bei Belastung > 1h

2. Wachheit

1 kein eindeutiger SWR, nächtliche Unruhephasen, schläft viel tagsüber
2 beginnender SWR, nächtliche Unruhe selten, noch vermehrtes Schlafen tagsüber
3 stabiler SWR, rasches Ermüden bei Aktivitäten/ Anstrengung < 10min
4 ~ Ermüden bei Aktivitäten > 10 min < 60 min
5 ~ auch bei Aktivitäten > 60 min keine vermehrte Ermüdbarkeit

3. Lagerungstoleranz

1 vorwiegend oder nur RL < 1h, SL < 20min, viele Lagerungshilfsmittel
2 SL nur li oder re > 20min < 1h viele Lagerungshilfsmittel
3 SL li und re > 1h < 2h, vermehrt Lagerungshilfsmittel
4 SL bds. > 2h, leicht vermehrt Lagerungshilfsmittel
5 SL > 2h oder nicht mehr gefordert, kein vermehrter Bedarf an Lagerungshilfsmitteln

4. Ausscheidung / Kontinenz
1. keine Kontrolle, Katheter/ Abführen erforderlich, Miktion/ Abführen im Bett
2. keine Kontrolle, ev. noch Katheter/ Abführen, toleriert Windel/ Flasche etc., ev. Unruhe bei Einnässen
3. beginnende Kontrolle, kein Katheter mehr, teilweise Unruhe bei Harn-/ Stuhldrang - noch instabil, Blasentraining/ WC (Stuhl)
4. tagsüber meist kontinent, nachts noch teilw Einnässen, zeigt zuverlässig Harn-/ Stuhldrang an, Weglassen von Windel
5. kontinent

B) Facio-oraler Bereich

5. FO-Stimulation, Mundhygiene, Zähneputzen
1. Stimulation (fast) nicht möglich, 2 Helfer erforderlich wegen Unruhe oder keinerlei Reaktion bzw. Mitarbeit
2. Stimulation noch schwer eingeschränkt (Zahnfleisch/ Zähne nur aussen), allenfalls schwache Reaktion, keine Mitarbeit
3. Stimulation mittelgradig eingeschränkt (aussen problemlos, innen Zähneputzen teilweise möglich), teilweise Mitarbeit (Mundöffnen)
4. Stimulation problemlos (inkl. Gaumen, Zunge), Zähneputzen problemlos möglich, gute Mitarbeit (Ausspühlen)
5. Stimulation problemlos od. nicht mehr erforderlich, Zähneputzen weitg. alleine möglich (ev. noch geringe Hilfestellung)

6. Schlucken
1. nicht/ selten beobachtbar und stimulierbar, Speichelfluss, Aspiration
2. Speichelschlucken häufiger beobachtbar, gut stimulierbar, häufig Aspiration (in RL)
3. Beginn Esstraining (Breikost), Probleme beim Bolustransport, Aspiration bei Dünnflüssigem
4. feste Speisen rel. gut möglich, zu langsam/ hastig, selten Aspiration (dünnflüssig)
5. vollständige orale Nahrungs- und Flüssigkeitszufuhr (auch mit Kompensationsmanöver), kcine Aspiration

7. Zungenbeweglichkeit, Kauen
1. keinerlei Bewegungen beobachtbar oder anhaltende Automatismen, Kauen nicht möglich/ ev. Beissreflex
2. noch teilweise Automatismen (können gehemmt werden), stark eingeschränkte Kauübungen in Gaze (Auf-Ab-Beissbewegungen/ keine Rotation)
3. gezielte Zungenbewegungen (noch stark eingeschränkt), überschiessende/ verminderte Kaubewegungen (noch in Gaze), kein Differenzieren von Konsistenzen

| 4 | noch Probleme in best. Bewegungsrichtungen, keine Gaze mehr, verschiedene Konsistenzen mit Lippenschluss/ ev. noch zu langsam/ hastig/ einseitig |
| 5 | keine funktionelle Einschränkung der Zungenbeweglichkeit/ des Kauens |

8. Mimik

1	keine gezielte mimische Reaktion erkennbar, Amimie/ Automatismen
2	spontane od. reaktive mimische Ausdrucksbewegungen beobachtbar (Lachen/ Weinen...), noch instabil/ ungezielt
3	spontan und zielgerichtet mimische Ausdrucksbewegungen, noch wenig differenziert, Grimassieren, beginnende Mitarbeit bei fazilitierten Bewegungen
4	spontan gezielte u. differenzierte Mimik, gute Mitarbeit in der Therapie, ev einseitige Schwäche, ev. Einschränkung durch HOPS (Hirnorganisches Psychosyndrom)
5	mimische Ausdrucksbewegungen ohne funktionelle Einschränkungen möglich

C) Sensomotorik

9. Tonus

1	keine Tonusanpassung erkennbar, generalisiert schlaff od. spastisch/ rigid
2	unterschiedlicher Tonus Arme/ Beine u/o re/li, an "besseren Extremitäten" angedeutete Tonusanpassung
3	an "besseren Extremitäten" Placing in erleichternden Ausgangsstellungen möglich, Massensynergien bei Willküraktivität
4	pathologischer Tonus in bestimmten Bereichen (z.B. Hemi-Seite), an "besseren Extremitäten" vollständiges Placing möglich
5	in RL allseits physiol. Tonus, Placing allseits möglich, pathol. Tonus erst bei Willkür/ Änderung der Ausgangsstellung, dann z.B. assoz. Reaktionen

10. Rumpfkontrolle/ Sitzen

1	passiver Sitz nicht möglich (z.B. wegen veget. Instabilität od. general. Streck-Beugespastik)
2	passiver Sitz möglich mit besonderen Lagerungshilfsmitteln/ RS od. < 10min , noch keine aktive Rumpfaufrichtung
3	passiver Sitz möglich ohne bes. Lagerungshilfsmittel/ RS, beginnende aktive Rumpfaufrichtung (Bank mit Helfer/ Armstütz)
4	freies Sitzen < 10 min ohne Unterstützung durch Helfer/ Hände, ev. noch asymmetrisch, keine Balancereaktion
5	freies Sitzen > 10 min möglich, Balancereaktion ev. noch leicht eingeschränkt

11. Kopfkontrolle ✗
1 keine Kopfkontrolle erkennbar
2 unter Therapie angedeutete Tonusanpassung/ Mithilfe bzw. beginnende Kopfstellreaktion
3 aktives Anheben des Kopfes situationsabhängig möglich, ev. asymmetrische Kopfstellreaktion
4 aktive/ symmetr. Kopfausrichtung ohne bes. Vorbehandlung für < 10min möglich
5 aktive/ symmetr. Kopfausrichtung ohne bes. Vorbehandlung für > 10min möglich

12. Transfer ✗
1 völlig passiv, u.U. mit 2 Helfern od. bes. Hilfsmittel (Lift/ Rutschbrett...)
2 passiv, noch keine aktive Mithilfe, aber teilweise Tonusanpassung möglich, 1 Helfer/ erschwerter Transfer
3 aktive Mithilfe teilweise möglich (Kopf anheben/ Bridging/ Oberkörpervorlage), Transfer mit 1 Helfer gut möglich
4 gute aktive Mithilfe (Belastung beider Beine/ Einsatz der Arme), geringe Unterstützung durch 1 Helfer
5 selbständiger Transfer ohne Sturzrisiko möglich

13. Stehen ✗
1 nicht möglich (veget. Instabilität, Frakturen/ Kontrakturen...)
2 nur kurzfristig 5-10min u/o nicht aufrecht möglich, Stehbrett od. 2 Helfer + Schienen
3 > 10 min passiver, aufrechter Stand, keine aktive Rumpfaufrichtung/ einseitige Belastung, 2 Helfer + Schienen
4 aktives Stehen, Belastung beider Beine, 1 Helfer + Schiene/ Bank
5 aktives Stehen frei im Raum ohne Helfer u. Hilfsmittel möglich (ev. noch asymmetrisch)

14. Willkürmotorik ✓
1 keine Willküraktivität erkennbar
2 erkennbare Willküraktivität (z.B. Abwehr), Massensynergien
3 Willküraktivität/ Mitarbeit in Form von konzentr. Muskelanspannung
4 Willküraktivität/ Mitarbeit in Form von konzentr. u. exzentr. Muskelanspannung
5 selektive Bewegungen möglich (ev. noch kraftgemindert)

15. Fortbewegung / Mobilität im Rollstuhl
1   völlig passiv, Transport im Aktiv-RS noch nicht möglich
2   Transport im Aktiv-RS nach entspr. Vorbehandlung od. Passiv-RS mit Rumpf- u. Kopfstütze erforderlich
3   Transport im Aktiv-RS mit teilweise aktiver Rumpfaufrichtung u. Kopfkontrolle möglich
4   aktive Mithilfe beim Antreiben des RS (Bein u/o Hand u/o wenige Schritte mit therapeut. Unterstützung)
5   selbständige Fortbewegung im RS u/o Gehen mit ausreichendes Gangsicherheit für mind. 15 m (auch mit Rollator...)

D) Sensorisch-kognitive Funktionen

16. Taktile Information
1   unspez. Reaktion auf taktile Reize (z.B. veget. Unruhe, Tonusänderung)
2   gezielte Reaktion z.B. Tonusanpassung (Entspannung/ Abwehr)
3   differenzierte Reaktion z.B. Greifen..., aber noch eingeschränkte Objektbehandlung (Loslassen, Druck)
4   Greifen, Umfassen, Loslassen mit Druckdosierung möglich, erkennbare adäquate Objektbehandlung

17. Visuelle Information
1   keine sicher erkennbare Reaktion auf visuelle Reize, kein sicheres Fixieren
2   unspez. Reaktion auf visuelle Reize, kurzfristiges Fixieren beobachtbar, keine sichere Blickfolge
3   gezielte Reaktion, deutliches Fixieren, Blickfolge bei Objekten im Gesichtsfeld (nur für Momente)
4   differenzierte Reaktion, Fixieren, Blickfolge für längeren Zeitraum, Suchbewegung der Augen bei Objekten ausserhalb des Gesichtsfeldes, Ablenkbarkeit erhöht
5   aktive visuelle Exploration der Umwelt, geringe Ablenkbarkeit

18. Akustische Information
1   keine sicher erkennbare Reaktion auf akustische Reize
2   unspez. Reaktion auf akust. Reize z.B. vegetativ, Schreckreaktion, Tonusänderung
3   gezielte Reaktion z.B. Blick-/ Kopfwendung, Entspannung
4   differenzierte, unterscheidbare Reaktionen, z.B. bei fremden/ vertrauten Stimmen
5   differenzierte, unterscheidbare Reaktionen, aktives Zuhören über längere Zeit mögl.

19. Kommunikation
1 nicht sicher erkennbar
2 unspez., aktuelle Befindlichkeit erkennbar (Wohlbefinden/ Unbehagen), dadurch angedeutete "basale" Kommunikation
3 gezielte Zustimmung/ Ablehnung deutl. erkennbar, kommt Aufforderungen teilweise nach (noch instabil), keine stabile Ja/ Nein-Kommunikation
4 kommt Aufforderungen stabil nach, stabile Ja/ Nein-Kommunikation
5 mehr als stabile Ja/ Nein-Kommunikation möglich, Pat. kann spontan/ aktiv/ ungefragt Bedürfnisse/ Information zum Ausdruck bringen

20. Situationsverständnis ADL
1 bei allen ADL völlig passiv
2 ADL passiv, angedeutetes Situationsverständnis (z.B. Tonusanpassung...)
3 teilweise aktive Mitarbeit bei den ADL z.B. Übernehmen einzelner Handlungsschritte, noch kein sicheres Erkennen von Objekten
4 führt mehre Handlungsschritte alleine aus, zeigt Erkennen u. adäquates Handhaben v. Objekten, braucht noch Personenhilfe zur Vorbereitung/ Strukturierung
5 Pat. kann eine komplexere alltagspraktische Aufgabe weitgehend selbständig lösen (allenfalls noch Hilfe in unvertrauten Situationen)

Selbständigkeit in den Aktivitäten des täglichen Lebens (ADL): Frühreha-Barthel-Index (FRB)

Testbeschreibung

Der Frühreha-Barthel-Index FRB wurde aus dem bekannten Barthel-Index BI für die Frühphase der Neurorehabilitation abgeleitet und weiterentwickelt.
Dabei wurde der Barthel-Index um 7 zusätzliche, frühreha-relevante Parameter erweitert.

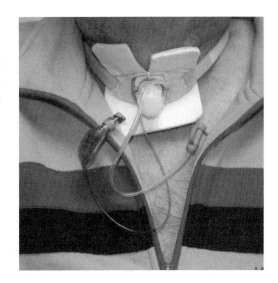

ICF-Klassifikation

Körperfunktionen

1. Intensivmedizinisch	b 420 Blutdruckfunktionen
	b 410 Herzfunktionen
2. Absaugpflichtiges Tracheostoma	b 440 Atmungsfunktionen
3. Beatmung	b 440 Atmungsfunktionen
4. Orientierung	b 114 Funktionen der Orientierung
5. Verhaltensstörung	b 147 Psychomotorische Funktionen
7. Schluckstörungen	b 510 Funktionen der Nahrungsaufnahme insbesondere b 5105 Schlucken
8. Dekubitus	b 810 Schutzfunktionen der Haut
17. Stuhlkontrolle	b 525 Defäkationsfunktionen
18. Harnkontrolle	b 620 Miktionsfunktionen

Aktivitäten

6. Verständigungsstörung	d 310 – d 329 Kommunizieren als Empfänger
	d 330 – d 349 Kommunizieren als Sender
9. Essen Trinken	d 550 Essen
	d 560 Trinken
10. Umsteigen	d 420 Sich verlagern
11. Persönliche Pflege	d 510 Sich waschen
	d 520 Seine Körperteile pflegen
12. Toilette	d 420 Sich verlagern
	d 530 Die Toilette benutzen
	d 540 Sich kleiden
13. Baden Duschen	d 510 Sich waschen
14. Gehen	d 450 Gehen
	d 465 Sich unter Verwendung von Geräten/Ausrüstung fortbewegen
15. Treppe	d 4551 Klettern/steigen
16. Anziehen	d 540 Sich kleiden

Praktikabilität

Patientengruppe
Neurologische Frührehabilitation

Zeitaufwand
15 min

Kosten
keine

Ausbildung
Einführung in den Barthel-Index und in den Frühreha-Barthel-Index

Praktische Durchführung
Beurteilung mittels modifiziertem Barthel-Index (wie Barthel-Index), danach Beurteilung der 7 frührehabilitationsspezifischen Fragen, die dann vom Barthel-Total abgezogen werden.

Format
Funktionelle Leistung

Skalierung
Ordinalskalierung
Skala des Barthel-Index mit 0, 5, 10 und ev. 15 Punkten. Die 7 Frühreha-Bereiche werden davon abgezogen, als Gesamtscore können somit auch negative Werte entstehen.

Subskalen
Bereiche aus Barthel-Index

Reliabilität (Zuverlässigkeit)

Keine Angaben

Validität (Gültigkeit)

Keine Angaben

Responsivität (Empfindlichkeit)

Keine Angaben

Beurteilung

Diagnostik/Befund	empfohlen
Behandlungsplanung	empfohlen
Ergebnis/Verlauf	empfohlen
Prognose	teilweise empfohlen

Bemerkungen

Die Reliabilität und die Validität des Barthel-Index sind in der Literatur mehrfach untersucht worden, hingegen diejenigen des Frühreha-Barthel-Index noch nicht. In der Medline wurde nur ein Artikel gefunden (Stand Januar 05).

Die Benutzung des Frühreha-Barthel-Index macht Sinn, wenn der Barthel-Index sowieso schon erfasst wird, ansonsten ist die Early Functional Abilities (EFA) vorzuziehen.

Literatur

Literatursuche: Highwire, PubMed, 01/2005

Schönle PW, Ritter K, Diesner P, Ebert J, Hagel K.H, Hauf D, Herb E, Hülser P.-J, Lipinski C, Manzl G, Maurer P, Schalohr D, Schneck M, Schumm F. Frührehabilitation in Baden-Württemberg- Eine Untersuchung aller Frührehabilitationseinrichtungen Baden-Württembergs. Rehabilitation. 2001,40; 123-30.

Schönle PW: Frühe Phasen der Neurologischen Rehabilitation: Differentielle Schweregradbeurteilung bei Patienten in der Phase B (Frührehabilitation) und in der Phase C (Frühmobilisation/ Postprimäre Rehabilitation) mit Hilfe des Frühreha-Barthel-Index FRB). Neurologische Rehabilitation. 1996, 1, 21-25.

Frühreha-Barthel-Index (FRB)

Name: _____ Geburtsdatum: _____ Datum: _____

Frühreha-Index

1. Intensivmedizinisch überwachungspflichtiger Zustand ja -50 ☐
   nein 0 ☐

2. Absaugpflichtiges Tracheostoma ja -50 ☐
   nein 0 ☐

3. Intermittierende Beatmung ja -50 ☐
   nein 0 ☐

4. Beaufsichtungspflichtige Orientierungsstörung (Verwirrtheit) ja -50 ☐
   nein 0 ☐

5. Beaufsichtigungspflichtige Verhaltensstörung (mit Eigen- und/
   oder Fremdgefährdung) ja -50 ☐
   nein 0 ☐

6. Schwere Verständigungsstörung ja -50 ☐
   nein 0 ☐

7. Beaufsichtungspflichtige Schluckstörung ja -50 ☐
   nein 0 ☐

8. Dekubitus oder andere verbandspflichtige Wunden ja -50 ☐
   nein 0 ☐

Barthel-Index

9. Essen und Trinken nicht möglich 0 ☐
   (mit Unterstützung, wenn Speisen vor dem Essen mit Unterstützung 5 ☐
   zurechtgeschnitten werden) selbständig 10 ☐

10. Umsteigen aus dem Rollstuhl ins Bett und umgekehrt. nicht möglich 0 ☐
    (einschliesslich Aufsetzen im Bett) mit Unterstützung 5 ☐
    selbständig 15 ☐

Selbständigkeit in den ADL: Frühreha-Barthel-Index (FRB)

11. Persönliche Pflege (Gesichtwaschen, Kämmen, Rasieren, Zähneputzen)	nicht möglich	0	☐
	mit Unterstützung	0	☐
	selbständig	5	☐
12. Benutzung der Toilette (An-/ Auskleiden, Körperreinigung, Wasserspülung)	nicht möglich	0	☐
	mit Unterstützung	5	☐
	selbständig	10	☐
13. Baden und Duschen	nicht möglich	0	☐
	mit Unterstützung	0	☐
	selbständig	5	☐
14. Gehen auf ebenem Untergrund	nicht möglich	0	☐
	mit Unterstützung	10	☐
	selbständig	15	☐
falls nicht möglich: Fortbewegung mit dem Rollstuhl auf ebenem Untergrund	nicht möglich	0	☐
	mit Unterstützung	0	☐
	selbständig	5	☐
15. Treppen auf-/ absteigen	nicht möglich	0	☐
	mit Unterstützung	5	☐
	selbständig	10	☐
16. An-/ Ausziehen (einschl. Schuhe binden, Knöpfe schliessen)	nicht möglich	0	☐
	mit Unterstützung	5	☐
	selbständig	10	☐
17. Stuhlkontrolle	nicht möglich	0	☐
	mit Unterstützung	5	☐
	selbständig	10	☐
18. Harnkontrolle	nicht möglich	0	☐
	mit Unterstützung	5	☐
	selbständig	10	☐
	Gesamtsumme		☐

Selbständigkeit in den Aktivitäten des täglichen Lebens (ADL): Functional Independence Measure (FIM)

Testbeschreibung

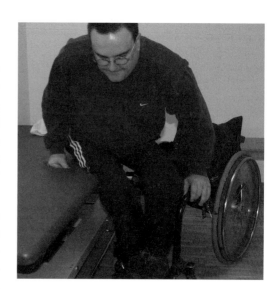

Die FIM misst unter Berücksichtigung der Hilfestellung die Fähigkeitsstörung in den ADL-Bereichen Selbstversorgung, Kontinenz, Transfers, Fortbewegung, Kommunikation und sozio-kognitiven Fähigkeiten. Dabei werden die verschiedenen Aktivitäten des täglichen Lebens mit einer speziellen Skala von 1 bis 7 regelmässig bewertet.

Der Test wurde 1983 von einer Arbeitsgruppe unter der Leitung von Prof. Carl V. Granger in den USA entwickelt. Im Angelsächsischen Bereich ist die FIM das am häufigsten angewendete Instrument zur Messung der ADL, im deutschsprachigen Gebiet etwa gleich beliebt wie der Barthel-Index.

ICF-Klassifikation

Körperfunktionen
G	Blasenkontrolle	b 6202 Harnkontinenz
		e 1151 Hilfsmittel für den persönlichen Gebrauch
H	Darmkontrolle	b 5253 Stuhlkontinenz
		e 1101 Medikamente
R	Gedächtnis	b 144 Funktionen des Gedächtnisses

Aktivitäten
A	Essen/ Trinken	d 550 Essen
		d 560 Trinken

B	Körperpflege	d 5100 Körperteile waschen
		d 5102 Sich abtrocknen
		d 5200 Die Haut pflegen
		d 5201 Die Zähne pflegen
C	Baden/ Duschen/ Waschen	d 510 Sich waschen
D	Ankleiden oben	d 540 Sich kleiden
		e 1151 Hilfsmittel für den persönlichen Gebrauch
E	Ankleiden unten	d 540 Sich kleiden
		e 1151 Hilfsmittel für den persönlichen Gebrauch
F	Intimhygiene	d 530 Die Toilette benutzen
I	Bett/ Stuhl/ Rollstuhl	d 4200 Sich beim Sitzen verlagern
J	Toilettensitz	d 4200 Sich beim Sitzen verlagern
		d 530 Die Toilette benützen
K	Dusche/ Badewanne	d 4200 Sich beim Sitzen verlagern
L	Gehen/ Rollstuhl	d 450 Gehen
		d 465 Sich unter Verwendung von Geräten/ Ausrüstung fortbewegen
M	Treppensteigen	d 4551 Klettern/ steigen
N	Verstehen	d 310 Kommunizieren als Empfänger gesprochener Mitteilungen
		d 315 Kommunizieren als Empfänger non-verbaler Mitteilungen
O	Ausdruck	d 330 Sprechen
		d 335 Non-verbale Mitteilungen produzieren
		b 16710 Das lautsprachliche Ausdrucksvermögen betreffende Funktionen
		b 16712 Das Ausdrucksvermögen in Gebärdensprache betreffende Funktionen
P	Soziales Verhalten	d 9100 Informelle Vereinigungen
		d 9205 Geselligkeit
Q	Problemlösung	d 175 Probleme lösen

Praktikabilität

Patientengruppe
Patienten in der Rehabilitation

Zeitaufwand
15 bis 30 min

Kosten
keine

Ausbildung
4 Stunden

Praktische Durchführung
Zuerst werden die Patienten bei der Ausführung der ADL während dem normalen Klinik-

alltag beobachtet. Wenn die Beobachtung nicht ausreicht, wird bei den Patienten oder deren Angehörigen nachgefragt. Danach werden zusammen mit dem FIM-Manual die 18 verschiedenen Aktivitäten mit der untenstehenden Skala bewertet (Total-Score von 18 bis 126 Punkten).

Format
Funktionelle Leistung

Skalierung
Ordinalskalierung mit einer Skala von 1 bis 7 Punkten

Keine Hilfsperson erforderlich
7   Völlige Selbständigkeit
6   Eingeschränkte Selbständigkeit (Hilfsvorrichtung oder Sicherheitsbedenken)
Eingeschränkte Unselbständigkeit
5   Supervision
4   Kontakthilfe
3   Mässige Hilfestellung
Völlige Unselbständigkeit
2   Ausgeprägte Hilfestellung
1   Totale Hilfestellung

Subskalen
Subskalen Motorik und Sozio-Kognitive Funktionen

Reliabilität (Zuverlässigkeit)

Segal et al. (1993) untersuchten die Reliabilität in einer Rehabilitationsklinik von Querschnittgelähmten sowie in einem ambulanten Setting, wobei in beiden Settings eine hohe Reliabilität gemessen wurde. Die schlechteste Übereinstimmung trat bei den inkompletten Tetraplegikern auf.

Eine Untersuchung von Haas (2000) bei Schädel-Hirn-Verletzten belegt ebenfalls eine gute Intertester-Reliabilität, wobei bei der Beurteilung der Items Soziales Verhalten (Kappa = 0.56), Verstehen (Kappa = 0.57) sowie Transfer Bett/ Stuhl/ Rollstuhl (Kappa = 0.58) die geringste Übereinstimmung resultierte.

Validität (Gültigkeit)

Heinemann et al. (1993) sowie Granger et al. (1993) untersuchten die Validität der FIM mit 13 verschiedenen Patientengruppen, wobei vor allem bei den motorischen Items eine hohe Übereinstimmung festgestellt wurde.
Die prädiktive Validität wurde bei MS-Patienten untersucht und für gut befunden (Granger et al. 1990). Dabei wurde eine hohe Übereinstimmung zwischen der FIM, der Brief Symptom Inventory, Environmental Status Scale und dem Barthel-Index festgestellt.
Hall et al. (1999) stellten bei Querschnittgelähmten nach Trauma eine hohe Korrelation zwischen der FIM (Motorischer und kognitiver Teil) und der Lähmungshöhe sowie dem neurologischen Status fest. Betreffend den kognitiven Items wurde ein beträchtlicher Deckeneffekt festgestellt.

Responsivität (Empfindlichkeit)

Bei einer Population von 48 Stroke-Patienten waren die Austrittswerte nach einer stationären Rehabilitation (durchschn. Aufenthaltsdauer von 75 Tagen) um 19.3 Punkte besser als bei Eintritt, wobei sich nur 55% der untersuchten Gruppe um die als Fortschritt deklarierten 13 Punkte steigerten (Streppel et al. 2002).

Beurteilung

Diagnostik/Befund	empfohlen
Behandlungsplanung	empfohlen
Ergebnis/Verlauf	empfohlen
Prognose	empfohlen

Bemerkungen

Gerade bei mobilen Patienten ist der Deckeneffekt, bei Patienten mit schweren Hirnverletzungen der Bodeneffekt unbedingt zu bedenken resp. ein zusätzliches Instrument zu berücksichtigen.

Die FIM wird insbesondere bei der interdisziplinären Verlaufsmessung in der Neurorehabilitation häufig eingesetzt.

Für die Anwendung im Rahmen der Physiotherapie können relevante Items benützt werden insofern sie die Zielerreichung erfassen.

Zunehmend wir die FIM für Tarifbestimmungen z.B. DRG (Diagnos Related Groups: Fallgruppenpauschale), sowie für die Ressourcen-Planung benutzt.

Der Barthel-Index kann vom Subscore Motorik die FIM abgeleitet werden (Nyein et al. 1999).

Das Chedocke McMaster Stroke Assessment verwendet die gleiche Skala wie der FIM. Die Items Fortbewegung, Treppe und Transfer sind identisch.

Literatur

Literatursuche: Highwire, PubMed, 03/2005

Black TM, Soltis T, Bartlett C. Using the functional independence measure instrument to predict stroke rehabilitation outcomes. Rehabilitation Nursing. 1999; 24-3; 109-121.

Granger CV, Cotter AC, Hamilton BB, Fiedler RC, Hens MM. Functional Assessments Scales: A Study of Persons with Multiple Sclerosis. Arch Phys Med Rehabil. 1990; 71: 870-5.

Granger CV, Hamilton BB, Lincare JM, Heinemann AW, Wright BD. Performance profiles of the functional independence measure. Am J Phys Med Rehabil. 1993; 72 (2): 84-9.

Granger CV, Brownscheidle CM. Outcome Measurement in Medical Rehabilitation. Int J Technoloy Ass in Health Care. 1995; 11-2: 262-268.

Glott T. Functional Independence Measure scale on stroke patients. In M.A. Harrison „Patient in Stroke Management 1995, 139-144.

Haas Ute. Die Interrater Reliabilität des "Functional Independence Measure" (FIM) bei Patienten mit Schädel-Hirn-Verletzungen. Master-Arbeit, Witten/ Herdecke Oktober 2000.

Heinemann AW, Lincare JM, Hamilton BB. Prediction of rehabilitation outcomes with disability measures. Arch Phys Med Rehabil. 1994: 75; 133-143.

Hall KM, Hamilton BB, Gordon WA, Zasler ND. Characteristics and Comparisons of Functional Assessment Indices: Disability Rating Scale, Functional Independence Measure, Functional Assessment Measure. Journal of Head Trauma Rehabilitation. 1993; 2: 60-74.

Hall KM, Cohen ME, Wright J, Call M, Werner P. Characteristics of the Functional Independece Measure in Traumatic Spinal Cord Injury. Arch Phys Med Rehabil. 1999 Nov;80(11):1507-13.

Dodds TA, Matrin DP, Stolov WC, Deyo RA. A validation of the Functional Independence Measurement and its performance among rehabilitation inpatients. Arch Phys Med Rehabil. 1993; 74-5: 531-536.

Hamilton BB, Laughlin JA, Granger CV, Kayton RM. Interrater agreement of the seven-level functional Independence Measure (FIM). Arch Phys Med Rehabil. 1991; 72: 790.

Nyein K, McMichael L, Turner-Stokes L. Can a Barthel score be derived from the FIM? Clinical Rehabilitation. 1999; 13:56-63.

Segal ME, Ditunno JF, Staas WE. Interinstitutional agreement of individual functional independence measure (FIM) items measured at two sites on one sample of SCI patients. Paraplegia. 1993; 31 (10): 622-31.

Streppel KR, Van Harten WH. The Functional Independence Measure used in a Dutch rehabilitating stroke population; a pilot study to assess progress. Int J Rehabil Res. 2002 Jun; 25 (2): 87-9.

Functional Independence Measure (FIM)

Name: _____ Geburtsdatum: _____ Datum: _____

Items	1	2	3	4	5	6	7	Bemerkungen
Selbstversorgung								
A. Essen/ Trinken								
B. Körperpflege								
C. Baden/ Duschen/ Waschen								
D. Ankleiden oben								
E. Ankleiden unten								
F. Intimhygiene								
Kontinenz								
G. Blasenkontrolle								
H. Darmkontrolle								
Transfers								
I. Bett/ Stuhl/ Rollstuhl								
J. Toilettensitz								
K. Dusche/ Badewanne								
Fortbewegung								
L. Gehen								
Rollstuhl								
M. Treppensteigen								
Kommunikation								
N. Verstehen akustisch								
Verstehen visuell								
O. Ausdruck verbal								
Ausdruck nonverbal								
Kognitive Fähigkeiten								
P. Soziales Verhalten								
Q. Problemlösung								
R. Gedächtnis								

Selbständig		Teilselbständig		Unselbständig	
7	völlig unabhängig (sicher, zeitlich)	5	Supervision	2	maximale Untersützung (selbständig 25% +)
6	modifizierte Unabhängigkeit (Hilfsmittel, mehr Zeit)	4	minimale Unterstützung (selbständig 75 % +)	1	totale Unterstützung (selbständig 0% +)
		3	mittlere Unterstützung (selbständig 50% +)		

Funktionale Selbständigkeit: Functional Assessment Measure (FAM)

Testbeschreibung

Die FAM ist eine Erweiterung der Functional Independence Measure (FIM) und wurde hauptsächlich für neurologische Patienten in der Rehabilitation entwickelt. Sie beinhaltet zwölf weitere Merkmale, die zusätzlich zur FIM erfasst werden (FIM+FAM = 30 Items). Dabei werden vor allem Bereiche abgedeckt, die durch die FIM zu wenig umfassend berücksichtigt werden, wie z.B. Teile des kognitiven Bereichs, des Verhaltens, der Kommunikation und Beeinträchtigungen beim Leben in der Gemeinde. Diese FIM-Erweiterung ist zwar in Europa bekannt, wird aber nicht wie in den USA routinemässig angewendet.

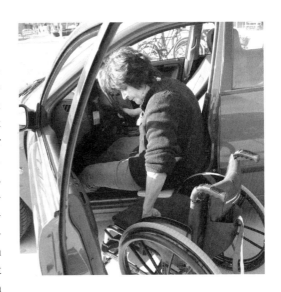

ICF-Klassifikation

Körperfunktionen

Schlucken	b 5105 Schlucken
Sprachverständnis	b 167 Kognitiv-spreachliche Funktionen
Emotionaler Zustand	b 152 Emotionale Funktionen
Anpassung an funktionale Grenzen	b 164 Höhere kognitive Funktionen
Orientierung	b 114 Funktionen der Orientierung
Aufmerksamkeit	b 140 Funktionen der Aufmerksamkeit
Sicherheitsbeurteilung	b 164 Höhere kognitive Funktionen

Aktivitäten

Transfer Auto, Bus	d 420 Sich verlagern
Mobilität innerhalb der Gemeinde	d 450 Gehen
	d 460 Sich in verschiedenen Umgebungen fortbewegen

	d 465 Sich unter Verwendung von Geräten/ Ausrüstung fortbewegen
	d 470 Transportmittel benutzen
Lesen	d 166 Lesen
Schreiben	d 170 Schreiben
Beschäftigungsfähigkeit	d 845 Eine Arbeit erhalten, behalten und beenden
	d 850 Bezahlte Tätigkeit
	d 855 Unbezahlte Tätigkeit

Praktikabilität

Patientengruppe
Neurologische Patienten in der Rehabilitation

Zeitaufwand
Bei Ersterfassung: 10-15 min., bei Wiederholung 2-3 min.

Kosten
keine

Ausbildung
Einführung (s. FIM), nur FAM ca. 1h

Praktische Durchführung
Zuerst werden die Patienten bei der Ausführung der ADL während dem normalen Klinikalltag beobachtet. Wenn die Beobachtung nicht ausreicht, wird bei den Patienten oder deren Angehörigen nachgefragt. Danach werden zusammen mit dem FAM-Manual die zusätzlichen 12 Items der verschiedenen Aktivitäten mit der FIM-Skala (siehe FIM) bewertet mit 1 bis 7 Punkte pro Item.

Format
Funktionelle Leistung

Skalierung
Ordinalskalierung mit einer Skala von 1 bis 7 Punkten (siehe FIM)

Keine Hilfsperson erforderlich
7   Völlige Selbständigkeit
6   Eingeschränkte Selbständigkeit (Hilfsvorrichtung oder Sicherheitsbedenken)
Eingeschränkte Unselbständigkeit
5   Supervision
4   Kontakthilfe
3   Mässige Hilfestellung
Völlige Unselbständigkeit
2   Ausgeprägte Hilfestellung
1   Totale Hilfestellung

Subskalen
Subskalen „Motorische Items" und „soziokognitive Items"

Reliabilität (Zuverlässigkeit)

In der Literatur wird die Intertester-Reliabilität für die einzelnen Items sowie für die Subgruppen als gut bis exzellent beschrieben (Donaghy et al. 1998, McPhersen et al. 1996, Alcot et al. 1997, Hawley et al. 1999). Die Reliabiltät wurde zusammen mit derjenigen der FIM untersucht, wobei das FAM-Item „Anpassung an funktionelle Grenze" die schlechtesten Werte aufweist. Deswegen raten Alcott et al. (1997), dass bei den kognitiven Items die Beschreibung verbessert werden sollte, die Prüfer trainiert und auf die wichtigen Beobachtungskriterien aufmerksam gemacht werden sollen. Tesio et al. (1998) nennen das Item Beschäftigungsfähigkeit das schwierigste.

Validität (Gültigkeit)

Die Validität der FIM ist gut untersucht (s. FIM), über die FAM findet sich hingegen wenig Literatur. Bei der Untersuchung von Barthel-Index, FIM und FIM+FAM wurde die FAM als ein valides Instrument für neurologische Patienten beschrieben (Hobart et al. 2001). Kritischer äussern sich Tesio gegen die Erweiterung der FIM durch die FAM, da durch die Ergänzung durch die FAM die Gütekriterien (psychometrischen Angaben) sich verschlechtern. Auch Linn et al. (1999) kritisieren, dass der Deckeneffekt, der u.a. durch die FAM verringert werden sollte, sich nur minimal verringert und daher den zusätzlichen Aufwand nicht rechtfertigt.

Responsivität (Empfindlichkeit)

Es wurde keine Literatur gefunden.

Beurteilung

Diagnostik/Befund:	empfohlen
Behandlungsplanung	empfohlen
Ergebnis/Verlauf	empfohlen
Prognose	empfohlen

Bemerkungen

Generell eignen sich die FIM+FAM zur Beurteilung von Patienten, die am Ende des Rehabilitationsaufenthaltes stehen oder zuhause leben.
Turner et al. (1999) beschreiben eine Britische Version der FIM+FAM.

Literatur

Literatursuche: PubMed, 06/2005

Alcott D, Dixon K, Swann R. The reliability of the items of the Functional Assessment Measure (FAM): differences in abstractness between FAM Items. Disabil Rehabil. 1997; 19 (9): 355-8.
Donaghy S, Wass PJ. Interrater reliability of the Functional Assessment Measure in a brain injury rehabilitation program. Arch Phys Med Rehabil. 1998; 79 (10): 1231-6.
Hawley CA, Taylor R, Hellawell DJ, Pentland B. Use of the functional assessment measure (FIM+FAM) in head injury rehabilitation: a psychometric analysis. J Neurol Neurosurgery Psychiatry. 1999; 67: 749-54.
Hobart JC, Lamping DL, Freeman JA, Langdon DW, McLellan DL, Greenwood RJ, Thompson AJ. Evidence-based measurement – Which disability scale for neurologic rehabilitation? Neurology. 2000; 57: 639-44.
McPherson KM, Pentland B, Cudmore SF, Prescott RJ. An inter-rater reliability study of the Functional Assessment Measure (FIM+FAM). Disabil Rehabil. 1996; 18 (7): 341-7.
Tesio L, Cantangallo A. The functional assessment measure (FAM) in closet traumatic brain injury outpatients: a Rasch-based psychometric study. J Outcome Meas. 1998; 2 (2): 79-96.
Turner-Stokes L, Nyein K, Turner-Stokes T, Gatehouse C. The UK FIM+FAM: development and evaluation. Functional Assessment Measure. Clin Rehabil. 1999; 13 (4): 277-87.

FIM und FAM

Name: _____ Geburtsdatum: _____ Datum: _____

Items	1	2	3	4	5	6	7	Bemerkungen
A. Essen/ Trinken								
B. Körperpflege								
C. Baden/ Duschen/ Waschen								
D. Ankleiden oben								
E. Ankleiden unten								
F. Intimhygiene								
+ Schlucken								
G. Blasenkontrolle								
H. Darmkontrolle								
I. Transfer Bett/ Stuhl/ Rollstuhl								
J. Transfer Toilettensitz								
K. Transfer Dusche/ Badewanne								
+ Transfer Auto/ Bus								
L. Gehen/ Rollstuhl								
M. Treppensteigen								
+ Mobilität in der Wohngemeinde								
N. Verstehen akustisch/ visuell								
O. Ausdruck verbal/ nonverbal								
+ Lesen								
+ Schreiben								
+ Sprachverständnis								
P. Soziales Verhalten								
+ Emotionaler Zustand								
+ Anpassung an funktionale Grenzen								
+ Beschäftigungsfähigkeit								
Q. Problemlösung								
R. Gedächtnis								
+ Orientierung								
+ Aufmerksamkeit								
+ Sicherheitsbeurteilung								

Selbständig		Teilselbständig		Unselbständig	
7	völlig unabhängig (sicher, zeitlich)	5	Supervision	2	maximale Untersützung (selbständig 25% +)
6	modifizierte Unabhängigkeit (Hilfsmittel, mehr Zeit)	4	minimale Unterstützung (selbständig 75 % +)	1	totale Unterstützung (selbständig 0% +)
		3	mittlere Unterstützung (selbständig 50% +)		

Selbständigkeit im Alltag: Barthel-Index (BI)

Testbeschreibung

Der Test wurde entwickelt, um den Behandlungserfolg auf Aktivitätsebene und die resultierende Pflegebedürftigkeit von Schlaganfallpatienten zu bestimmen. Er ist seit seiner Erstveröffentlichung im Jahre 1965 ein häufig verwendetes Instrument zur Messung der Einschränkungen der ADL bei Schlaganfallpatienten. Alle Items des Tests werden durch direkte Beobachtung oder ein persönliches Interview mit Betroffenen, Angehörigen oder Pflegepersonal erhoben (Mahoney et al. 1965).
Beurteilt werden dabei folgende ADL:

- Essen
- Baden
- Körperpflege
- An- und Ausziehen
- Kontrolle des Stuhlgangs
- Blasenkontrolle
- Toilettenbenutzung
- Lagewechsel (vom Bett zum Stuhl und zurück)
- Fortbewegung
- Treppensteigen

Innerhalb der Literatur bestehen zwei Skalierungen: Im Original wurden die Items mit 0, 5, 10 oder max. 15 Punkten bewertet (Gesamtscore 100), wobei die Items unterschiedlich gewichtet werden.
In neueren Veröffentlichungen wurde die Skalierung auf 0, 1, 2, oder 3 Punkte vereinfacht (Gesamtscore 20), um den Eindruck einer hohen Sensitivität zu vermeiden (Wade 1992).
Die Reliabilität einer deutschen Version des Tests wurde im Jahre 2005 geprüft, was einen breiteren Einsatz des Instruments ermöglicht (Heuschmann et al. 2005).

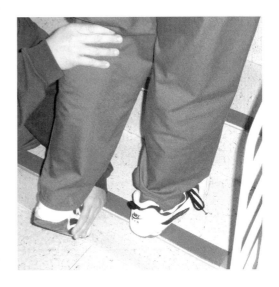

ICF-Klassifikation

Körperfunktionen

Darmkontrolle	b 525 Defäkationsfunktionen
Blasenkontrolle	b 620 Miktionsfunktionen

Aktivitäten	
Essen	d 550 Essen
Transfer Bett/ Rollstuhl	d 420 Sich verlagern
Gesichts- und Mundpflege	d 510 Sich waschen
	d 520 Seinen Körper pflegen
Toilette	d 530 Die Toilette benutzen
Körperpflege	d 510 Sich waschen
Gehen/ Rollstuhl fahren	d 450 Gehen
	d 465 Sich unter Verwendung von Geräten/ Ausrüstung fortbewegen
Treppensteigen	d 4551 Klettern / steigen
Anziehen	d 540 Sich kleiden

Praktikabilität

Patientengruppe
Alle Diagnosen, insbesondere Patienten nach Schlaganfall

Zeitaufwand
15 Minuten

Kosten
Keine

Ausbildung
2 Stunden

Praktische Durchführung
Die Patienten werden durch direkte Beobachtung oder ein persönliches Interview mit Betroffenen, Angehörigen oder Pflegepersonal bewertet.
Bewertet wird, was ein Patient tatsächlich im Alltag *macht* (Performance) und nicht, was er machen *könnte* (Capacity).
Es wird der Grad der Unabhängigkeit von Hilfe festgestellt, ohne zu beurteilen, aus welchem Grund sie benötigt wird.

Supervision bei Tätigkeiten gilt nicht als Selbständigkeit.
Zur Beurteilung wird ein Zeitraum der letzten 24 bis 48 Stunden zu Grunde gelegt.
Eine Einstufung in der mittleren Kategorie bedeutet, dass mehr als 50% der Funktion durchgeführt werden kann
Die Nutzung von Hilfsmitteln ist erlaubt.

Format
Beobachtung, Interview (auch telefonisch)

Skalierung
Ordinalskala (je nach verwendeter Fassung 0, 5, 10, 15 oder 0, 1, 2, 3 Punkte)

Subskalen
Siehe oben – einzelne ADL

Reliabilität (Zuverlässigkeit)

Zur Reliabilität des Tests wurden unzählige Studien durchgeführt – diese war generell sehr hoch, z.B.:
- Eine grosse Übereinstimmung beim Gesamtscore (>.95) und moderate bis hohe Werte

für die Einzelitems (.71-1.00) wurden bei Schlaganfallpatienten beobachtet (Shinar et al. 1985).
- Hohe Übereinstimmung zwischen Arzt und Ergotherapeut bei Patienten in der Neurorehabilitation (.88 -.99) (Roy et al. 1988).
- Die Selbsteinschätzung von Patienten unterschied sich signifikant von der Beurteilung der Therapeuten – diese bewerteten sich tiefer als die Therapeuten (McGinnis et al. 1986).
- Zudem wurde die deutsche Übersetzung des Originals hinsichtlich der Zuverlässigkeit untersucht: Auch hier wurden sehr gute Werte gemessen (Heuschmann et al. 2005).

Validität (Gültigkeit)

Laut Wade et al. (1988) besitzt der Barthel einen „Face-Validity", da er alle basalen ADL abdeckt. Das Testverfahren eignet sich grundsätzlich auch als prognostisches Instrument: So korrelieren Blasenkontrolle und freier Sitz eine Woche nach Ereignis signifikant mit der motorischen Entwicklung, gemessen mit dem Modified Motor Assessment Scale, bei Entlassung (Loewen et al. 1990).

Responsivität (Empfindlichkeit)

Obwohl die FIM entwickelt wurde, um eine höhere Empfindlichkeit im Vergleich zum Barthel zu zeigen, konnte im direkten Vergleich eine ähnliche Empfindlichkeit festgestellt werden. Der Barthel Index zeigte dabei eine gute Variabilität bei geringen Decken- und Bodeneffekten (Van der Putten et al. 1999).

Beurteilung

Diagnostik/Befund: empfohlen
Behandlungsplanung   teilweise empfohlen
Ergebnis/Verlauf   empfohlen
Prognose   empfohlen

Bemerkungen

Collin et al. (1998) bemerken, dass Nachfragen bei informiertem Pflegepersonal oder Angehörigen die gleichen Resultate und Reliabilität besitzen, wie eine eigene Messung, im Vergleich aber schneller sind!

Literatur

Literatursuche: PubMed, 07/2005

Collin C, Wade DT, Davies S, Horne V. The Barthel ADL Index: a reliability study. Int Disabil Stud. 1988;10(2):61-3.

Heuschmann PU, Kolominsky-Rabas PL, Nolte CH, Huenermund G, Ruf HU, Laumeier I, Meyer R, Alberti T, Ramann A, Kurth T, Berger K. Untersuchung der Reliabilität der deutschen Version des Barthel-Index sowie Entwicklung einer postalischen und telefonischen Fassung für den Einsatz bei Schlaganfallpatienten. Fortschr Neurol Psychiatr.2005;73:74-82.

Loewen SC, Anderson BA. Predictors of stroke outcome using objective measurement scales. Strok.e 1990;21:78-81.

Mahoney FI, Barthel D. Functional Evaluation: the Barthel Index; Maryland State Medical Journal. 1965; Feb14:61-5 - used with permission.

McGinnis GE, Seward ML, Dejong G, Osberg JS. Program evaluation of physical medicine and rehabilitation departments using self-report Barthel. Arch Phys Med Rehabil. 1986; Feb67(2):123-5.

Roy CW, Togneri J, Hay E, Pentland B. An inter-rater reliability study of the Barthel Index. Inter J Rehabil Res. 1988; 42:557-65.

Shinar D, Goss CR, Mohr JP, Caplan LR, Price TR, Wolf PA. Interobserver variability in the assessment of neurologic history and examination in the Stroke Data Bank. Arch Neurol. 1985; Jun42(6):557-65.

Van der Putten JJ, Hobart JC, Freeman JA, Thompson AJ. Measuring change in disability after inpatient rehabilitation: comparison of the responsiveness of the Barthel index and the Functional Independence Measure. J Neurol Neurosurg Psychiatry. 1999;66(April):480-484.

Wade DT. Measurement in Neurological Rehabilitation. Oxfod University Press 1992; S.76.

Wade DT, Collin C. The Barthel ADL index: a standard measure of physical disability. Int Disabil Stud. 1988;10(2):64-7.

Selbständigkeit im Alltag: Erweiterter Barthel-Index (EBI)

Testbeschreibung

Unter Berücksichtigung der Unterstützung misst der EBI die Fähigkeitsstörung in verschiedenen ADL-Bereichen. Dabei werden die verschiedenen Aktivitäten des täglichen Lebens mit einer Skala von 0 bis 4 regelmässig bewertet. Da der Barthel-Index vor allem motorische Fähigkeiten bewertet, wurde er von Prosiegel et al. (1996) um weitere sechs vorwiegend kognitive Items (Verständnis, Verständlichkeit, Problemlösen usw.) ergänzt. Zudem wurde die Bewertung der einzelnen Items angepasst und von einer 4-stufigen (0-3) auf eine 5-stufige (0-4) Skala erweitert.

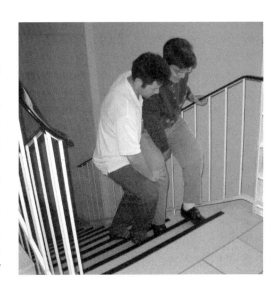

ICF-Klassifikation

Körperfunktionen

9. Stuhlkontrolle	b 525 Defäkationsfunktionen
10. Harnkontrolle	b 620 Miktionsfunktionen
13. Soziale Interaktion	b 122 Globale psychosoziale Funktionen
	b 126 Funktionen von Temperament und Persönlichkeit
16. Sehen/Neglekt	b 210 Funktionen des Sehens
	b 156 Funktionen der Wahrnehmung
	insbesondere b 1565 Räumlich-visuelle Wahrnehmung
15. Gedächtnis	b 114 Funktionen der Orientierung
	b 144 Funktionen des Gedächtnisses

Aktivitäten

1. Essen und Trinken	d 550 Essen
	d 560 Trinken

2. Persönliche Pflege	d 510 Sich waschen
	d 520 Seine Körperteile pflegen
3. Anziehen	d 540 Sich kleiden
4. Baden	d 510 Sich waschen
5. Umsteigen	d 420 Sich verlagern
6. Fortbewegung	d 450 Gehen
	d 465 Sich unter Verwendung von Geräten/Ausrüstung fortbewegen
7. Treppe	d 4551 Klettern/steigen
8. Toilette benützen	d 420 Sich verlagern
	d 540 Sich kleiden
	d 530 Die Toilette benutzen
11. Verstehen	d 310 Kommunizieren als Empfänger gesprochener Mitteilungen
	d 315 Kommunizieren als Empfänger non-verbaler Mitteilungen
	d 320 Kommunizieren als Empfänger von Mitteilungen in Gebärdensprache
12. Verständlichkeit	d 330 – d 349 Kommunizieren als Sender
	d 350 Konversation
	d 360 Kommunikationsgeräte und –techniken benutzen
14. Problemlösen	d 175 Probleme lösen

Praktikabilität

Patientengruppe
Patienten in der Rehabilitation, Multiple Sklerose (Prosiegel et al. 1996, Marolf et al. 1996), Akuter Schlaganfall (Jansa et al. 2004)

Zeitaufwand
20 bis 30 Minuten,
Zeit zum Ausfüllen des Tests 2,5 Minuten (signifikant kürzer als beim FIM 5,5 Minuten) (Prosiegel et al. 1996)

Kosten
keine

Ausbildung
2 Stunden

Praktische Durchführung
Zuerst werden die Patienten bei der Ausführung der ADL während dem normalen Klinikalltag beobachtet. Wenn die Beobachtung nicht ausreicht, wird bei den Patienten oder deren Angehörigen nachgefragt. Danach werden die 16 verschiedenen Aktivitäten im Formular ausgefüllt (Totalscore 64 Punkte).

Format
Funktionelle Leistung

Skalierung
Ordinalskalierung mit einer Skala von meist 0 bis 4 Punkten
0   nicht möglich
1   Unterstützung durch eine Hilfsperson
2   mit geringer Unterstützung
3   mit Hilfsmittel
4   Selbständig

Subskalen
Nichtkognitive Subskala:
1. Essen und Trinken
2. Persönliche Pflege
3. An-/Ausziehen
4. Baden/Duschen/Körperwaschen
5. Umsteigen aus Rollstuhl in Bett
6. Fortbewegung auf ebenem Untergrund
7. Treppen auf-/absteigen
8. Benutzung der Toilette
9. Stuhlkontrolle
10. Harnkontrolle

kognitive Subskala:
11. Verstehen
12. Verständlichkeit
13. Soziale Interaktion
14. Problemlösen
15. Gedächtnis/Lernfähigkeit/Orientierung
16. Sehen/Neglekt

Reliabilität (Zuverlässigkeit)

Bei 176 Patienten (davon 131 Patienten mit Multipler Sklerose) untersuchten Prosiegel et al. (1996) die Intertester-Reliabilität auf der Ebene der einzelnen Items und des Gesamtscores. Diese erreichte eine sehr gute Übereinstimmung: EBI gesamt 0.96 – 0.99, EBI Subscala nichtkognitiv 0.96 – 0.99, EBI Subskala kognitiv 0.77 – 0.97.

Validität (Gültigkeit)

Die Korrelation mit der FIM (konkurrente Validität) bei einer Patientengruppe von 176 Personen (davon 131 Patienten mit Multipler Sklerose) war hoch und betrug beim Gesamtscore 0.94 – 0.98, bei der Subskala nichtkognitiv 0.91 – 0.99 und bei der Subskala kognitiv 0.88 – 0.95. Die Korrelation mit dem Barthel Index war geringer und betrug in der gleichen Untersuchung beim Gesamtscore 0.81 – 0.85, bei der Subscala nichtkognitiv vom EBI zum Barthel Index 0.84 – 0.88 und bei der Subskala kognitiv vom EBI zum Barthel Index 0.35 – 0.36 (Prosiegel et al. 1996).

Bei MS-Patienten wurde die Korrelation zur Expanded Disability Status Scale (EDSS) untersucht. Diese betrug beim EBI-Gesamtscore zur EDSS 0.82 – 0.84, die EBI- Subskala nichtkognitiv zur EDSS 0,87 – 0,89. Die Korrelation der EBI-Subskala kognitiv zur EDSS war nicht signifikant (Prosiegel et al 1996).

Jansa et al. (2004) untersuchten die Kriterienvalidität bei 33 Patienten mit akutem ischämischem Schlaganfall in der ersten, der dritten und der sechsten Woche. Der EBI korrelierte sehr gut mit dem Barthel-Index (0.89 – 0.98) und mässig bis gut mit der Fugl-Meyer Motor Impairment Scale (0.66 – 0.87). Der physische Teil (ohne kognitiven Teil) korrelierte sehr gut mit dem Barthel-Index (0,98 – 0.99) und gut mit der Fugl-Meyer Motor Impairment Scale (0.70 – 0.88). Das Item Gedächtnis korrelierte gemessen 6 Wochen nach Stroke gut mit dem Rivermead Behavioural Memory Test (0.74 – 0.75). Die Externe Validität zur Self Assessment Scale war signifikant (P < 0.001). Sie ist empfindlicher für Veränderungen im funktionellen Status in den ersten sechs Wochen als der BI.

Responsivität (Empfindlichkeit)

In einer separaten Patientenpopulation (100 Patienten mit Multipler Sklerose) wurde die Veränderungssensitivität im Vergleich mit der FIM vor und nach einem 4-wöchigen Aufenthalt in einer MS-Klinik untersucht (Marolf et al. 1995). Die Veränderung im Gesamtscore war 29% (FIM 32%, EDSS 5%). Dabei verbesserten sich 25% (FIM 25%, EDSS 4%) und es verschlechterten sich 4% (FIM 7%, EDSS 1%).

Jansa et al. (2004) zeigten bei Patienten mit akutem Schlaganfall, dass es bei der Originalskala vom Barthel-Index häufiger zu einem Deckeneffekt kommt als beim EBI (7/33 im Vergleich zu 3/33).

Mit dem EBI wurde eine Alternative zur FIM entwickelt. Der EBI erfordert einen etwas geringeren Zeitaufwand für das Ausfüllen als die FIM (Prosiegel et al. 1996). Der EBI weist eine sehr hohe Korrelation zur FIM auf und die Reliabilität entpricht weitgehend der FIM. Der EBI weist in weiten Teilen die gleichen Items wie die FIM auf.

Beurteilung

Diagnostik/Befund:	empfohlen
Behandlungsplanung	empfohlen
Ergebnis/Verlauf	empfohlen
Prognose	empfohlen

Bemerkungen

Insbesondere bei interdisziplinärer Rehabilitation empfohlen.

Für die Anwendung im Rahmen der Physiotherapie können relevante Items benützt werden insofern sie die Zielerreichung erfassen.

Literatur

Literatursuche: PubMed, 12/2004

Jansa J, Pogacnik T, Gompertz P. An evaluation of the Extended Barthel Index with acute ischemic stroke patients. Neurorehabil Neural Repair. 2004 Mar;18(1):37-41.

Marolf MV, Vaney C, Prosiegel M, König N. Evaluation of disability in multiple sclerosis patients: a comparative study of the functional independence measure, the extended barthel Index and the expanded disability status scale. Clin Rehabil. 1996, 10, 309-313.

Prosiegel M, Böttger S, Schenk T, König N, Marolf M, Vaney C, Garner C, Yassouridis A. Der Erweiterte Barthel-Index (EBI) - eine neue Skala zur Erfassung von Fähigkeitsstörungen bei neurologischen Patienten. Neurol Rehabil. 1996, 1, 7-13.

Weimar C, Kurth T, Kraywinkel K, Wagner M, Busse O, Haberl RL, Diener HC; German Stroke Data Bank Collaborators. Assessment of functioning and disability after ischemic stroke. Stroke. 2002 Aug;33(8):2053-9.

Erweiterter Barthel Index (EBI)

Quelle: Prosiegel M, Böttger S, Schenk T, König N, Marolf M, Vaney C, Garner C, Yassouridis A. Der Erweiterte Barthel-Index (EBI) - eine neue Skala zur Erfassung von Fähigkeitsstörungen bei neurologischen Patienten. Neurol Rehabil. 1996, 1, 7-13.

Name: _____ Geburtsdatum: _____

	Datum:				
I. Essen und Trinken					
II. Persönliche Pflege (Gesicht waschen, Kämmen, Rasieren, Zähneputzen)					
III. An- / Ausziehen (einschl. Schuhe binden, Knöpfe schliessen)					
IV. Baden/ Duschen/ Körper waschen					
V. Umsteigen aus Rollstuhl in Bett und umgekehrt					
VI. Fortbewegung auf ebenem Untergrund					
VII. Treppen auf-/ absteigen					
VIII. Benutzung der Toilette (Transfer, An-/ Auskleiden, Körperreinigung, Wasserspülung)					
IX. Stuhlkontrolle					
X. Harnkontrolle					
XI. Verstehen					
XII. Verständlichkeit					
XIII. Soziale Interaktion					
XIV. Problemlösen					
XV. Gedächtnis/ Lernfähigkeit/ Orientierung					
XVI. Sehen/ Neglekt					
Total Punktzahl (max. 64 Punkte):					

Manual Erweiterter Barthel Index

Quelle: Prosiegel M, Böttger S, Schenk T, König N, Marolf M, Vaney C, Garner C, Yassouridis A. Der Erweiterte Barthel-Index (EBI) - eine neue Skala zur Erfassung von Fähigkeitsstörungen bei neurologischen Patienten. Neurol Rehabil. 1996, 1, 7-13.

Name: _____ Geburtsdatum: _____

Datum:

Total Punktzahl:

I. Essen und Trinken
0 nicht möglich
Oder: Ernährung über Magensonde (PEG oder Nasensonde), die nicht selbständig bedient werden kann
2 Essen muss vorbereitet werden (z.b. zurechtschneiden von Fleisch und Gemüse)
3 Essen (ohne Vorbereitung) mit Hilfsmittel alleine möglich, z.B. Frühstücksbrett, verdickte Griffe, etc.
Oder: Magensonde kann selbständig bedient werden
4 selbständig

II. Persönliche Pflege (Gesicht waschen, Kämmen, Rasieren, Zähneputzen)
0 nicht möglich
1 Unterstützung durch eine Hilfsperson bei einigen, aber nicht allen Abläufen nötig mit geringer Unterstützung möglich (z.B. Aufschrauben der Zahnpastatube)
Oder: keine direkte Unterstützung, aber Erinnerung/ Aufforderung/ Supervision bei einigen Abläufen nötig
3 persönliche Pflege mit Hilfsmittel alleine möglich, z.B. Verlängerungsgriff für Kamm, Waschlappen, Bürste
4 selbständig (in allen oben genannten Bereichen; als selbständig werden auch solche Patienten eingestuft, die z.B. ihr Haar nicht stilgerecht flechten können)

III. An-/ Ausziehen (einschl. Schuhe binden, Knöpfe schliessen)
0 nicht möglich
1 Unterstützung beim An- oder Ausziehen der meisten, aber nicht aller Kleidungsstücke nötig
Oder: zeigt effektive Mitarbeit, obwohl eine Unterstützung beim An- und Ausziehen aller Kleidungsstücke nötig ist
2 Unterstützung nur bei wenigen Prozeduren (z.B. Hilfe beim Schuhe Binden, beim Knöpfe Auf- oder Zumachen, beim Anziehen von elastischen Strümpfen oder Hilfsmitteln wie z.B. Schienen)
Oder: Keine direkte Unterstützung, aber Erinnerung/ Aufforderung/ Supervision bei einigen Abläufen nötig
4 selbständig (erlaubt sind z.B. Strumpfanzieher)

IV. Baden/ Duschen/ Körper waschen

0 nicht möglich
1 Unterstützung durch eine Hilfsperson bei einigen, aber nicht allen Abläufen nötig (z.B. Unterstützung bei erforderlichen Transfers oder beim Abtrocknen nötig; kann sich oben herum waschen, benötigt jedoch Hilfe beim Waschen der unteren Körperpartie)
2 mit geringer Unterstützung möglich (z.B. Aufschrauben der Bade-Utensilen)
Oder: Keine direkte Unterstützung nötig, aber Erinnerung/ Aufforderung/ Supervision bei einigen Abläufen nötig
3 Hilfsmittel nötig (wie z.B.: Lift, Bade- oder Duschsitz), die jedoch selbständig bedient werden können
4 selbständig

V. Umsteigen aus Rollstuhl in Bett und umgekehrt

0 nicht möglich
1 Unterstützung einer Hilfsperson bei einigen, aber nicht allen Abläufen nötig
2 keine direkte Unterstützung, aber Erinnerung/ Aufforderung/ Supervision bei einigen Abläufen nötig (z.B. muss erinnert werden, die Bremsen festzustellen)
4 selbständig

VI. Fortbewegung auf ebenem Untergrund

0 nicht möglich (weder Gehen noch Fortbewegung mit Rollstuhl)
1 benötigt Rollstuhl oder Gehwagen, den er aber weitgehend selbständig bedienen kann (d.h. bewältigt längere Strecken, stösst nicht an Hindernisse, kann Kurven fahren, wenden etc. und benötigt allenfalls in seltenen Fällen geringe Unterstützung)
Oder: kann kürzere Strecken (< 50 m) gehen, aber nur mit einer Hilfsperson oder mit Geländer
2 kann selbständig kürzere Strecken (< 50m) ohne Hilfsperson oder Geländer gehen, benötigt jedoch für längere Strecken (> 50m) einen Rollstuhl oder Gehwagen oder Supervision
3 kann selbständig längere Strecken (> 50m) ohne Gehwagen oder Geländer gehen, benötigt aber Stock, Krücke, Schiene oder ähnliches
4 selbständiges Gehen auch über längere Strecken ohne jede Hilfe oder Hilfsmittel möglich

VII. Treppen auf-/ absteigen

0 nicht möglich
1 möglich, aber nur mit erheblicher Unterstützung einer Person (z.B. Hilfe beim Hochheben eines Beines)
2 möglich, aber geringe Unterstützung oder Supervision durch eine Person
4 selbständig möglich (zugelassen sind festhalten am Geländer, benutzen von Stock, Krücke oder ähnliches)

VIII. Benutzung der Toilette (Transfer, An-/ Auskleiden, Körperreinigung, Wasserspülung)

0 nicht möglich
1 Unterstützung durch eine Hilfsperson bei einigen, aber nicht allen Abläufen nötig (z.B. selbständiger Transfer, jedoch Hilfe beim An- / Auskleiden)
2 keine direkte Unterstützung, jedoch Erinnerung / Aufforderung / Supervision bei einigen Ablaufen nötig (muss z.B. erinnert werden, die Wasserspülung zu bedienen)
4 selbständig oder nicht nötig (z.B. weil komplette Versorgung mit Windeln oder Puffi / Dauerkatheter erfolgt, die Toilette also gar nicht benutzt wird)

IX. Stuhlkontrolle

0 nicht möglich
2 es kommt zu gelengentlicher Inkontinenz (mindestens einmal pro Woche, aber nicht täglich) und er kann sich nicht selbständig mit Windel versorgen und nicht selbständig reinigen
Oder: es ist gelegentlich (mindestens einmal pro Woche, aber nicht täglich) die Unterstützung einer Person bei der Stuhlregulierung erforderlich (z.B. Klistier)
3 gestörte Stuhlkontrolle, kann jedoch Windel selbständig wechseln, sich selbständig reinigen oder selbständig stuhlregulierende Massnahmen vornehmen
4 normale Stuhlkontrolle (auch : Stuhlinkontinenz, die seltener als einmal pro Woche vorkommt)

X. Harnkontrolle

0 komplette oder sehr häufige Inkontinenz (mehrmals täglich) und kann Windel nicht selbständig wechseln
Oder: kann Versorgung von Puffi oder Dauerkatheter nicht selbständig durchführen bzw. sich nicht selbst katheterisieren
1 inkomplette Inkontinenz (maximal 1x täglich) , kann sich nicht selbständig mit Windel/ Urinalkondom versorgen und sich nicht selbständig reinigen
3 komplette oder inkomplette Inkontinenz, benötigt aber keinerlei Hilfe (beim Wechseln von Windel/ Urinalkondom, beim sich Säubern, bei der Puffi- oder Dauerkatheterversorgung bzw. bei der Einmalkatheterisierung)
4 normale Harnkontinenz

XI. Verstehen

0 nicht möglich; selbst einfache Instruktionen oder Fragen werden nicht verstanden; ist auch nicht in der Lage, Geschriebenes zu verstehen oder durch Mimik oder Gestik vermittelten Aufforderungen zuverlässig nachzukommen
1 versteht einfache Instruktionen (z.B. "Nehmen Sie bitte diese Tablette ein"), in einer gesprochenen oder geschriebenen oder gestischen Form
3 versteht komplexe Sachverhalte (z.B. "bevor Sie mit dem Essen beginnen, nehmen Sie diese Tablette ein"), jedoch nicht immer ganz zuverlässig
Oder : kann nur Geschriebenes zuverlässig verstehen
4 normales Verstehen (umfasst auch Patienten, die auf Hörhilfen angewiesen sind, nicht jedoch Patienten, die nur Geschriebenes verstehen)

XII. Verständlichkeit

0 kann sich nie oder fast nie verständlich machen
1 kann nur einfache alltägliche Sachverhalte (z.B. Hunger, Durst, etc.) ausdrücken, sei es mit oder ohne Hilfsmittel (z.B. Geschriebenes, Kommunikator)
3 kann sich über praktisch alles verständlich machen, jedoch nur mit Hilfsmitteln (z.B. Geschriebenes, Kommunikator)
4 kann sich ohne Hilfsmittel über praktisch alles verständlich machen (grammatikalische Fehler, leichte Wortfindungsschwierigkeiten bzw. leicht undeutliches Sprechen sind zulässig)

XIII. Soziale Interaktion

0 ist immer oder fast immer unkooperativ (z.B. widersetzt sich pflegerischen Bemühungen), agressiv, distanzlos oder zurückgezogen
2 ist gelegentlich unkooperativ, agressiv, distanzlos oder zurückgezogen
4 normale soziale Interaktion

XIV. Problemlösen

Beispiele von Störungen des Problemlösens im Alltag sind: vorschnelles Handeln (z.B. Aufstehen aus dem Rollstuhl, ohne vorher die Bremsen zu fixieren); unflexibles Verhalten (z.B. Schwierigkeiten sich an einen veränderten Tagesablauf anzupassen); Nichteinhalten von Terminen; Schwierigkeiten bei der selbständigen Einnahme der Medikamente (die nicht durch motorische Behinderung bedingt sind); gestörte Einsicht in die Defizite bzw. ihre Alltagskonsequenzen

0 benötigt aufgrund oben aufgeführter Störungen erhebliche Hilfestellung
2 benötigt aufgrund oben aufgeführter Störungen geringe Hilfestellung
4 benötigt beim Problemlösen in alltäglichen Situationen keinerlei Hilfestellung

XV. Gedächtnis/ Lernfähigkeit/ Orientierung

0 ist desorientiert oder verwirrt und zeigt eine starke Weglauftendenz
1 ist desorientiert oder verwirrt, zeigt jedoch keine Weglauftendenz; allerdings hat er Schwierigkeiten sich in der Klinik zurechtzufinden
  Oder: kann neue Informationen überhaupt nicht behalten (z.B. kennt seine Bezugspersonen in der Klinik auch nach mehreren Kontakten nicht; vergisst Gesprächsinhalte, Abmachungen, Aufbewahrung von Gegenständen) und kann externe Gedächtnishilfen (z.B. Kalender, Notizblock) nicht einsetzen
2 muss häufig erinnert werden
3 muss nur gelegentlich erinnert werden
4 keine alltagsrelevante Beeinträchtigung
  Oder: kann externe Gedächtnishilfen wirksam einsetzen
  Oder: benötigt trotz Gedächtnis- oder Orientierungsstörungen wegen dieser Störungen keinen zusätzlichen (pflegerischen) Aufwand (z.B. völlig immobiler Patient mit schwerer Orientierungsstörung)

XVI. Sehen/ Neglekt

0 findet sich aufgrund der Sehstörung/ des Neglekts auch in bekannter Umgebung (z.B. eigenes Zimmer oder Station) nicht ausreichend zurecht
  Oder: übersieht bzw. stösst häufig an Hindernisse bzw. Personen
1 findet sich in bekannter Umgebung zurecht und übersieht nicht bzw. stösst nicht oder nur selten an Hindernisse bzw. Personen an; er findet sich jedoch in unbekannter Umgebung (z.B. Klinikbereich ausserhalb der Station) nicht zurecht
3 hat schwere Lesestörung, findet sich jedoch in bekannter und unbekannter Umgebung gut zurecht, sei es mit oder ohne Hilfen (z.B. Blindenhund, Stock)
  Oder: benötigt für gute Leseleistungen spezielle Hilfsmittel (z.B. Leselupe, Grossdruckbücher, besondere Leselampe, Zeilenlineal)
4 keine alltagsrelevante Beeinträchtigung (Brillenträger werden dieser Kategorie zugeordnet)
  Oder: benötigt trotz Sehstörungen oder Neglekt wegen dieser Störungen keinen zusätzlichen (pflegerischen) Aufwand (z.B. völlig immobiler Patient mit schwerer Sehstörung)

Manual Erweiterter Barthel-Index

Testanweisungen

1. Da der Index aufgrund der Operationalisierungen (d.h. der sehr detaillierten Itembeschreibungen) ohnehin sehr genau gelesen werden muss, wurde - um die Übersichtlichkeit und Flüssigkeit des Textes nicht zu sehr zu stören - durchwegs männliches Pronomen (er, sein, ihm etc.) verwendet, die sich natürlich auf die Patienten beiderlei Geschlechts beziehen.
2. Hauptziel bei der Anwendung des Index ist das **Ausmass der Abhängigkeit** von fremder Hilfe bei neurologischen Patienten möglichst genau zu erfassen. Dabei kann es sich um physische Hilfestellungen, aber auch um verbale Hilfestellungen wie Erinnerung/ Aufforderungen/ Supervision, sowie um Hilfsmittel handeln
3. Der Index besteht aus 16 Items. **Die Einstufung eines Patienten muss immer bezüglich aller Items erfolgen.** Dabei muss die Einstufung jedes Items unabhängig von der Einstufung auf anderen Items erfolgen (Ausnahme siehe nächster Punkt 4).
4. Jeder Patient muss pro Item so eingestuft werden, dass **das tatsächlich vorliegende Mass der Abhängigkeit** im entsprechenden Bereich widerspiegelt wird. **Beispiel:** Ein Patient, der völlig urin- und stuhlinkontinent ist, jedoch mit Dauerkatheter und Windeln versorgt wird, benutzt deshalb die Toilette nicht. Dementsprechend benötigt er im Beeich Toilette (Item VIII) auch keine Hilfe und erhält in diesem Item den höchsten Score (nämlich 4). Ähnliche Situationen können sich in den Items XV (Gedächtnis/Lernen/Orientierung) und XVI (Sehen/Neglekt) ergeben, wenn z.B. ein desorientierter oder schwer sehgestörter Patient keine Hilfe in diesem Bereich benötigt, da er ohnehin völlig immobil ist (und deshalb nicht weglaufgefährdet ist bzw. nicht an Hindernisse anstossen kann).
5. Es können **Überlappungen in der Einstufung** auftreten, wie das folgende Beispiel zeigt: körperlicher Transfer spielt sowohl in Item V (Umsteigen aus Rollstuhl ins Bett und umgekehrt) eine Rolle als auch in den Items VIII (Benützung der Toilette) und IV (Baden/Duschen/Körper waschen). Patienten, die beispielsweise einen niedrigen Score in Item V aufweisen, werden demnach häufig auch einen niedrigen Score in den beiden anderen Items (VIII und IV) erhalten.
6. Die Einstufung der Items sollen widerspiegeln, **was ein Patient wirklich tut und nicht was er eigentlich tun könnte.** Insofern ist bei der Einstufung unwichtig, ob der Patient aus körperlichen, kognitiven oder motivationalen Gründen Hilfe benötigt. So kann beispielsweise ein Patient mit schwerer Motivationsstörung durchaus auf erhebliche physische Hilfe angewiesen sein.
7. Ein Patient kann nur dann als funktionell unabhängig eingestuft werden, wenn er die entsprechende Aufgabe ohne Hilfe und innerhalb eines vertretbaren Zeitbereiches erfüllt. Wenn dieser **vertretbare Zeitbereich** überschritten wird, so hat die Einstufung so zu erfolgen, dass sie das Mass der Hilfe erfasst, die erforderlich ist, damit der Patient die Aufgabe innerhalb des

vertretbaren Zeitbereiches erfüllt. ein Richtwert für vertretbare Zeitbereiche ist in dem Index bei den Items, für die eine derartige Angabe Sinn macht, in Minuten oder Stunden angegeben.

Beispiel: Ein Patient, der zum selbständigen Anziehen 2 Stunden benötigt, würde in Item III einen Score von 2 erhalten, wenn er mit geringer Hilfestellung in der Lage ist, sich innerhalb ca. 30 Minuten anzuziehen. Kann sich der Patient hingegen nur mit umfangreicher Hilfestellung innerhalb von ca. 30 Minuten anziehen, so erhält er den niedrigsten Score 0. Die Einstufung eines Patienten sollte erst dann erfolgen, wenn der Patient dem Beurteiler gut bekannt ist. D.h. in aller Regel ist die Einstufung mit dem EBI **erst ca. eine Woche nach Aufnahme** in die Klinik sinnvoll.

Zielerreichung:
Goal Attainment Scaling (GAS)

Testbeschreibung

Drei Merkmale kennzeichnen das GAS: die Individualität, die Quantifizierbarkeit und die individuelle Empfindlichkeit. Mit dem letzten Punkt wird der wichtigste Vorteil gegenüber standardisierten Messungen angegeben, die häufig individuelle Ziele ungenügend erfassen.

Patient und Therapeut formulieren gemeinsam ein individuelles patientenbezogenes Ziel, wenn möglich auf Aktivitätsebene, und definieren in welchem Zeitabstand die Zielerreichung evaluiert wird. Normalerweise werden 5 Mögliche Ergebnisstufen auf einer 5-Punkte Skala von -2 bis +2 formuliert. Das erwartete Ergebnis wird auf der Stufe 0 gesetzt. Meistens beinhaltet dies eine Verbesserung. Bei progredienten Krankheiten kann das auch ein Erhalten des momentanen Zustandes sein.

Bei Zeitmessung wären folgende Stufen geeignet:
- −2   Schlechter (10% schlechter)
- −1   Unverändert
-   0   Ziel erreicht (10% besser)
- +1   Ziel übertroffen (20% besser)
- +2   Ziel deutlich übertroffen (30% besser)

Die Prozentangaben im Beispiel oben vereinfachen die Definierung der 5 Stufen. Ein anderes Beispiel von Stufen, die verwendet werden können, sind die Selbständigkeitsstufen, die der Aktivitätenskala des Chedoke McMaster Stroke Assessments und der FIM zu Grunde liegen. Das Ziel „Stehen, sich in Rückenlage auf dem Boden hinlegen, wieder aufstehen" kann wie folgt verwendet werden:

- −2   Stufe 2 (75% Hilfe)
- −1   Stufe 3 (50% Hilfe)
-   0   Stufe 4 (25% Hilfe)
- +1   Stufe 5 (Supervision)
- +2   Stufe 6 (angepasst selbständig)

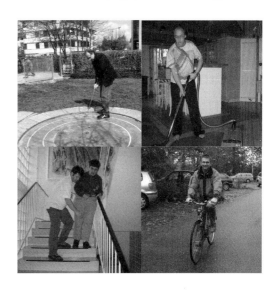

ICF-Klassifikation

Aktivitäten
Anwendbar für alle Aktivitäten

Praktikabilität

Patientengruppe
Alle Patienten. Die grosse klinische Verbreitung ist ein Hinweis auf gute Praktikabilität

Zeitaufwand
20 Minuten

Kosten
Keine

Ausbildung
4 Stunden

Praktische Durchführung
Besprechen Sie mit dem Patienten (ev. mit Angehörigen), welche Gesundheitsbereiche/ Gesundheitsprobleme am wichtigsten sind.
Legen Sie zusammen mit dem Patienten für jeden Bereich/ jedes Problem jeweils ein Therapieziel fest. Diese Ziele sollen den Behandlungsauftrag des Patienten und die realistischen klinischen/ therapeutischen Möglichkeiten für die Behandlung berücksichtigen.
Orientieren Sie sich daran, was Sie für den Patienten unter den gegebenen Umständen und aufgrund ihrer Erfahrung mit grosser Wahrscheinlichkeit für erreichbar halten.
Beachten Sie dabei, dass die Therapieziele weder zu tief noch zu hoch angesetzt werden.
Therapieziele sollten konkret und mit einfachen Worten beschrieben werden.
Definieren Sie die Zeit, in der das Ziel erreicht sein soll.

Legen Sie mit konkreten und objektiven Beschreibungen schriftlich fest, woran erkennbar ist, ob das Therapieziel erreicht wird.
Anschliessend werden Kriterien festgelegt, mit denen man später erkennt, ob die Therapieziele „etwas mehr", „etwas weniger", „viel mehr" oder „viel weniger" als erwartet erreicht worden sind.

Format
Funktionelle Leistung

Skalierung
5-Punkte Skala von -2 bis +2, Studien geben Hinweise darauf, dass die Daten normalverteilt sind (Ottenbacher et al. 1989)
In der Praxis wird auch die Skala von 0, 25, 50, 75 und 100 verwendet.

Subskalen
Es ist möglich mehrere Patientenziele zu beurteilen, wobei die einzelnen Scores als Subscores betrachtet werden können. Die einzelnen Ziele können je nach Wichtigkeit gewichtet werden.

Reliabilität (Zuverlässigkeit)

GAS ist zuverlässig, ICC=0.59-0.65 (Kiresuk et al. 1968). Testung der Veränderung $r=0.93$ (Stolee et al. 1999).

Validität (Gültigkeit)

Die Tatsache, dass der Patient selbst das Ziel formuliert, erübrigt die Frage ob der Inhalt beim Messen der individuellen Zielerreichung valide ist. Der Patient wäre ja der Gold-Standard, womit jede Messung auf ihre Inhaltsvalidität überprüft werden muss. Die gute Korrelation mit allgemein anerkannten Skalen kann als Hinweis auf inhaltliche Validität aufgefasst werden (Joyce et al. 1994, Smith et al. 1998, Stolee et al. 1999).

Responsivität (Empfindlichkeit)

GAS ist responsiver als allgemeine Messungen (Rockwood et al. 1993 und Rockwood et al. 2003). Die Empfindlichkeit kann mit einer 11-Punkte NRS oder 10 cm VAS verbessert werden (siehe Bemerkungen).

Beurteilung

Diagnostik/Befund	empfohlen
Behandlungsplanung	empfohlen
Ergebnis/Verlauf	empfohlen
Prognose	nicht anwendbar

Bemerkungen

Eine sehr gute Review über individuelle Ergebnismessungen schrieb Donelly et al. in 2002.

Goal Attainment Scaling wie es heute praktiziert wird, ist eine attraktive Möglichkeit für die Dokumentation der Ergebnisqualität in der Physiotherapie. Der zusätzliche Aufwand ist minimal. Die Formulierung realistischer und konkreter Ziele gemeinsam mit den Patienten muss geübt werden. Patienten haben keine Erfahrung mit der Formulierung überprüfbarer Ziele und sie kennen die Prognose ihrer Beschwerden zu wenig. Der Patient spielt bei der Zielformulierung eher eine richtungsgebende Rolle und der Therapeut macht konkrete Vorschläge für beobachtbare und überprüfbare Aktivitäten.

Eine ähnliche, einfachere Methode ist die Verlaufserfassung der wichtigsten Beschwerden des Patienten mit einer numerischen Skala (NRS -5 - +5; Abb. 1) oder einer visuellen Analogskala (VAS -5 - +5.; Abb. 2.). Die Vereinfachung liegt darin, dass nicht 5 Stufen definiert werden müssen wie beim GAS. Wahrscheinlich sind der NRS und der VAS empfindlicher als die 5-stufige Methode.

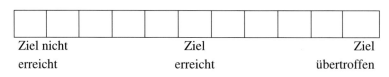

Abbildung 1: Numerische Skala NRS

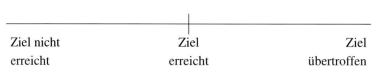

Abbildung 2: Visuelle Analogskala VAS

Literatur

Literatursuche: PubMed, 04/2005

Donnelly C, Carswell A. Individualized outcome measures: a review of the literature. Revue Canadienne d'ergotherapie. 2002 4;84-94.

Joyce BM, Rockwood KJ, Mate-Kole CC. Use of goal attainment scaling in brain injury in a rehabilitation hospital. Am J Phys Med Rehabil. 1994 Feb; 73(1): 10-4.

Kiresuk T, Sherman S. Goal attainment scaling, a general method for evaluating comprehensive community mental health programs. Community Mental Health Journal. 1968, 4: 441-453.

Ottenbacher K, Cusick A. Goal attainment scaling as a method of clinical service evaluation. Am J occupational Ther. 1989; 44:519-525.

Rockwood K, Stolee P, Fox RA. Use of goal attainment scaling in measuring clinically important change in the frail elderly. J Clin Epidemiol. 1993 Oct; 46(10): 1113-8.

Rockwood K, Howlett S, Stadnyk K, Carver D, Powell C, Stolee P. Responsiveness of goal attainment scaling in a randomized controlled trial of comprehensive geriatric assessment. J Clin Epidemiol. 2003 Aug;56(8):736-43.

Smith A, Cardillo JE, Smith SC, Amezaga AM 1998. Improvement scaling (rehabilitation version). A new approach to measuring progress of patients in achieving their individual rehabilitation goals. Med Care. 1998 Mar; 36(3): 333-47.

Steffanowski A, Lichtenberg S, Schmidt J, Huber C, Wittmann WW, Nubling R. Ergebnisqualität psychosomatischer Rehabilitation: Zielerreichungsskalierung auf der Basis einer strukturierten Therapiezielliste. Rehabilitation. 2004 Aug;43(4): 219-32.

Stolee P, Stadnyk K, Myers AM, Rockwood K. An individualized approach to outcome measurement in geriatric rehabilitation. J Gerontol A Biol Sci Med Sci. 1999 Dec; 54(12): M641-7.

Stolee P, Rockwood K, Fox RA, Streiner DL. The use of goal attainment scaling in a geriatric care setting. J Am Geriatr Soc. 1992 Jun; 40(6): 574-8.

Allgemeiner Gesundheitszustand: SF-36

Testbeschreibung

Mit dem SF-36 (Short Form 36 Health Survey Questionnaire) wird die gesundheitsbezogene Lebensqualität oder auch die subjektive Gesundheit erfasst. Dabei geht es um die Selbsteinschätzung von psychischen, körperlichen und sozialen Aspekten der Lebensqualität v.a. bei chronischen Krankheiten.

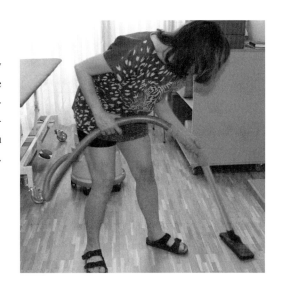

ICF-Klassifikation

Körperfunktionen

1. Gesundheitszustand	
2. aktueller Gesundheitszustand	
7. Schmerz	b 280 Schmerz
9. a.-i.	b 130 Funktionen der psychischen Energie und des Antriebs
11. Allgemeiner Gesundheitszustand	b 180 Die Selbstwahrnehmung und die Zeitwahrnehmung betreffende Funktionen

Aktivitäten

3.a. Fortbewegung	d 450 Gehen
3.a. Schwere Gegenstände heben	d 430 Gegenstände anheben und tragen
3.b. mittelschwere Tätigkeiten	d 445 Hand- und Armgebrauch
3.c. Einkaufstasche heben/tragen	d 430 Gegenstände anheben und tragen
3.d./e Treppenabsätze	d 4551 Klettern/steigen
3.f. Bücken	d 410 Eine elementare Körperposition wechseln insbesondere d 4105 Sich beugen

3.g.-i.	d 450 Gehen
3.j.	d 510 Sich waschen
	d 540 Sich kleiden
4.a.-d. Körperliche Probleme bei der täglichen Arbeit	d 230 Die tägliche Routine durchführen
	d 850 Bezahlte Tätigkeit
5. Seelische Probleme bei der täglichen Arbeit	d 230 Die tägliche Routine durchführen
	b 152 Emotionale Funktionen
6. Interpersonelle Beziehungen	d 750 Informelle soziale Beziehungen
	d 9205 Geselligkeit
	d 760 Familienbeziehungen
8. Schmerz bei täglicher Arbeit	d 230 Die tägliche Routine durchführen
	b 280 Schmerz
10. Kontakte zu anderen Menschen	d 750 Informelle soziale Beziehungen
	b 152 Emotionale Funktionen
	d 9205 Geselligkeit

Praktikabilität

Patientengruppe
Patienten mit chronischen Krankheiten ausser pädiatrischen Patienten

Zeitaufwand
7 bis 15 Minuten (Durchschnitt 10 min)

Kosten
keine

Ausbildung
2 Stunden

Praktische Durchführung
Nach einer kurzen Anleitung werden mit dem Fragebogen verschiedene Bereiche befragt:
- Allgemeiner Gesundheitszustand
- Gesundheitszustand im Vergleich zur vergangener Woche
- Einschränkung von Tätigkeiten
- Körperliche und emotionale Rollenfunktion
- Schmerzwahrnehmung

Für das Ausfüllen besteht keine Zeitlimite.

Auswertung
Für die Auswertung des SF-36 existiert ein digitales, lizenziertes Auswertungsprogramm. Die Errechnung der Totalscores ist ansonsten nur mit äusserst komplizierten Formeln zu bewerkstelligen.

Format
Fragebogen

Skalierung
Ordinalskalierung, Skala zwischen 1 (ausgezeichnet) und 5 (schlecht)
Die Probanden beurteilen die meisten Items über die Stufen 1 bis 5.

Subskalen
8 Subscores:
1. Körperliche Funktionsfähigkeit
2. Körperliche Rollenfunktion
3. Körperliche Schmerzen
4. Allgemeine Gesundheitswahrnehmung

5. Vitalität
6. Soziale Funktionsfähigkeit
7. Emotionale Rollenfunktion
8. Psychisches Wohlbefinden

Zusätzlich: Veränderung der Gesundheit

Reliabilität (Zuverlässigkeit)

Die Test-Retest-Reliabilität wurde bei Stroke-Patienten als sehr gut bis exzellent festgehalten (Dorman et al. 1998), wobei bei der psychischen Gesundheit (mental health) die Übereinstimmung nur mittelmässig ist. Auch ist die Übereinstimmung besser, wenn die Patienten den Fragebogen selber ausfüllen, als wenn ihn die Angehörigen ausfüllen. Bei verschiedenen anderen Patientengruppen (Kardiovaskuläre Probleme, Rückenschmerzen, Migräne u.a.) ist die Reliabilität gut bis befriedigend, mit leichten Einbussen bei der sozialen Funktionsfähigkeit und der allgemeinen Gesundheitswahrnehmung (Bullinger 1996).

Validität (Gültigkeit)

Die klinische Validität wurde mehrfach untersucht und als gut befunden, so in Garrat et al. (1993).
Die Konstruktvalidität wurde zwar bestätigt, bei der „sozialen Funktionsfähigkeit" jedoch nicht als genügend eingestuft (Anderson et al. 1996). Gerade bei CVI-Patienten und Hirnverletzten stösst der SF-36 an seine Grenzen. Auch bei Schädel-Hirn-Trauma-Patienten ist vor allem in der Akutphase der SF-36 nur mit Schwierigkeiten einzusetzen, da der kognitive Zustand und Bewusstseinszustand für das Ausfüllen massgegebend sind (Bullinger et al.

2002). Bei älteren Patienten wird die Konstruktvalidität jedoch in Frage gestellt, ausser bei den körperlichen Funktionen (Seymour et al. 2001). Eine hohe Übereinstimmung mit anderen Lebensqualitätsinstrumenten wie Euro-Qol (europäisches Instrument zur Messung der Lebensqualität) bei Stroke-Patienten wurde bestätigt (Dorman et al. 1998, Dorman et al. 1999).
Im Vergleich mit dem Fragebogen Indikatoren des Reha-Status IRES (Leonhart 2004) gilt der SF-36 als der kürzere Fragebogen, der trotz seiner Kürze den teststatistischen Anforderungen bestens entspricht (Bullinger 1996).

Responsivität (Empfindlichkeit)

Bei den Patientengruppen Migräne, Periphere Arterielle Verschlusskrankheit (PAVK) und Herzklappenoperation wurde die Veränderungssensitivität untersucht (Bullinger 1996), wobei bei allen drei Populationen Effekte auf die Lebensqualität in verschiedenen Subskalen nachweisbar waren.

Beurteilung

Diagnostik/Befund	nicht empfohlen
Behandlungsplanung	nicht empfohlen
Ergebnis/Verlauf	empfohlen
Prognose	empfohlen

Bemerkungen

Von diesem Test gibt es die Originalversion und die Kurzform SF-12 sowie weitere Versionen in verschiedensten Sprachen. Den SF-12 gibt es bis dato noch nicht in Deutsch. Der Health Survey Questionnnaire enthält 149 Items, die Kurzversion (Short Form, SF) 36 Items. Ursprünglich wurde der SF-36 im amerikanischen Raum in den 60er und 70er Jahren im Zusammenhang mit der Medical Outcomes Study entwickelt (Tarlov et al. 1983).

Die meisten Untersuchungen sind mit dem SF-36 in Englisch durchgeführt worden. Es ist anzunehmen, dass die Studien über die deutsche Version zu ähnlichen Resultaten führen würden. Dennoch wäre es wichtig, die deutsche Version betreffend Validität (des deutschen Textes) zu untersuchen.

Für alle Scores liegen Normwerte vor.

Der Fragebogen ist im Anhang der Studie von M. Bullinger in der Rehabilitation, 33, 1996, Seiten XVII-XXIX, vollständig wiedergegeben.

Der SF-36 ist urheberrechtlich geschützt und muss käuflich erworben werden.

Literatur

Literatursuche PubMed, 08/2005

Anderson C, Laubscher S, Burns R. Validation of the Short Form 36 (SF-36) Health Survey Questionnnaire among Stroke Patients. Stroke. 1996; 27: 1812-6.

Bullinger M, Azouvi P, Brooks N, Basso A, Christensen AL, Gobiet W, Greenwood R, Hutter B, Jennett B, Maas A, Truelle JL, von Wild KR. TBI Consensus Group Quality of life in patients with traumatic brain injury-basic isssues, assessments and recommendations. Restor Neurol Neurosci. 2002; 20 (3-4): 111-24.

Bullinger M. Erfassung der gesundheitsbezogenen Lebensqualität mit dem SF-36 Health Survey. Rehabilitation. 1996; 35: xvii-xxx.

Dorman P, Dennis M, Sandercock P. How Do Scores on the EuroQol Relate to Scores on the SF-36 After Stroke. Stroke. 1999; 30: 2146-51.

Dorman P, Slattery J, Farrel, B, Dennis M, Sandercoc, P. Qualitative Comparison of the Reliability of Health Status Assessments with the EuroQol and SF-36 Questionnaires after Stroke. Stroke. 1998; 29: 63-68.

Garratt AM, Ruta DA, Abdalla MI, Buckingham JK, Russell IT. The SF36 health survey questionnaire: an outcome measure suitable for routine use within the NHS? British Medicine Journal. 1993; 6890 (306): 1440-4.

Leonhart R. Effekgrössenberechnung bei Interventionsstudien. Rehabilitation. 2004; 43 (4): 241-6.

Ruta DA, Hurst NP, Kind P, Hunter M, Stubbings A. Measuring health status in British patients with rheumatoid arthritis: reliability, validity and responsiveness of the short form 36-item health survey (SF-36). Rheumatology. 1998; 37: 425-36.

Seymour DG, Russel EM, Primrose WR, Garrat AM. Problems in using health survey questionnaires in older patients with physical disabilities. The reliability and validity of the SF-36 and the effect of cognitive impairment. Journal of Evaluation in Clinical Practice. 2001; 7 (4): 411-8.

Tarlov AR. Shattuck lecture--the increasing supply of physicians, the changing structure of the health-services system, and the future practice of medicine. N Engl J Med. 1983; 308: 1235.

Fragebogen zum allgemeinen Gesundheitszustand (SF-36)

Quelle: Erfassung der gesundheitsbezogenen Lebensqualität mit dem SF-36 Health Survey, M Bullinger. Rehabilitation. 1996; 35,27-29.

In diesem Fragebogen geht es um die Beurteilung Ihres Gesundheitszustandes. Der Bogen ermöglicht es, im Zeitverlauf nachzuvollziehen, wie Sie sich fühlen und wie Sie im Alltag zurechtkommen.

Bitte beantworten Sie jede der Fragen, indem Sie bei den Antwortmöglichkeiten die Zahl ankreuzen, die am besten auf Sie zutrifft.

	Ausgezeichnet	Sehr gut	Gut	Weniger gut	Schlecht
1. Wie würden Sie Ihren Gesundheitszustand im allgemeinen beschreiben?	1	2	3	4	5

	Derzeit viel besser	Derzeit etwas besser	Etwa wie vor einer Woche	Derzeit etwas schlechter	Derzeit viel schlechter
2. *Im Vergleich zur vergangenen Woche*, wie würden sie Ihren derzeitigen Gesundheitszustand beschreiben?	1	2	3	4	5

Im folgenden sind einige Tätigkeiten beschrieben, die Sie vielleicht an einem normalen Tag ausüben.

3. *Sind Sie durch Ihren derzeitigen Gesundheitszustand* bei diesen Tätigkeiten *eingeschränkt?* Wenn ja, wie stark?	Ja, stark eingeschränkt	Ja, etwas eingeschränkt	Nein, überhaupt nicht eingeschränkt
3.a **anstrengende Tätigkeiten**, z.B. schnell laufen, schwere Gegenstände heben, anstrengenden Sport treiben	1	2	3
3.b **mittelschwere Tätigkeiten**, z.B. einen Tisch verschieben, staubsaugen, kegeln, Golf spielen	1	2	3

3.c Einkaufstaschen heben oder tragen	1	2	3
3.d mehrere Treppenabsätze steigen	1	2	3
3.e einen Treppenabsatz steigen	1	2	3
3.f sich beugen, knien, bücken	1	2	3
3.g **mehr als 1 Kilometer** zu Fuss gehen	1	2	3
3.h **mehrere** Strassenkreuzungen weit zu Fuss gehen	1	2	3
3.i **eine** Stassenkreuzung weit zu Fuss gehen	1	2	3
3.j sich baden oder anziehen	1	2	3

Hatten Sie *in der vergangenen Woche aufgrund Ihrer **körperlichen** Gesundheit* irgendwelche Schwierigkeiten bei der Arbeit oder anderen alltäglichen Tätigkeiten im Beruf bzw. zu Hause?	Ja	Nein
4.a Ich konnte nicht **so lange** wie üblich tätig sein	1	2
4.b Ich habe **weniger geschafft** als ich wollte	1	2
4.c Ich konnte **nur bestimmte Dinge** tun	1	2
4.d Ich hatte **Schwierigkeiten** bei der Ausführung	1	2

Hatten Sie *in der vergangenen Woche aufgrund **seelischer Probleme*** irgendwelche Schwierigkeiten bei der Arbeit oder anderen alltäglichen Tätigkeiten im Beruf bzw. zu Hause (z.B. weil Sie sich niedergeschlagen oder ängstlich fühlten)?	Ja	Nein
5.a Ich konnte nicht **so lange** wie üblich tätig sein	1	2
5.b Ich habe **weniger geschafft** als ich wollte	1	2
5.c Ich konnte nicht so **sorgfältig** wie üblich arbeiten	1	2

Allgemeiner Gesundheitszustand: SF-36

	Überhaupt nicht	Etwas	Mässig	Ziemlich	Sehr
6. Wie sehr haben Ihre körperliche Gesundheit oder seelischen Probleme in der *vergangenen* Woche Ihre normalen Kontakte zu Familienangehörigen, Freunden, Nachbarn oder zum Bekanntenkreis beeinträchtigt?	1	2	3	4	5

	Keine Schmerzen	Sehr leicht	Leicht	Mässig	Stark	Sehr stark
7. Wie stark waren Ihre Schmerzen in der *vergangenen Woche*?	1	2	3	4	5	6

	Überhaupt nicht	Ein bisschen	Mässig	Ziemlich	Sehr
8. Inwieweit haben die Schmerzen Sie in der *vergangenen Woche* bei der Ausübung Ihrer Alltagstätigkeiten zu Hause und im Beruf behindert?	1	2	3	4	5

	Immer	Meistens	Ziemlich oft	Manchmal	Selten	Nie
In dieser Frage geht es darum, wie Sie sich fühlen und wie es Ihnen *in der vergangenen Woche* gegangen ist. (Bitte kreuzen sie in jeder Zeile die Nummer an, die Ihrem Befinden am ehesten entspricht). Wie oft waren sie *in der vergangenen Woche*						
9.a ... voller Schwung?	1	2	3	4	5	6
9.b ... sehr nervös?	1	2	3	4	5	6

9.c ... so niedergeschlagen, dass Sie nichts aufheitern konnte?	1	2	3	4	5	6
9.d ... ruhig und gelassen?	1	2	3	4	5	6
9.e ... voller Energie?	1	2	3	4	5	6
9.f ... entmutigt und traurig?	1	2	3	4	5	6
9.g ... erschöpft?	1	2	3	4	5	6
9.h ... glücklich?	1	2	3	4	5	6
9.i ... müde?	1	2	3	4	5	6

	Immer	Meistens	Manchmal	Selten	Nie
10. Wie häufig haben Ihre körperliche Gesundheit oder seelischen Probleme in der *vergangenen Woche* Ihre Kontakte zu anderen Menschen (Besuche bei Freunden, Verwandte usw.) beeinträchtigt?	1	2	3	4	5

Inwieweit trifft *jede* der folgenden Aussagen auf Sie zu?	Trifft ganz zu	Trifft weitgehend zu	Weiss nicht	Trifft weitgehen nicht zu	Trifft überhaupt nicht zu
11.a Ich scheine etwas leichter als andere krank zu werden	1	2	3	4	5
11.b Ich bin genauso gesund wie alle anderen, die ich kenne	1	2	3	4	5
11.c Ich erwarte, dass meine Gesundheit nachlässt	1	2	3	4	5
11.d Ich erfreue mich ausgezeichneter Gesundheit	1	2	3	4	5

Globale Erfassung der Behinderung: Modified Rankin Scale (MRS)

Testbeschreibung

Die Modified Rankin Scale ist eines der am meisten verwendeten Messinstrumente innerhalb der Schlaganfallforschung. Die ursprüngliche „Rankin Scale" (Rankin 1957), wurde zur MRS (Van Swieten et al. 1988) weiterentwickelt und in einer weiteren Ergänzung als „Oxford Handicap Scale" (Bamford et al. 1989) verwendet.

Ziel des Messinstruments ist die Erfassung des Pflegeaufwandes als Folge eines Schlaganfalls; Schwerpunkte sind die Mobilität und die Kontinenz.

Die Beeinträchtigung bzw. die notwendige Hilfestellung in den basalen Aktivitäten des täglichen Lebens wird anhand einer einfachen Skala beurteilt.

Die Bewertung erfolgt durch direkte Beobachtung des Patienten, oder durch telefonische oder schriftliche Befragung von Bezugspersonen. Der Zeitraum, in dem das Testverfahren angewendet wird, bewegt sich zwischen einer Woche nach Schlaganfall und mehreren Jahren nach Ereignis.

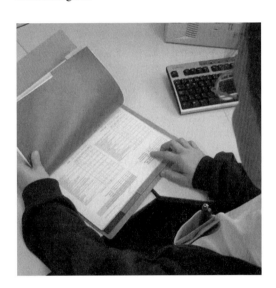

ICF-Klassifikation

0 Symptome	Die Beschreibung ist sehr global. Sie kann alle Körperfunktionen beinhalten.
1-2 Alle gewohnten Handlungen und Tätigkeiten	Diese Begriffe sind global, betreffen viele Begriffen aus der ICF und werden deshalb nicht mit der ICF verbunden, zum Beispiel d 6 und d 8 häusliches Leben; bedeutende Lebensbereiche d 910–d 930 Gemeinschafts-, soziales und staatsbürgerliches Leben
2, 4 basale ADL	Die Beschreibung ist ebenfalls global. Beinhaltet unter anderem d 5 Selbstversorgung (sich waschen, kleiden, essen)

4 Gehen	d 450-465 Gehen und sich bewegen
	d 450 Gehen
5 Bettlägrigkeit	Hierbei handelt es sich um keinen ICF-Begriff. Die Formulierung deutet darauf hin, dass es im Wesentlichen nicht möglich ist, im Stuhl zu sitzen und zu gehen.
5 Kontinenz	b 6202 Blasenkontrolle
	b 5253 Darmkontrolle

Praktikabilität

Patientengruppe
Patienten mit/ nach Schlaganfall

Zeitwaufwand
1 – 2 Minuten

Kosten
keine

Ausbildung
30 Minuten

Praktische Durchführung:
Beobachtung der Ausführung der ADL im Klinikalltag bzw. im häuslichen Umfeld.

Format
Funktionelle Leistung

Skalierung
Ordinalskalierung mit einer Skala von 0 bis 6 Punkten

Subskalen
keine

Reliabilität (Zuverlässigkeit)

Die Intertester-Reliabilität wurde von Van Swieten et al. (1988) und Wolfe et al. (1991) untersucht. Sie war mit einer Übereinstimmung von 65 bzw. 80% akzeptabel. New et al. (2006) bemängeln, dass in diesen Untersuchungen keine homogenen Patientengruppen verwendet wurden, was zu einer künstlichen Erhöhung der Ergebnisse geführt haben kann. Weiter wird angemerkt, dass die Anzahl der in den Studien eingeschlossenen Patienten relativ klein war.

Validität (Gültigkeit)

Hinsichtlich der Validität der Skala bestehen unterschiedliche Meinungen: Grundsätzlich wird bemängelt, dass die erwähnten Körperfunktionen nicht detailliert beschrieben werden – so gibt es keine eindeutige Definition, was mit „normalen Tätigkeiten und Aktivitäten" gemeint ist, da diese sich einerseits auf der Ebene Körperfunktion andererseits auch der Ebene Aktivität/ Partizipation befinden können. (New et al. 2005)

Lyden et al. (1991) stellen grundsätzlich in Frage, ob die Erfassung des Pflegeaufwandes, welches ein „multimodales Konstrukt" darstellt, mit einem Instrument messbar ist, welches lediglich aus einzelnen Items besteht.

Es gibt keine Hinweise darauf, ob mögliche Übersetzungen des englischen Originals korrekt in andere Sprachen übersetzt wurden. Dies kann dazu führen, dass Reliabilität und Validität dieser Versionen verringert sind.

Responsivität (Empfindlichkeit)

Die Empfindlichkeit der MRS wurde in einer Gruppe von 95 Patienten nach Schlaganfall untersucht und mit Barthel Index und FIM verglichen: Dabei konnte die MRS eine Veränderung in 55 Fällen, der BI in 71 und die FIM in 91 Patienten erkennen, was auf eine schlechte Empfindlichkeit der MRS hinweist. (Dromerick et al. 2003)

Beurteilung

Diagnostik/Befund	nicht empfohlen
Behandlungsplanung	nicht empfohlen
Ergebnis/Verlauf	teilweise empfohlen
Prognose	nicht empfohlen

Bemerkungen

Obwohl die MRS ein weit verbreitetes Instrument in der Schlaganfallforschung ist, scheint es aus verschiedenen Gründen für die Anwendung innerhalb der Physiotherapie wenig geeignet zu sein.

Zum einen sind die wissenschaftlichen Gütekriterien in der Mehrzahl eher unterdurchschnittlich, es existieren zweckmässigere Messinstrumente, die besser erforscht und mit eindeutigen Richtlinien für die Anwendung versehen sind. Zum anderen scheint die Skalierung für physiotherapeutische Fragestellungen zu grob zu sein.

Grundsätzlich wird von New vorgeschlagen, alternativ zur MRS ein neues Instrument zur Ergebnismessung zu entwickeln, welches bessere und akzeptierte Gütekriterien enthalten sollte. Er schlägt weiter vor, die ICF Klassifikationen in den Entwicklungsprozess mit einzuschliessen.

Literatur

Literatursuche: PubMed; 10/2005

Bamford JM, Sandercock AG, Warlow CP, Slattery J: Interobserver agreement for the assessment of handicap in stroke patients. Stroke. 1989 Jun;20(6): 828

Dromerick AW; Edwards DF, Diringer MN: Sensitivity to changes in disability after stroke: A comparison of four scales useful in clinical trials. J Rehabil Res Dev 2003; 40 1-8

Lyden P, Lau GT: A critical appraisal of stroke evaluation and rating scales. 1991; Stroke 22, 1345-1352.

New W, Buchbinder R: Critical Appraisal and Review of the Rankin Scale and Its Derivatives. Neuroepidemiology. 2006;26(1):4-15. Epub 2005 Nov 3;26(1):4-15

Rankin J. Cerebral vascular accidents in people over the age of 60, II: prognosis. Scott Med J . 1957; 2: 200–215

Van Swieten JC, Koudstaal PJ, Visser MC, Schouten HJA, van Gijn J. Interobserver agreement for the assessment of handicap in stroke patients. Stroke 1988; 19:604-7

Wolfe CD, Taub NA, Woodrow EJ, Burney PG. Assessment of scales of. disability and handicap for stroke patients. Stroke 1991; 22 (10): 1242-4

Modified Rankin Scale

Patient: _____
Beurteiler: _____
Datum: _____

Bewertung	Beschreibung
0	Keine Symptome
1	Keine besonderen Beeinträchtigungen; kann alle gewohnten Handlungen und Tätigkeiten durchführen
2	Leichte Beeinträchtigung; kann nicht mehr alle Tätigkeiten durchführen, ist in den basalen ADL selbständig
3	Mässige Beeinträchtigung; benötigt etwas Hilfe, kann aber alleine Gehen
4	Mässige bis schwere Beeinträchtigung; kann ohne Hilfe nicht Gehen; benötigt Hilfe für die basalen ADL.
5	Schwere Beeinträchtigung; Bettlägerigkeit, Inkontinenz, benötigt stetige Betreuung und Aufmerksamkeit.
6	Tod

Total: (0-6):_____

Übersetzung Detlef Marks
Originalversion: www.strokecenter.org

Selbständigkeit im Alltag: Spinal Cord Independence Measure (SCIM) und SCIM II

Testbeschreibung

Die Spinal Cord Independence Measure (SCIM) ist ein Testinstrument mit dessen Hilfe erfasst wird, wie ein Patient mit Querschnittlähmung die Verrichtungen des täglichen Lebens erledigt. Die SCIM ist unterteilt in die drei Bereiche Selbstversorgung, Atmung und Sphinkterkontrolle sowie Mobilität. Die Messung besteht aus total 18 Items, deren Ausprägungsgrade mittels einer ordinalen Skala quantifiziert werden.

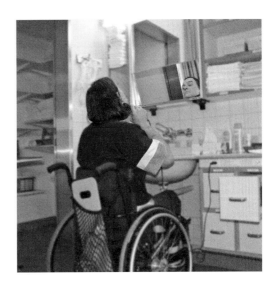

ICF-Klassifikation

Körperfunktionen

b 440 Atmungsfunktion
b 510 Funktionen der Nahrungsaufnahme
b 525 Defäkationsfunktionen
b 620 Miktionsfunktionen

Aktivitäten

d 420 Sich verlagern
d 450 Gehen
d 4551 Klettern/steigen
d 465 Sich unter Verwendung von Geräten/Ausrüstung fortbewegen
d 510 Sich waschen
d 520 Seine Körperteile pflegen
d 530 Die Toilette benutzen

d 540 Sich kleiden
d 550 Essen
d 560 Trinken

Praktikabilität

Patientengruppe
Patienten mit Querschnittlähmung

Zeitaufwand
20 Minuten

Kosten
keine

Ausbildung
Einführung ca. 1 Stunde

Praktische Durchführung
Der Patient wird bei den gefragten Aktivitäten beobachtet oder dazu befragt. Die der Ausführung entsprechende Punktzahl wird in ein Formular eingetragen.

Format
Funktioneller Test

Skalierung
Ein aus 18 Ordinalskalen zusammengesetzter Summenscore (0-100), der gewichtet ist nach den Problemen der Patienten mit Querschnittlähmung.

Subskalen
Es werden folgende Bereiche unterschieden: 1. Selbstversorgung (0-20), 2. Atmung und Sphinkterkontrolle (0-40) und 3. Mobilität (0-40).

Reliabilität (Zuverlässigkeit)

Eine paarweise Erhebung stimmte überein: $r=0.91-0.99$, $p<0.0001$ oder 75-87% (n=30), (Catz et al. 1997). Die gleiche Untersuchung mit einer revidierten Version der SCIM zeigte eine Übereinstimmung von $r=0.90-0.96$, $p<0.001$ oder 80-99% (n=28), (Catz et al. 2001).
Es wurde untersucht, wie gross der Unterschied ist, wenn die 28 Patienten zur Durchführung der einzelnen Aufgaben befragt oder beobachtet wurden. Die Übereinstimmung betrug 50-80% oder Kappa Koeffizient von 0.4-0.6. Der Vergleich der einzelnen Subskalen korrelierte mit $r=0.79-0.94$, $p<0.0001$, d.h. wenige Subskalen zeigten einen signifikanten Unterschied (Itzkovich et al. 2003).

Validität (Gültigkeit)

Die Konstruktvalidität wurde mit einer speziellen Analysemethode (Rasch-Analyse) untersucht und als gegeben bewertet (n=202). Trotzdem wird empfohlen, einige Kategorien umzuformulieren oder zu streichen (Itzkovich et al. 2002).
Ein Vergleich mit der FIM zeigte eine Korrelation von 0.85, $p<0.01$ (n=30), (Catz et al. 1997).
Die gleiche Untersuchung mit einer revidierten Version der SCIM durchgeführt, zeigte eine Übereinstimmung mit der FIM von $r=0.835$, $p<0.001$ (n=28), (Catz et al. 2001).

Für die Validierung der Needs Assessment Checklist (NAC) wurde die SCIM II herangezogen. Eine Korrelationsuntersuchung der Subskala „Avtivities of daily living" der NAC mit der Subskala „self-care" der SCIM bei 43 Patienten mit einer Querschnittlähmung zeigte eine gute Übereinstimmung (r=0.85, p<0.01), (Berry et al. 2003).

Responsivität (Empfindlichkeit)

Im Vergleich zur FIM erfasste die SCIM 26% mehr funktionelle Veränderungen (Catz et al. 1997). Rehabilitationsfortschritte von 26 Patienten mit Querschnittlähmung gemessen mit der FIM und der SCIM II zeigten eine Korrelation von r=0.92, p<0.0001. Dennoch zeigte die SCIM eine signifikant grössere Veränderung als die FIM (p<0.04), (Catz et al. 2002).

Beurteilung

Diagnostik/Befund:	empfohlen
Behandlungsplanung	nicht empfohlen
Ergebnis/Verlauf	empfohlen
Prognose	nicht empfohlen

Bemerkungen

Ein Jahr nach der Originalpublikation wurde von den gleichen Autoren eine Skala-Revision veröffentlicht.

Literatur

Literatursuche: Für die Literatursuche wurde das Stichwort „SCIM" in der Datenbank PubMed verwendet, 26.10.2004

Berry C, Kennedy P. A psychometric analysis of the Needs Assessment Checklist (NAC). Spinal Cord. 2003;41:490-501.

Catz A, Itzovich M, Agranov E. et al. SCIM- spinal cord independence measure: a new disability scale for patients with spinal cord lesions. Spinal Cord. 1997;35:850-6.

Catz A, Itzkovich M, Steinbrg F. et al. The Catz-Itzkovich SCIM: a revised version of the Spinal Cord Independence Measure. Disabil Rehabil. 2001;23:263-8.

Catz A, Itzkovich M, Tamir A. et al. SCIM-spinal cord independence measure (version II): sensitivity to functional changes. Harefuah. 2002;141:1025-31.

Itzkovich M, Tripolski M, Zeilig G, et al. Rasch analysis fo the Catz-Itzkovich spinal cord independence measure. Spinal Cord. 2002;40:396-407.

Itzkovich M, Tamir A, Philo O. et al. Reliability of the Catz-Itzkovich Spinal Cord Independence Measure assessment by interview and comparison with observation. Am J Phys Med Rehabil. 2003;82:267-72.

Spinal Cord Independence Measure (SCIM) und SCIM II

Name: _____ Geburtsdatum: _____

Selbstversorgung

1. Essen/ Trinken *(schneiden, Verpackungen öffnen, Essen zum Mund bringen, Tasse/ Becher mit Flüssigkeit halten, Hirni anziehen muss nicht s/s mögl. sein)*
- 0 parenteral, Gastrostoma oder Eingeben durch Hilfsperson
- 1 essen zerschnittener Nahrung mit mehreren Hilfsmitteln, Becher halten nicht möglich
- 2 essen zerschnittener Nahrung mit nur 1 Hilfsmittel, hält angepassten Becher
- 3 essen zerschnittener Nahrung ohne Hilfsmittel, hält normalen Becher/Tasse, Hilfe beim Verpackungen Öffnen
- 4 selbständig ohne Hilfsmittel

2. Waschen *(Wasserhahnen bedienen, waschen)*
  Oberkörper
- 0 unselbständig in allen Bereichen
- 1 teilweise hilfsbedürftig (auch wenn nur an-<u>oder</u> ausziehen mögl.)
- 2 wäscht sich selbständig mit Hilfsmittel oder in angepasstem Umfeld (auch s/s im Bett, mit Waschschüssel)
- 3 selbständig ohne Hilfsmittel, kein angepasstes Umfeld
  Unterkörper
- 0 unselbständig in allen Bereichen
- 1 teilweise hilfsbedürftig
- 2 wäscht sich selbständig mit Hilfsmittel oder in angepasstem Umfeld
- 3 selbständig ohne Hilfsmittel, kein angepasstes Umfeld

3. An-/Ausziehen
  Oberkörper
- 0 unselbständig in allen Bereichen
- 1 teilweise hilfsbedürftig
- 2 an-/ ausziehen selbständig mit Hilfsmittel oder in angepasstem Umfeld
- 3 selbständig ohne Hilfsmittel, kein angepasstes Umfeld
  Unterkörper
- 0 unselbständig in allen Bereichen
- 1 teilweise hilfsbedürftig
- 2 an-/ ausziehen selbständig mit Hilfsmittel oder in angepasstem Umfeld
- 3 selbständig ohne Hilfsmittel, kein angepasstes Umfeld

4. Gesichtspflege *(Gesicht u. Hände waschen, rasieren, Zähne putzen, kämmen, rasieren, schminken)*
0   unselbständig in allen Bereichen
1   nur in 1 Bereich selbständig
2   in einigen Bereichen selbständig mit Hilfsmittel, gebraucht Hilfsmittel mit Hilfe
3   in allen Bereichen selbständig mit Hilfsmittel, gebraucht Hilfsmittel selbständig
4   selbständig in allen Bereichen ohne Hilfsmittel

Atmung und Sphinkterkontrolle

5. Atmung
  0   Dauer-Beatmung
  ! 2   Tracheostoma und maschinelle Atemhilfe (Teilbeatmung)
  ! 4   Spontanatmung, benötigt aber viel Hilfe im Umgang mit Tracheostoma
  ! 6   Spontanatmung, wenig Hilfe im Umgang mit Tracheostoma
  ! 8   kein Tubus/ Tracheostoma, aber zeitweise mechanische Unterstützung beim Atmen
  ! 10   selbständiges Atmen ohne Hilfsmittel

6. Blasenkontrolle
  0   Dauerkatheter
  ! 4   (F)IK oder spontanes Wasserlassen mit Restharn > 100ml
  ! 8   Restharn < 100ml, braucht Hilfe beim S(I)K
  ! 12   S(I)K selbständig
  ! 15   spontanes Waserlassen, Restharn < 100ml

7. Darmkontrolle
  0   unregelmässige, zeitlich nicht kontrollierte oder sehr seltene Darmtätigkeit (weniger als 1x/3Tage)
  ! 5   regelmässige, zeitl. kontrollierte Darmtätigkeit, aber benötigt Hilfe (zB Zäpfchen einführen), seltenes Einstuhlen (weniger als 1x/Monat)
  ! 10   regelmässige, zeitlich kontrollierte Darmtätigkeit ohne Hilfe, seltenes Einstuhlen (weniger als 1x/Monat)

8. Toilettenhygiene
0   unselbständig in allen Bereichen
1   ausziehen Unterkörper selbständig, sonst Hilfe in allen Bereichen notwenig
2   ausziehen Unterkörper selbständig, säubern teilweise selbständig, Anziehen und Gebrauch von Einlagen mit Hilfe
3   ausziehen und säubern selbständig, Hilfe beim Anziehen und Gebrauch von Einlagen
4   selbständig in allen Bereichen, aber Hilfsmittel oder angepasstes Umfeld
5   selbständig ohne Hilfsmittel

Mobilität

9. Bettmobilität, Dekubitusprophylaxe
0 unselbständig in allen Bereichen
1 teilweise bettmobil (kann s. nur unvollständig auf eine Seite drehen, braucht Lagerungshilfe)
2 kann sich auf beide Seiten drehen, keine vollständige Entlastung, braucht Lagerungshilfe
3 kann sich nur im Liegen selbständig druckentlasten
4 selbständiges Drehen und Aufsitzen im Bett
5 vollständige Bettmobilität, aber kann im Sitzen Gesäss nicht vollständig von der Unterlage anheben
6 kann im Sitzen Gesäss vollständig von der Unterlage anheben

10. Transfer Bett - Rollstuhl *(Bremsen, Fussstützen u. Armlehnen handhaben, transferieren, Beinhandling*
0 unselbständig in allen Bereichen
1 benötigt wenig Hilfe und/oder Supervision
2 selbständig

11. Transfer Rollstuhl - WC - Dusche
0 unselbständig in allen Bereichen
1 benötigt wenig Hilfe und/oder Supervision, oder Hilfsmittel (zB Handgriffe)
2 selbständig

12. kurze Distanzen im Haus
0 unselbständig in allen Bereichen
1 Elektrorollstuhl oder benötigt teilweise Hilfe beim Bedienen eines Aktivrollstuhls
2 selbständig mit Aktivrollstuhl
3 braucht Supervision beim Gehen (mit oder ohne Hilfsmittel)
4 geht am Gehgestell oder Unterarmstöcken (Schwunggang)
5 geht an Unterarmstöcken oder zwei Gehstöcken (reziprokes Gehen)
6 geht an 1 Gehstock
7 benötigt nur Beinorthese
8 gehen ohne Hilfsmittel

13. mittlere Distanzen *(10 - 100 m)*
0 unselbständig in allen Bereichen
1 Elektrorollstuhl oder benötigt teilweise Hilfe beim Bedienen eines Aktivrollstuhls
2 selbständig mit Aktivrollstuhl
3 braucht Supervision beim Gehen (mit oder ohne Hilfsmittel)
4 geht am Gehgestell oder Unterarmstöcken (Schwunggang)
5 geht an Unterarmstöcken oder zwei Gehstöcken (reziprokes Gehen)
6 geht an 1 Gehstock
7 benötigt nur Beinorthese
8 gehen ohne Hilfsmittel

14. Distanzen über 100 m ausser Haus

0 unselbständig in allen Bereichen
1 Elektrorollstuhl oder benötigt teilweise Hilfe beim Bedienen eines Aktivrollstuhls
2 selbständig mit Aktivrollstuhl
3 braucht Supervision beim Gehen (mit oder ohne Hilfsmittel)
4 geht am Gehgestell oder Unterarmstöcken (Schwunggang)
5 geht an Unterarmstöcken oder zwei Gehstöcken (reziprokes Gehen)
6 geht an 1 Gehstock
7 benötigt nur Beinorthese
8 gehen ohne Hilfsmittel

15. Treppensteigen *(Fussgänger, auf- und abwärts)*

0 Treppensteigen nicht möglich
1 überwindet mindestens 3 Stufen mit Hilfe oder Supervision
2 überwindet mindestens 3 Stufen am Handlauf, mit Unterarm- oder Gehstock
3 überwindet mindestens 3 Stufen ohne Hilfe oder Supervision

16. Transfer Rollstuhl - Auto *(zum Auto fahren, Bremsen einstellen, Arm- und Fussstützen bedienen,*

0 unselbständig in allen Bereichen Transfer, Rollstuhl ein- und ausladen)
1 benötigt Hilfe und/oder Supervision und/oder Hilfsmittel
2 selbständig mit Hilfsmitteln
3 selbständig ohne Hilfsmittel

SUMME:

Übersetzung: Paraplegikerzentrum der Uniklinik Balgrist, 8008 Zürich

Quelle: Catz A, Itzkovich M, Steinbrg F. et al. The Catz-Itzkovich SCIM: a revised version of the Spinal Cord Independence Measure. Disabil Rehabil. 2001;23:263-8.

Krankheitsfolgen bei ALS: Amyotrophic Lateral Sclerosis Functional Rating Scale (ALSFRS)

Testbeschreibung

Die ALSFRS wurde als Instrument zu Messungen des funktionellen Status und des therapeutischen Effektes in Studien bei Patienten mit amyotropher Lateralsklerose entwickelt (ACTS 1996). Eine internationale Expertengruppe empfiehlt die ALSFRS bei klinischen Studien zu verwenden (Leigh et al. 2004). Da die respiratorischen Funktionen unterproportional bewertet werden, wurde die ALSFRS-R mit drei zusätzlichen Fragen zur respiratorischen Situation entwickelt (Cedarbaum et al. 1999). Der Test wird mittels Beobachtung, Befragung (auch telefonisch) mit Betroffenen oder Angehörigen ausgeführt.

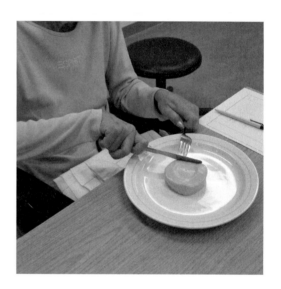

ICF-Klassifikation

Körperfunktionen	
1	b 310 Stimm- und Sprechfunktionen
10-12	b 440 Atmungssystem
2	b 5104 Speichelfluss
3	b 5105 Schlucken
4	b 760 Funktionen der Kontrolle von Willkürbewegungen
Aktivitäten	
6	d 510 – d 530 Selbstversorgung
7	d 420 Sich verlagern
4	d 440 Feinmotorischer Handgebrauch (schreiben)

5a, 5b, 7	d 445 Hand- und Armgebrauch
8	d 450 Gehen
5a	d 550 Essen
9	d 4551 Klettern/steigen

Praktikabilität

Patientengruppe
Amyotrophe Lateralsklerose

Zeitaufwand
15 Minuten

Kosten
Keine

Ausbildung
1 Stunde

Praktische Durchführung
Der Patient oder ein Angehöriger beurteilt die Leistungsfähigkeit anhand der Skala. Es werden 10 (ALSFRS-R 12) Bereiche mit einer Skala von 0 bis 4 bewertet mit der Maximalpunktzahl 40 (ALSFRS-R 48).

Format
Funktionelle Leistung

Skalierung
Ordinalskalierung , Skala von 0 bis 4 (4 = normale Funktion)

Subskalen
10 Subskalen ALSFRS
- Sprache
- Speichelfluss
- Schlucken
- Handschrift
- Essen schneiden und Handling von Utensilien (ohne Gastrotomie), alternativ für Patienten mit Gastrotomie
- Bekleiden und Hygiene
- Drehen im Bett und Ausrichten der Bettwäsche
- Gehen
- Treppen steigen
- Atmen

12 Subskalen ALSFRS-R
- Sprache
- Speichelfluss
- Schlucken
- Handschrift
- Essen schneiden und Handling von Utensilien (ohne Gastrotomie), alternativ für Patienten mit Gastrotomie
- Bekleiden und Hygiene
- Drehen im Bett und Ausrichten der Bettwäsche
- Gehen
- Treppensteigen
- Dyspnoe
- Orthopnoe
- Respiratorische Insuffizienz

Reliabilität (Zuverlässigkeit)

Gute Intratester-Reliabilität von 0.815 (ACTS 1996). Hohe Intertester-Korrelation für den gesamten Test (0.88), für die einzelnen Subskalen gute Übereinstimmung 0.59 -0.82 (ACTS

1996). Bei telefonischer Befragung und wechselnden Testern gute Resultate für den ALSFRS-R: -0.7 (Miano et al. 2004)

Validität (Gültigkeit)

Die inhaltliche Validität ist dadurch gegeben da sich der ALSFRS an den Endpunkten der Krankheit orientiert und ein breites Spektrum der mit ALS verbundenen Probleme erfasst.
Veränderungen des ALSFRS verlaufen parallel zu Veränderungen von Muskelkraft, Vitalkapazität, Schwab and England Score und Clinical Global Impression of Change (ACTS 1996, Cedarbaum et al. 1997).
Parallele Validität (Concurrent V.) bestehen zur Muskelkraft r=0.63; Schwab and England Score r=0.80 (Cedarbaum et al. 1997). Zu Messinstrumenten, die die gesundheitsbezogene Lebensqualität erfassen wie SIP/ALS-19 (r=-0.79) besteht eine gute Korrelation (Bromberg et al. 2001), hingegen keine Korrelation zu Messinstrumenten, welche die allgemeine Lebensqualität erfassen (Robbins et al. 2001).
Voraussagevalidität, bei einem ALSFRS von >30 besteht eine Überlebensrate von 90% für die nächsten 9 Monate (Cedarbaum et al. 1997).

Responsivität (Empfindlichkeit)

Keine Angaben. Bei dieser rasch progredienten Erkrankung stehen Begleitung und Management im Vordergrund. Deshalb ist die Anwendbarkeit für die Verlaufsmessung beschränkt.

Beurteilung

Diagnostik/Befund	**empfohlen**[1]
Behandlungsplanung	**empfohlen**[2]
Ergebnis/Verlauf	**teilweise empfohlen**
Prognose	**empfohlen**

Bemerkungen

1) Zur Erfassung des Schweregrades
2) Da es die Behandlungsschwerpunkte darstellt.

Der ALSFRS ist ein gutes Instrument mittels des Summenscores den Schweregrad des Störungsbildes zu erfassen. Zudem kann ein Profil bezüglich der Symptomatik (Bulbär, Feinmotorik, Grobmotorik und Atmung) erstellt werden.

Literatur

Literatursuche: PubMed; 07/2005

ALS CNTF treatment study (ACTS) phase I-II Study Group. The Amyotrophic Lateral Sclerosis Functional Rating Scale. Assessment of activities of daily living in patients with amyotrophic lateral sclerosis. Arch Neurol. 1996;Feb 53(2):141-7.

Bromberg MB, Larson WL. Assessing health status quality of life in ALS: comparison of the SIP/ALS-19 with the ALS Functional Rating Scale and the Short Form-12 Health Survey. ALS C.A.R.E. Study Group. Clinical Assessment, Research, and Education. Amyotroph Lateral Scler Other Motor Neuron Disord. 2001;Mar2(1):31-7.

Cedarbaum JM, Stambler N. Performance of the Amyotrophic Lateral Sclerosis Functional rating Scale (ALSFRS) in multicenter clinical trials. Journal of Neurological Sciences. 1997;152 Suppl.1:S1-S9.

Cedarbaum JM, Stambler N, Malta E, Fuller C, Hilt D, Thurmond B, Nakanishi A. The ALSFRS-R a revised

ALS functional rating Scale that incorporates assessments of respiratory function. Journal of Neurological Sciences. 1999;169:13-21.

Leigh PN, Swash M, Iwasaki Y, Ludolph A, Meininger V, Miller RG, Mitsumoto H, Shaw P, Tashiro K, Van Den Berg L. Amyotrophic lateral sclerosis: a consensus viewpoint on designing and implementing a clinical trial. Amyotroph Lateral Scler Other Motor Neuron Disord. 2004;Jun5(2):84-98.

Miano B, Stoddard GJ, Davis S, Bromberg MB. Inter-evaluator reliability of the ALS functional rating scale. Amyotroph Lateral Scler Other Motor Neuron Disord. 2004;Dec5(4):235-9.

Robbins RA, Simmons Z, Bremer BA, Walsh SM, Fischer S. Quality of life in ALS is maintained as physical function declines. Neurology. 2001;Feb27 56(4):442-4.

Amyotrophic Lateral Sclerosis Functional Rating Scale (ALSFRS)

Übersetzung: Adrian Pfeffer, nicht validierte deutsche Fassung.

Quelle: The Amyotrophic Lateral Sclerosis Functional Rating Scale. Assessment of activities of daily living in patients with amyotrophic lateral sclerosis. The ALS CNTF treatment study (ACTS) phase I-II Study Group. Arch Neurol. 1996 Feb;53(2):141-7.

Name: _____ Geburtsdatum: _____

1.	**Sprache**	Datum:		
4	Normaler Sprachfluss			
3	Wahrnehmbare Sprachstörungen			
2	Verständlich bei Wiederholung			
1	Sprache kombiniert mit nonverbaler Kommunikation			
0	Verlust der verständlichen Sprache			

2. Speichelfluss

4	Normal			
3	Gering aber eindeutiges Uebermass an Speichel im Mund; nächtlicher Speichelverlust (Sabbern) möglich			
2	Mässig vermehrter Speichelfluss; geringer Speichelverlust (Sabbern) möglich			
1	Deutlich erhöhter Speichelfluss, teilweise Speichelverlust			
0	Deutlicher Speichelverlust; Taschentuch ständig erforderlich			

3. Schlucken

4	Normale Essgewohnheiten			
3	Beginnende Essprobleme – gelegentliches Verschlucken			
2	Änderung der Nahrungskonsistenz			
1	Ergänzende Sondenernährung erforderlich			
0	Keine orale Nahrungsaufnahme (ausschliesslich Sondenernährung)			

4. Handschrift

4	Normal			
3	Langsam oder unordentlich; alle Wörter lesbar			
2	Nicht alle Wörter lesbar			
1	Kann den Stift halten aber nicht schreiben			
0	Kann den Stift nicht halten			

5a. Essen schneiden und Besteck gebrauchen (bei Patienten ohne Gastrostomie)

4	Normal			
3	Etwas langsam und unbeholfen, aber keine Hilfe erforderlich			
2	Kann das essen meistens schneiden, aber langsam und unbeholfen, braucht teilweise Hilfe			
1	Essen muss geschnitten werden, kann noch langsam alleine essen			
0	Muss gefüttert werden			

5b. Essen schneiden und Besteck gebrauchen (bei Patienten mit Gastrostomie)

4	Normal			
3	Unbeholfen, kann alle Handgriffe selbständig ausführen			
2	Teilweise Hilfe erforderlich bei Verschlüssen und Deckeln			
1	Kann den Pflegenden noch minimal unterstützen			
0	Unfähig diese Aufgaben auszuführen			

6. Ankleiden und Körperpflege

4	Normale Funktion			
3	Unabhängige und vollständige Selbstpflege mit Mühe oder verminderter Effizienz			
2	Zeitweise Hilfe oder Hilfsverfahren			
1	Hilfsperson erforderlich			
0	Totale Abhängigkeit			

7. Umdrehen im Bett und Bettzeug richten

4	Normal			
3	Etwas langsam und unbeholfen, aber keine Hilfe erforderlich			
2	Kann sich alleine umdrehen oder Bettlaken zurechtziehen, aber mit grosser Mühe			
1	Kann die Ausführung beginnen, aber nicht alleine ausführen			
0	Hilflos			

8. Gehen

4	Normal			
3	Beginnende Schwierigkeiten beim Gehen			
2	Geht mit Unterstützung			
1	Nicht gehfähig, aber anderweitiges Fortbewegen möglich			
0	Keine zielgerichtete Beinbewegung			

9. Treppensteigen

4	Normal			
3	Langsam			
2	Leichte Unsicherheit oder Ermüdung			
1	Braucht Unterstützung			
0	Unfähig			

10. Atmung

4	Normal			
3	Kurzatmigkeit bei minimaler Anstrengung (z.B. Gehen, Sprechen)			
2	Kurzatmigkeit in Ruhe			
1	Intermittierende (z.B. während der Nacht) ventilatorische Unterstützung			
0	Ständige Beatmung			
	TOTAL (Maximale Punktzahl 40)			

Amyotrophic Lateral Sclerosis Functional Rating Scale Revidierte Version (ALSFRS-R)

Übersetzung: Adrian Pfeffer, nicht validierte deutsche Fassung.

Quelle: Cedarbaum JM, Stambler N, Malta E, Fuller C, Hilt D, Thurmond B, Nakanishi A. The ALSFRS-R: a revised ALS functional rating scale that incorporates assessments of respiratory function. BDNF ALS Study Group (Phase III). J Neurol Sci. 1999 Oct 31;169(1-2):13-21.

Anstelle des Item 10 des ALSFRS wird neu Item 10, 11, 12 des revidierten ALSFRS verwendet.

10. Dyspnoe

4	Keine			
3	Beim Gehen			
2	Bei einer oder mehreren der folgenden Aktivitäten: Essen, Baden, Ankleiden (ADL)			
1	Bei Ruhestellung, Atemschwierigkeiten im Sitzen oder Liegen			
0	Beträchtliche Schwierigkeiten, Verwendung einer mechanischen Atemhilfe wird erwogen			

11. Orthopnoe

4	Keine			
3	Nachts teilweise Schwierigkeiten wegen Kurzatmigkeit, keine routinemässige Verwendung von mehr als zwei Kissen			
2	Zusätzliche Kissen zum Schlafen erforderlich (mehr als zwei)			
1	Kann nur im Sitzen schlafen			
0	Kann nicht schlafen			

12. Respiratorische Insuffizienz

4	Keine			
3	Periodische BiPAP-Beatmung			
2	Ständige BiPAP-Beatmung nachts			
1	Ständige BiPAP-Beatmung nachts und tagsüber			
0	Invasive mechanische Beatmung durch Intubation oder Tracheostomie			
	TOTAL (Maximale Punktzahl 48)			

Arbeitsbezogene körperliche Leistungsfähigkeit: Evaluation der funktionellen Leistungsfähigkeit (EFL) nach Isernhagen

Testbeschreibung

Das EFL-System wurde in den USA von Susan Isernhagen entwickelt (Isernhagen 1995). Mit 29 standardisierten funktionellen Leistungstests wird die Belastbarkeit für häufige physische Funktionen der Arbeit untersucht. Ziel dieser Untersuchung ist eine realitätsgerechte Beurteilung der arbeitsbezogenen, ergonomisch sicheren Belastbarkeit. Dadurch wird ein Vergleich mit den Anforderungen der bisherigen beruflichen Tätigkeit oder einer allenfalls vorgesehenen Umschulung möglich („Job match").

Mögliche Schlussfolgerungen einer EFL sind:
- Die Leistungsfähigkeit passt zum Arbeitsplatz, es sind keine weiteren Massnahmen nötig.
- Die Leistungsfähigkeit des Klienten muss verbessert werden. Das mit EFL erhobene Belastbarkeitsprofil kann als Grundlage für ein arbeitsorientiertes Training (Work Hardening) dienen.
- Falls eine Rückkehr zur bisherigen Arbeit in vollem Umfang nicht mehr möglich ist, dient die EFL als solide Basis bei der Abklärung von Umschulungsmöglichleiten oder zur Prüfung der Rentenfrage.

Workwell (Isernhagen Worksystem; www.workwell.com) verkauft die Lizenz für die Durchführung der Testmethodik. Die Trägerschaft für das EFL-System in der Schweiz hat die Schweizerische Arbeitsgemeinschaft für Rehabilitation (SAR).

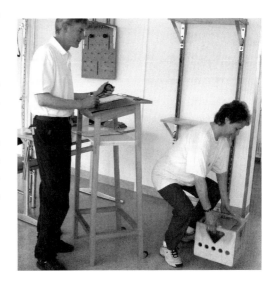

ICF-Klassifikation[1]

Körperfunktionen		
Handkraft	b 7300	Kraft isolierter Muskeln oder von Muskelgruppen
Aktivitäten		
Heben Boden-Taillenhöhe	d 4300	Anheben
Heben Taillen- auf Kopfhöhe	d 4300	Anheben
Heben horizontal	d 4301	Mit den Händen tragen
Ziehen	d 4450	Ziehen
Stossen	d 4451	Schieben
Tragen einhändig	d 4301	Mit den Händen tragen
Tragen beidseitig	d 4301	Mit den Händen tragen
Arbeit über Kopfhöhe	d 445	Hand- und Armgebrauch
Vorgeneigt Sitzen	d 4153	In sitzender Position verbleiben
Vorgeneigt Stehen	d 4154	In stehender Position verbleiben
Rotation im Sitzen und Stehen	d 410	Elementare Körperpositionen wechseln
Kriechen	d 4550	Krabbeln/ robben
Knien	d 4152	In kniender Position verbleiben
Hocke	d 4151	In hockender Position verbleiben
Wiederholte Kniebeuge	d 410	Elementare Körperpositionen wechseln
Längeres Sitzen	d 4153	In sitzender Position verbleiben
Längeres Stehen	d 4154	In stehender Position verbleiben
Gehen	d 450	Gehen
Treppen steigen	d 4551	Klettern/ steigen
Leiter steigen	d 4551	Klettern/ steigen
Gleichgewicht, Balance	d 4502	Auf unterschiedlichen Oberflächen gehen
Handkoordination	d 440	Feinmotorischer Handgebrauch

[1] Quelle Dr. sc. nat. Werner Steiner, RehabNET, Leiter Planung und Entwicklung.

Praktikabilität

Patientengruppe
Die EFL eignet sich zur arbeitsbezogenen Standortbestimmung bei Patienten mit chronischen Problemen des Bewegungsapparates wie auch bei Patienten mit Behinderungen infolge neurologischer Probleme.

Zeitaufwand
Testdauer 5 – 6 Std. verteilt über zwei Tage.
3 ½ Std. Bericht schreiben durch Physiotherapeut inkl. Besprechung mit Arzt.

Kosten
Lizenz: SFr. 5500.-
Kurskosten: SFr. 720.-
Testmaterial: ca. SFr. 10`000.-

Ausbildung
EFL-Kurs.
Nach zwei akzeptierten EFL-Berichten und einer EFL unter Supervision erfolgt die Anerkennung durch die SAR

Praktische Durchführung
Die EFL besteht aus 29 standardisierten Tests. Ein Grundprinzip ist die Verwendung von so genannten kinesiophysischen Tests. Im Gegensatz zu psychophysischen Maximalleistungstests („bis-zum-geht-nicht-mehr") wird bei kinesiophysischen Tests die funktionelle Leistungsgrenze vom beobachtenden Untersucher auf Grund ergonomischer Kriterien festgelegt (Johnson 1995). Dies ermöglicht eine grösstmögliche Sicherheit. Zusätzlich kann der Effort und die Kooperation des Klienten beobachtet und die Konsistenz der Testresultate beurteilt werden. Anhand der definierten Beobachtungskriterien legt der Tester die einzelnen Kategorien und das maximale, noch ergonomisch sicher hantierbare Gewicht fest.
Bei den Haltungs-, Beweglichkeits- und Fortbewegungstests wird die Belastungskategorie anhand der Beobachtungskriterien und der Standardzeiten und Wiederholungszahlen festgelegt. Die Handkraft und Handkoordination wird anhand von Normwerten beurteilt (siehe auch JAMAR Handkraftmessung).
Die Testresultate, Beobachtungen und konkreten Empfehlungen werden im standardisierten Bericht festgehalten und vom zuständigen Arzt supervidiert und ebenfalls unterschrieben.

Format
Funktionelle Leistung, Interview bezüglich Belastungsanforderung am Arbeitsplatz

Skalierung
Gemessen wird je nach Testelement die maximale noch ergonomisch sichere Belastung in kg bzw. Kraft in kp (=10N), die Toleranzdauer in Minuten bzw. die Wiederholungszahl und die Gehdistanz in Metern und Zeit. Bei den Tests zur Handkraft und Handkoordination erfolgt ein Vergleich mit Normwerten. Die erhaltenen Werte werden auf einen durchschnittlichen 8 Std. Arbeitstag extrapoliert. Als leicht beurteilte Gewichte oder nicht eingeschränkte Haltungen und Bewegungen werden als sehr oft am Tag möglich (67%-100%), und maximale Gewichte als selten am Tag möglich (1-5%) beurteilt. Weitere Zwischenstufen sind manchmal (6-33%) und oft möglich (34-66%).

Subskalen
29 Tests

Reliabilität (Zuverlässigkeit)

Innes E & Stracker L beurteilen in einer frühen Arbeit das Reliabilitätsniveau als 3 (Skala 0 - 5). Die meisten hier aufgeführten Studien sind dabei noch nicht berücksichtigt (Innes et al. 1999).

Hantieren von Gewichten

Isernhagen fand bei 12 erfahrenen Untersuchern für die Lastkategorien „leicht", „mittel" oder „schwer" eine Intratester-Reliabilität k = 0.68 und für „leicht" oder „schwer" k = 0.81. Für die Intertester-Reliabilität der Lastkategorie „schwer" fanden sie eine Übereinstimmung von 90%, für die Kategorie „leicht" eine Übereinstimmung von 94% und für die Beurteilung „nicht leicht" oder „nicht schwer" eine Übereinstimmung von 100% (k = 1.0) (Isernhagen et al. 1999).

Eine Studie mit der gleichen Testmethodik, durchgeführt bei vier gesunden Probanden für zwei Hebetests und vier Tragetests, zeigte ähnliche Ergebnisse bezüglich der Bestimmung der Kategorien „Leicht" oder „Schwer". Zusätzlich beurteilten die Untersucher die Kategorien „Mittel" und „Schwer". Auch hier war eine zuverlässige Beurteilung durch alle Beobachter möglich. Intratester-Reliabilität prozentuale Übereinstimmung = 93-97%, Intertester-Reliabilität prozentuale Übereinstimmung von 87-96% (Reneman et al. 2002b).

Gross untersuchte die Reliabilität der EFL bei 28 Patienten mit chronischen Rückenschmerzen. Die Testung erfolgte zeitgleich durch 3 Ergotherapeuten. Diese wurden jeweils aus einer Gruppe von 5 ET ausgewählt (durchschnittliche Erfahrung in EFL = 7.4 J.). Der Retest erfolgte in einem Abstand von 2 - 4 Tagen. Die Intratester-Reliabilität variierte zwischen ICC = 0.78 - 0.94. Die Autoren begründeten die im Vergleich zur Intertester-Reliabilität (ICC = 0.95 - 0.98) schlechteren Werten hauptsächlich mit den Inkonsistenzen der untersuchten Patienten (Gross et al. 2002).

Eine weitere Studie zur Test-Retest Reliabilität der Hebe- und Tragetests in einem Kohort von 50 konsekutiven Patienten mit unspezifischen lumbalen Rückenschmerzen fand eine Intratester-Reliabilität von 0.87 (ICC) für Heben von Boden zu Taillenhöhe, Heben von Taillen- zu Kopfhöhe = 0.87 und Tragen = 0.77 (Reneman et al. 2002a). Die Autoren interpretierten die Reliabilität als gut. Ähnliche Ergebnisse zur Zuverlässigkeit von Tests zum Hantieren von Gewichten (Heben, Tragen, Ziehen, Stossen), wurden in zwei weiteren Studien bei 30 Patienten mit chronischen lumbalen Rückenschmerzen, (Brouwer et al. 2003) und bei 26 gesunden Probanden (Reneman et al. 2004) gefunden. In beiden Studien wurden ICC > 0,75 gefunden. Einzige Ausnahme war ein ICC von 0.68 bei gesunden Probanden für „Stossen".

Weitere Tests
(Nicht Hantieren von Gewichten)

Das Ziel dieser Studie war, die Test-Retest Reliablilität einer EFL in einer Gruppe von 30 Patienten mit unspezifischen lumbalen Rückenschmerzen die für einen Rehabilitationsaufenthalt zugewiesen wurden, zu untersuchen. Es wurden zwei EFL- Sitzungen in einem Intervall von 2 Wochen durchgeführt. Ein Kappawert von > 0.60 und ein prozentuale Übereinstimmung > 80% wurden als eine akzeptable Zuverlässigkeit betrachtet. Dies erfüllten 15 von 19 Tests (79%, Brouwer et al. 2003). Eine ähnliche Studie bei 26 gesunden Probanden bestätigte die meisten dieser Ergebnisse (Reneman et al. 2004).

Validität (Gültigkeit)

Innes et al. (1999) beurteilen in einer frühen Arbeit das Niveau („level") der inhaltlichen Validität als 2 und für die Konstruktvalidität als 3 (Skala 0 - 5). Die meisten hier aufgeführten Studien sind dabei noch nicht berücksichtigt.

Die Konstruktvalidität der EFL wurde von Gross et al. untersucht. Die Frage war, ob eine EFL tatsächlich die Funktion, unabhängig von Schmerz prüft. Die untersuchte Gruppe bestand aus 321 Patienten mit arbeitsabhängigen, medizinisch stabilen Kreuzschmerzen mit einer medianen Dauer von 307 Tagen. Gemessen wurde die funktionelle Leistungsfähigkeit nach Isernhagen, der Schmerzbehinderungsindex (PDI) und die Schmerzintensität mittels einer visuellen analogen Skala (VAS). Gefunden wurde eine mässige Korrelation zwischen EFL und PDI (r = -0.44 - 0.52) und EFL und VAS (r = 0.34 - 0.45). Die Korrelation zwischen PDI und VAS war hoch (r = 0.79). Diese Befunde unterstützen die Konstruktgültigkeit des EFL als ein funktionelles Mass (Gross et al. 2003).

Eine Studie, mit dem Ziel die Gültigkeit der visuellen Beobachtung bei Hebetests für das Ausmass der Anstrengung zu bestimmen, wurde von Renemans et al. durchgeführt (2002b). Dazu wurden bei 15 gesunden Probanden und 16 Patienten mit chronischen Kreuzschmerzen eine EFL durchgeführt. Die Hebetests wurden auf Video aufgenommen und unabhängig von 9 ausgebildeten Beobachtern auf das beobachtete Ausmass der Anstrengung gemäss EFL Kategorien und einer Borg – 10er Skala bewertet. Weiter wurden externe Beurteilungskriterien für das Anstrengungsausmass bestimmt. Die Ergebnisse zeigten, dass diese externen Beurteilungskriterien sich bedeutend zwischen Patienten und gesunden Probanden unterschieden. Submaximal Leistungen wurden bei gesunden Probanden in 85 bis 90% der Fälle richtig bewertet und bei Patienten in 100% der Fälle. Maximale Leistungen wurden in 46 bis 53% richtig (Gesunde) und in 5 bis 7% (Patienten) der Fällen bewertet. Korrelationen zwischen Leistungen und Beobachtereinschätzungen waren r = 0.90 – 0.92 (gesunde Probanden), und r = 0.82 (Patienten). Zuverlässigkeit: ICC = 0.76 (Patienten), und 0.87 (Gesunde), Kappa = 0.50 (Patienten), und 0.58 (Gesunde). Die Autoren schlussfolgern, dass mittels visueller Beobachtung das Anstrengungsausmass valide bestimmt werden kann.

Niedrige bis mässige Korrelationen wurden bei 64 konsekutiven Patienten mit chronischen unspezifischen Kreuzschmerzen zwischen selbstempfundener Behinderung und leistungsbasierten Massen festgestellt (Spearman rank Korrelationen: Roland and Morris Disabillity Questionnaire -FCE (-0.20), p > 0.05; Oswestry Disabillity Questionnaire -FCE (-0.52), p < 0.01; Quebec Back Pain Disability Questionnaire -FCE (-0.50), P < 0.01). Die Ergebnisse wurden so interpretiert, dass sowohl leistungsbasierte Masse als auch die selbstempfundene Behinderung erfasst werden sollten, um ein umfassendes Bild der Behinderung in Patienten mit CLBP (Chronic Low Back Pain) zu erlangen (Reneman et al. 2002c).

Mit der Frage nach der Beziehung zwischen den Resultaten der EFL und arbeitsbezoger Behinderung hat Matheson 650 Patienten 6 Monate nach erfolgter EFL bezüglich des Arbeitsstatus telefonisch nachkontrolliert. Eine Regressionsanalyse zeigte, dass die Rückkehr zur Arbeit umso unwahrscheinlicher war, je länger die Patienten arbeitsunfähig waren. Weiter zeigte sich, dass die Wahrscheinlichkeit zur Arbeit zurückzukehren umso höher war, je mehr Gewicht die Patienten in den EFL Tests heben konnten. So konnten 80.3% der arbeitstätigen Patienten und 56.6% der Patienten die nicht arbeiteten, korrekt klassifiziert werden (Matheson et al. 2002).

Die Resultate der Arbeit von Matheson stehen im Widerspruch zu den Arbeiten von Gross et al.. Die Autoren fanden nur einen geringen Zusammenhang zwischen einer guten Leistung in der EFL und einer schnellen Erholung (Gross et al. 2004b). In einer zweiten Studie fanden sie keine Resultat, welche die Hypothese unterstützt, dass ein EFL in der Lage ist die Fähigkeit zur sicheren Rückkehr zur Arbeit nach einer muskuloskelettalen Verletzung zu bestimmen. Im Gegensatz zur Hypothese fanden sie sogar einen starken Zusammenhang zwischen wenigen nicht bestandenen EFL Tests und einem erhöhten Risiko eines Rezidivs (Gross et al. 2004a). Diese Studienresultate wurden von Oliveri et al. kritisiert (Oliveri et al. 2005). Die Autoren hinterfragen die Gültigkeit der Studien von Gross et al. da die Anzahl nicht bestandener EFL Tests kein gültiges Mass sei, um zu bestimmen, ob ein Kunde fähig ist, zu einer gewissen Arbeit zurückzukehren. Weiter sei es auch fraglich, ob die Zeitdauer, während welcher Versicherungsleistungen bezogen werden, ein gültiges Mass für Rückkehr zur Arbeit sei.

Responsivität (Empfindlichkeit)

Keine Angaben.

Beurteilung

Diagnostik/Befund: empfohlen
Behandlungsplanung empfohlen
Ergebnis/Verlauf teilweise empfohlen
Prognose teilweise empfohlen

Bemerkungen

Die Reliabilität der Hebe- und Tragetests wie auch der weiteren Tests wurde in verschiedenen Studien untersucht und zeigte gute Resultate. Dies trifft auch für die Fähigkeit einer EFL zu, zwischen maximalem und submaximalem Effort zu unterscheiden und für die Konstruktgültigkeit der EFL als Messung der Aktivität. Bezüglich der Validität einer EFL zur Voraussage der Arbeitsfähigkeit bestehen widersprüchliche Hinweise. Dies erstaunt nicht, da die physischen Fähigkeiten nur ein Aspekt des multidimensionalen Problems der Arbeitsfähigkeit sind. Die Studie von Matheson et al. zeigte jedoch, dass die physischen Fähigkeiten eine Rolle in der Fähigkeit zu arbeiten spielen. Biopsychosoziale Faktoren wie die Dauer der Arbeitsunfähigkeit wie auch das Geschlecht waren jedoch prädiktiver für die zukünftige Arbeitsfähigkeit,. Weitere Studien zur prädiktiven Validität einer EFL sind nötig. Dies gilt ebenso für die Empfindlichkeit dieser Messung.

Literatur

Literatursuche: PubMed; 05/2005

Brouwer S, Reneman MF, Dijkstra PU, Groothoff JW, Schellekens JM, Goeken LN. Test-retest reliability of the Isernhagen Work Systems Functional Capacity

Evaluation in patients with chronic low back pain. Journal of Occupational Rehabilitation. 2003; 13 (4):207-18.

Gross DP, Battie MC. Construct validity of a kinesiophysical functional capacity evaluation administered within a worker's compensation environment. Journal of Occupational Rehabilitation. 2003; 13 (4):287-95.

Gross DP, Battie MC. The prognostic value of functional capacity evaluation in patients with chronic low back pain: part 2: sustained recovery. Spine. 2004a; 29 (8):920-4.

Gross DP, Battie MC. Reliability of safe maximum lifting determinations of a functional capacity evaluation. Physical Therapy. 2002; 82 (4):364-71.

Gross DP, Battie MC, Cassidy JD. The prognostic value of functional capacity evaluation in patients with chronic low back pain: part 1: timely return to work. Spine 2004b; 29 (8):914-9.

Innes E, Straker L. Validity of work-related assessments. Work. 1999; 13 (2):125-52.

Isernhagen S. Contemporary issues in functional capacity evaluation. In: S Isernhagen, editor, translator and editor The comprehensive guide to work injury management: Aspen Publishers; 1995; p. 410 - 29.

Isernhagen SJ. Functional Capacity Evaluation - Course Manual. Duluth: Isernhagen Work System; 1996.

Isernhagen SJ, Hart DL, Matheson LM. Reliability of independent observer judgments of level of lift effort in a kinesiophysical Functional Capacity Evaluation. Work. 1999; 12 (2):145-50.

Johnson L. The Kinesiophysical Approach Matches Worker and Employer Needs. In: SJ Isernhagen, editor, translator and editor The Comprehensive Guide to Work Injury Management. Gaithersbrug: Aspen Publisher; 1995; p. 399-408.

Matheson LN, Isernhagen SJ, Hart DL. Relationships among lifting ability, grip force, and return to work. Physical Therapy. 2002; 82 (3):249-56.

Oliveri M, Jansen T, Oesch P, Kool J. The prognostic value of functional capacity evaluation in patients with chronic low back pain: part 1: timely return to work. And part 2: sustained recovery. Spine. 2005; 30 (10):1232-3; author reply 3-4.

Reneman MF, Brouwer S, Meinema A, Dijkstra PU, Geertzen JH, Groothoff JW. Test-retest reliability of the Isernhagen Work Systems Functional Capacity Evaluation in healthy adults. J Occup Rehabil. 2004; 14 (4):295-305.

Reneman MF, Dijkstra PU, Westmaas M, Goeken LN. Test-retest reliability of lifting and carrying in a 2-day functional capacity evaluation. Journal of Occupational Rehabilitation. 2002a; 12 (4):269-75.

Reneman MF, Jaegers SM, Westmaas M, Goeken LN. The reliability of determining effort level of lifting and carrying in a functional capacity evaluation. Work. 2002b; 18 (1):23-7.

Reneman MF, Jorritsma W, Schellekens JM, Goeken LN. Concurrent validity of questionnaire and performance-based disability measurements in patients with chronic nonspecific low back pain. Journal of Occupational Rehabilitation. 2002c; 12 (3):119-29.

Grobmotorische Fähigkeiten bei Kindern mit Zerebralparese:
Gross Motor Function Measure (GMFM)

Testbeschreibung

Die GMFM wurde als ein klinisches Messinstrument entwickelt, um bei Kindern mit Zerebralparese Veränderungen der grobmotorischen Fähigkeiten zu untersuchen. Nach neueren Untersuchungen kann der Test auch bei Kindern mit Down-Syndrom angewendet werden. Die ursprüngliche Version enthält 88 Einzelaufgaben (GMFM-88) im Bereich verschiedener Aktivitäten vom Liegen und Drehen bis zum Gehen, Rennen und Hüpfen. Dies entspricht den motorischen Fähigkeiten eines gesunden 5-jährigen Kindes. Die zu testenden Aktivitäten entsprechen der normalen Entwicklung grobmotorischer Fähigkeiten. Die kürzere Version enthält 66 Items (GMFM-66).

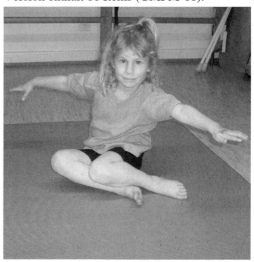

ICF-Klassifikation

Körperfunktionen

1. – 5.	b 760 Funktionen der Kontrolle von Willkürbewegungen
10. – 13.	b 760 Funktionen der Kontrolle von Willkürbewegungen
18.	b 760 Funktionen der Kontrolle von Willkürbewegungen
	d 4103 Sitzen

Aktivitäten

6./ 7.	d 4452 Nach etwas langen
8./ 9.	d 4201 Sich beim Liegen verlagern
14. – 17.	d 4201 Sich beim Liegen verlagern
19./ 20.	d 4201 Sich beim Liegen verlagern

	d 4103 Sitzen
21. – 22.	d 4153 In sitzender Position verbleiben
	b 760 Funktionen der Kontrolle von Willkürbewegungen
23.	d 4153 In sitzender Position verbleiben
	b 7603 Stützbewegungen der Arme und Beine
24.	d 4153 In sitzender Position verbleiben
25. – 27.	d 4153 In sitzender Position verbleiben
	b 760 Funktionen der Kontrolle von Willkürbewegungen
28./ 29.	d 4153 In sitzender Position verbleiben
30.	d 4100 Sich hinlegen
31. – 33.	d 410 Eine elementare Körperposition wechseln
34.	d 4153 In sitzender Position verbleiben
35. – 37.	d 4103 Sitzen
38.	d 4550 Krabbeln/ robben
39.	d 415 In einer Körperposition verbleiben
40.	d 4103 Sitzen
41.	d 410 Eine elementare Körperposition wechseln
42. – 43.	d 415 In einer Körperposition verbleiben
	b 760 Funktionen der Kontrolle von Willkürbewegungen
44./ 45.	d 4550 Krabbeln/ robben
46./ 47.	d 4550 Krabbeln/ robben
	d 4551 Klettern/ steigen
48. – 50.	d 4102 Knien
	d 4152 In kniender Position verbleiben
51.	d 455 Sich auf andere Weise fortbewegen
52.	d 4104 Stehen
53.	d 4154 In stehender Position verbleiben
54./ 55.	d 4154 In stehender Position verbleiben
	b 760 Funktionen der Kontrolle von Willkürbewegungen
56.	d 4154 In stehender Position verbleiben
57./ 58.	d 4154 In stehender Position verbleiben
	b 760 Funktionen der Kontrolle von Willkürbewegungen
59. – 61.	d 4104 Stehen
62.	d 4103 Sitzen
63.	d 4101 Hocken
64.	d 4300 Anheben
65. – 71.	d 4500 Kurze Entfernungen gehen
72.	d 4500 Kurze Entfernungen gehen
	d 4301 Mit den Händen tragen
73./ 74.	d 4500 Kurze Entfernungen gehen
75./ 76.	d 4551 Klettern/ steigen

77.	d 4452 Rennen
78.	d 4351 Stossen
79. – 83.	d 4553 Springen
85. – 87.	d 4551 Klettern/ steigen
88.	d 4553 Springen

Praktikabilität

Patientengruppe
Kinder mit Zerebralparese
Kinder mit Down-Syndrom

Zeitaufwand
45 – 60 Minuten.
Bei Kindern die ermüden, wird empfohlen den Test auf mehrere Sitzungen aufzuteilen.

Kosten
Lizenzpflichtig

Ausbildung
Zweitägiger Kurs (ca. 16 Stunden), Schulungsvideo

Praktische Durchführung
Die Aktivitäten werden anhand der ausführlichen Testanweisungen beobachtet und bewertet.

Format
Funktionelle Leistung

Skalierung
Bewertungsschlüssel
    0 = initiiert nicht
    1 = initiiert
    2 = vollendet teilweise
    3 = vollendet
    NT = nicht getestet

Subskalen
A. Liegen und Drehen
B. Sitzen
C. Krabbeln und Knien
D. Stehen
E. Gehen, Rennen, Springen

Reliabilität (Zuverlässigkeit)

Palisano et al. (1997) geben eine Intertester-Reliabilität (Kappa) von 0.55 bei Kindern mit Zerebralparese unter 2 Jahren und von 0.75 bei Kindern mit Zerebralparese von 2 – 12 Jahren an.
Die Untersuchung der Intratester-Reliabilität von Russell et al. (2000) bei 19 Kindern mit Zerebralparese ergab sehr gute Werte (ICC-Korrelations-Koeffizient=.99).

Validität (Gültigkeit)

Die GMFM untersucht grobmotorische Fähigkeiten vom Liegen und Drehen bis zum Gehen, Rennen und Hüpfen bei Kindern mit Zerebralparese.
McDowell et al. (2005) untersuchten die Konkurrente Validität eines 1-Minuten-Gehtests und dem GMFM bei 34 Kindern (Durchschnittsalter 11 Jahre, 4 bis 16 Jahre) mit bilateraler spastischer Zerebralparese. Es zeigte sich eine signifikante Korrelation ($r=0.92$; $p<0.001$).

Palisano et al. (2000) untersuchten bei Kindern mit Zerebralparese den Zusammenhang zwischen den Gesamtscores des GMFM und den Levels I bis V des Gross Motor Function Classification System (GMFCS). Die Ergebnisse konnten in statistischen Kurven ausgedrückt werden. Die Korrelation zwischen GMFCS und GMFM-Scores war hoch (.91).

Nordmark et al. (2000) untersuchten die Änderungsempfindlichkeit beim GMFM und Pedriatric Evaluation of Disability Inventory (PEDI) bei Kindern mit Zerebralparese. Der PEDI zeigte signifikante Veränderungen früher in der Gruppe schwereren Beeinträchtigungen.

Responsivität (Empfindlichkeit)

Vos-Vromans et al. (2005) untersuchten die Responsivität des GMFM und des PEDI bei 55 Kindern mit Zerebralparese. Die Effektgrösse (Effect Size) und die standardisierte Durchschnittsantwort (Standardised Response Mean SRM) waren beim PEDI höher als 0.8 und beim GMFM höher als 0.5. Die Werte der Gruppe mit jüngeren Kindern war höher als diejenigen mit älteren Kindern. Die GMFM ist empfindlich für Veränderungen in motorischen Fähigkeiten bei Kindern mit Zerebralparese, insbesondere bei Kindern unter 4 Jahren.

Beurteilung

Diagnostik/Befund	empfohlen
Behandlungsplanung	empfohlen
Ergebnis/Verlauf	empfohlen
Prognose	empfohlen

Bemerkungen

Genaue Testanweisungen, Testbogen und ein Softwareprogramm zur Auswertung sind im Buch „GMFM und GMFCS, Übersicht – Handbuch – CD-ROM" von Dianne J. Russell et al., erschienen 2006 im Hans Huber Verlag zu finden.

Literatur

Literatursuche: PubMed; 12/2005

Nordmark E, Jarnlo GB, Hagglund G. Comparison of the Gross Motor Function Measure and Paediatric Evaluation of Disability Inventory in assessing motor function in children undergoing selective dorsal rhizotomy. Dev Med Child Neurol. 2000 Apr;42(4):245-52.

McDowell BC, Kerr C, Parkes J, Cosgrove A. Validity of a 1 minute walk test for children with cerebral palsy. Dev Med Child Neurol. 2005 Nov;47(11):744-8.

Palisano R, Rosenbaum P, Walter S, Russell D, Wood E, Galuppi B. Development and reliability of a system to classify gross motor function in children with cerebral palsy. Dev Med Child Neurol. 1997 Apr;39(4):214-23.

Palisano RJ, Hanna SE, Rosenbaum PL, Russell DJ, Walter SD, Wood EP, Raina PS, Galuppi BE. Validation of a model of gross motor function for children with cerebral palsy. Phys Ther. 2000 Oct;80(10):974-85.

Russell DJ, Avery LM, Rosenbaum PL, Raina PS, Walter SD, Palisano RJ. Improved scaling of the gross motor function measure for children with cerebral palsy: evidence of reliability and validity. Phys Ther. 2000 Sep;80(9):873-85.

Vos-Vromans DC, Ketelaar M, Gorter JW. Responsiveness of evaluative measures for children with cerebral palsy: The Gross Motor Function Measure and the Pediatric Evaluation of Disability Inventory. Disabil Rehabil. 2005 Oct 21;27(20):1245-52.

Gross Motor Function Measure (GMFM)

Bewertungsbogen (GMFM-88 und GMFM-66) Version 1.0

Name des Kindes: _____

Geburtsdatum: _____ Alter: _____ Untersuchungsdatum: _____

Diagnose: _____ Grad der motorischen Beeinträchtigung (GMFCS): ____

Name des Untersuchers: _____

Testbedingungen (z.B. Raum, Bekleidung, Uhrzeit, weitere anwesende Personen):
_____
_____
_____

Die GMFM ist ein standardisiertes Beobachtungsinstrument, welches erstellt und validiert wurde, um Veränderungen der grobmotorischen Funktion über die Zeit bei Kindern mit Zerebralparese zu messen.

Der Bewertungsschlüssel ist als allgemeine Richtlinie gedacht. Dennoch haben die meisten Aufgaben spezifische Beschreibungen für jede Punktzahl. Es ist unbedingt erforderlich, dass die Richtlinien für die Bewertung jeder einzelnen Aufgabe benutzt werden.

> Bewertungsschlüssel   0 = initiiert nicht
> 1 = initiiert
> 2 = vollendet teilweise
> 3 = vollendet
> NT = nicht getestet (für die GMAE Auswertung)

Es ist wichtig, eine wirkliche Punktzahl von „0" (Kind initiiert nicht) von einer Aufgabe, die nicht getestet wurde (NT), zu unterscheiden, wenn die GMFM-66 Ability Estimator Software benutzt wird.

*Die GMFM-66 Gross Motor Ability Estimator (GMAE) Software ist erhältlich mit dem GMFM-Handbuch. Der Vorteil der Software ist die Umrechnung der Ordinalskala in eine Intervallskala. Dies erlaubt eine viel genauere Beurteilung der Fähigkeiten des Kindes und stellt eine Messmethode bereit, die auf Veränderungen der Motorik über einen bestimmten Zeitraum bei Kindern mit unterschiedlichem Schweregrad der Beeinträchtigung gleich empfindlich ist. Die Aufgaben, die für die Berechnung der GMFM-66-Bewertung gebraucht werden, sind mit einem Sternchen (*) gekennzeichnet. Die GMFM-66 ist nur für den Gebrauch bei Kindern mit Zerebralparese valide.

Markieren (X) Sie die entsprechende Punktzahl:

Aufgabe A: LIEGEN UND DREHEN   Bewertung   NT

1. RL, KOPF IN MITTELLINIE: dreht Kopf bei symmetrisch gehaltenen Extremitäten   0 1 2 3   1.
2. RL: bringt Hände zur Mittellinie, Finger der einen Hand berühren die andere   0 1 2 3   2.
3. RL: hebt den Kopf **45°**   0 1 2 3   3.
4. RL: Beugt **rechte** Hüfte und Knie vollständig   0 1 2 3   4.
5. RL: Beugt **linke** Hüfte und Knie vollständig   0 1 2 3   5.
6. RL: streckt **rechten** Arm in Richtung Spielzeug aus, Hand kreuzt Mittellinie   0 1 2 3   6.
7. RL: streckt **linken** Arm in Richtung Spielzeug aus, Hand kreuzt Mittellinie   0 1 2 3   7.
8. RL: dreht sich in BL über die **rechte** Seite   0 1 2 3   8.
9. RL: dreht sich in BL über die **linke** Seite   0 1 2 3   9.
10. BL: hebt Kopf in die Vertikale   0 1 2 3   10.
11. BL, UNTERARMSTÜTZ: hebt Kopf vertikal, Ellenbogen gestreckt, Brust vom Boden abgehoben   0 1 2 3   11.
12. BL, UNTERARMSTÜTZ: Gewicht auf dem **rechten** Unterarm, linker Arm voll nach vorne gesteckt   0 1 2 3   12.
13. BL, UNTERARMSTÜTZ: Gewicht auf dem **linken** Unterarm, rechter Arm voll nach vorne gestreckt   0 1 2 3   13.
14. BL: dreht über die **rechte** Seite in RL   0 1 2 3   14.
15. BL: dreht über die **linke** Seite in RL   0 1 2 3   15.
16. BL: Pivoting (Kreiskriechen) **90°** nach **rechts** mit Einsatz der Extremitäten   0 1 2 3   16.
17. BL: Pivoting (Kreiskriechen) **90°** nach **links** mit Einsatz der Extremitäten   0 1 2 3   17.

GESAMT DIMENSION A:

Aufgabe B: SITZEN   Bewertung   NT

18. RL, DURCH UNTERSUCHER AN HÄNDEN GEHALTEN: zieht sich mit Kopfkontrolle in den Sitz   0 1 2 3   18.
19. RL: dreht sich auf die **rechte** Seite, kommt in den Sitz   0 1 2 3   19.
20. RL: dreht sich auf die **linke** Seite, kommt in den Sitz   0 1 2 3   20.
21. SITZ AUF MATTE, THORAX VON UNTERSUCHER UNTERSTÜTZT: hebt Kopf in die Vertikale, hält Stellung **3** Sekunden   0 1 2 3   21.
22. SITZ AUF MATTE, THORAX VON UNTERSUCHER UNTERSTÜTZT: hebt Kopf zur Mittellinie, hält Stellung 10 Sekunden.   0 1 2 3   22.
23. SITZ AUF MATTE, MIT ABSTÜTZEN DER(S) ARME(S): hält Stellung **5** Sekunden.   0 1 2 3   23.

24. SITZ AUF MATTE: Arme frei, hält Stellung **3** Sekunden.	0 1 2 3	24.
25. SITZ AUF MATTE, KLEINES SPIELZEUG VOR SICH: lehnt sich nach vorne, berührt Spielzeug, richtet sich ohne Armstütz wieder auf	0 1 2 3	25.
26. SITZ AUF MATTE: berührt **45°** **rechts** hinter dem Kind plaziertes Spielzeug, kehrt zur Ausgangsstellung zurück	0 1 2 3	26.
27. SITZ AUF MATTE: berührt **45°** **links** hinter dem Kind plaziertes Spielzeug, kehrt zur Ausgangsstellung zurück	0 1 2 3	27.
28. SEITSITZ RECHTS: Arme frei, hält Stellung **5** Sekunden	0 1 2 3	28.
29. SEITSITZ LINKS: Arme frei, hält Stellung **5** Sekunden	0 1 2 3	29.
30. SITZ AUF MATTE: erreicht kontrolliert die Bauchlage	0 1 2 3	30.
31. LANGSITZ AUF MATTE: erreicht VFST über die **rechte** Seite	0 1 2 3	31.
32. LANGSITZ AUF MATTE: erreicht VFST über die **linke** Seite	0 1 2 3	32.
33. SITZ AUF MATTE: Pivoting (Kreisrutschen) **90°**, ohne Hilfe der Arme	0 1 2 3	33.
34. SITZ AUF BANK: Arme und Füsse frei, hält Stellung **10** Sekunden	0 1 2 3	34.
35. STD: erreicht Sitz auf niedriger Bank	0 1 2 3	35.
36. BODEN: erreicht Sitz auf niedriger Bank	0 1 2 3	36.
37. BODEN: erreicht Sitz auf hoher Bank	0 1 2 3	37.
GESAMT DIMENSION B:		

Aufgabe C: KRABBELN UND KNIEN	Bewertung	NT
38. BL: robbt **1,80 m** vorwärts	0 1 2 3	38.
39. VFST: Gewicht auf Händen und Knien, hält Stellung **10** Sekunden	0 1 2 3	39.
40. VFST: erreicht freien Sitz	0 1 2 3	40.
41. BL: erreicht Vierfüsslerstand mit Gewicht auf Händen und Knien	0 1 2 3	41.
42. VFST: streckt **rechten** Arm nach vorne, Hand über Schulterhöhe	0 1 2 3	42.
43. VFST: streckt **linken** Arm nach vorne, Hand über Schulterhöhe	0 1 2 3	43.
44. VFST: krabbelt oder hoppelt **1,80 m** vorwärts	0 1 2 3	44.
45. VFST: krabbelt reziprok **1,80 m** vorwärts	0 1 2 3	45.
46. VFST: krabbelt **4** Stufen auf Händen und Knien/Füssen nach oben	0 1 2 3	46.
47. VFST: krabbelt **4** Stufen rückwärts auf Händen und Knien/Füssen nach unten	0 1 2 3	47.
48. SITZ AUF MATTE: erreicht den KST mit Hilfe der Arme, kann sich freihändig **10** Sekunden halten.	0 1 2 3	48.
49. KST: erreicht Einbeinkniestand auf dem rechten Knie mit Hilfe der Arme, hält Stellung freihändig **10** Sekunden	0 1 2 3	49.
50. KST: erreicht Einbeinkniestand auf dem linken Knie mit Hilfe der Arme, hält Stellung freihändig **10** Sekunden	0 1 2 3	50.
51. KST: geht auf Knien freihändig **10** Schritte vorwärts	0 1 2 3	51.
GESAMT DIMENSION C:		

Aufgabe D: STEHEN	Bewertung	NT
52. AUF DEM BODEN: zieht sich an hoher Bank in den STD	0 1 2 3	52.
53. STD: 3 Sekunden, freihändig	0 1 2 3	53.
54. STD: hält sich mit einer Hand an hoher Bank, **rechter** Fuss 3 Sekunden abgehoben	0 1 2 3	54.
55. STD: hält sich mit einer Hand an hoher Bank, **linker** Fuss 3 Sekunden abgehoben	0 1 2 3	55.
56. STD: hält sich freihändig 20 Sekunden	0 1 2 3	56.
57. STD: linker Fuss abgehoben, hält Stellung freihändig 10 Sekunden	0 1 2 3	57.
58. STD: rechter Fuss abgehoben, hält Stellung freihändig 10 Sekunden	0 1 2 3	58.
59. SITZ AUF NIEDRIGER BANK: erreicht den STD, ohne Hilfe der Arme	0 1 2 3	59.
60. KST: erreicht STD über Einbeinkniestand auf dem **rechten** Knie, ohne Hilfe der Arme	0 1 2 3	60.
61. KST: erreicht STD über Einbeinkniestand auf dem **linken** Knie, ohne Hilfe der Arme	0 1 2 3	61.
62. STD: setzt sich freihändig kontrolliert auf den Boden	0 1 2 3	62.
63. STD: erreicht freihändig die Hocke	0 1 2 3	63.
64. STD: hebt, ohne sich abzustützen, Gegenstand vom Boden auf, kehrt in Ausgangsstellung zurück	0 1 2 3	64.
GESAMT DIMENSION D:		

Aufgabe E: GEHEN, RENNEN, SPRINGEN	Bewertung	NT
65. STD, 2 HÄNDE AN HOHER BANK: geht seitwärts 5 Schritte nach **rechts**	0 1 2 3	65.
66. STD, 2 HÄNDE AN HOHER BANK: geht seitwärts 5 Schritte nach **links**	0 1 2 3	66.
67. STD, AN 2 HÄNDEN GEHALTEN: geht 10 Schritte vorwärts	0 1 2 3	67.
68. STD, AN 1 HAND GEHALTEN: geht 10 Schritte vorwärts	0 1 2 3	68.
69. STD: geht 10 Schritte vorwärts	0 1 2 3	69.
70. STD: geht 10 Schritte vorwärts, stoppt, dreht 180°, kehrt zurück	0 1 2 3	70.
71. STD: geht 10 Schritte rückwärts	0 1 2 3	71.
72. STD: geht 10 Schritte vorwärts, trägt grosses Objekt mit zwei Händen	0 1 2 3	72.
73. STD: geht ohne Unterbrechung 10 Schritte vorwärts zwischen 2 parallelen Linien von 20 cm Abstand	0 1 2 3	73.
74. STD: geht ohne Unterbrechung auf gerader 2 cm breiter Linie 10 Schritte vorwärts	0 1 2 3	74.
75. STD: steigt über Stock auf Kniehöhe, mit dem **rechten** Fuss beginnend	0 1 2 3	75.
76. STD: steigt über Stock auf Kniehöhe, mit dem **linken** Fuss beginnend	0 1 2 3	76.

77. STD: rennt **4,5 m**, stoppt und kehrt zurück	0	1	2	3	77.
78. STD: kickt Ball mit dem **rechten** Fuss	0	1	2	3	78.
79. STD: kickt Ball mit dem **linken** Fuss	0	1	2	3	79.
80. STD: springt mit beiden Füssen gleichzeitig **30 cm** hoch	0	1	2	3	80.
81. STD: springt mit beiden Füssen gleichzeitig **30 cm** vorwärts	0	1	2	3	81.
82. STD: hüpft auf dem **rechten** Fuss 10-mal innerhalb eines Kreises von **60 cm** Durchmesser	0	1	2	3	82.
83. STD: hüpft auf dem **linken** Fuss 10-mal innerhalb eines Kreises von **60 cm** Durchmesser	0	1	2	3	83.
84. STD, HALT AN EINEM GELÄNDER: geht **4** Stufen nach oben, hält sich an einem Geländer, Füsse alternierend	0	1	2	3	84.
85. STD, HALT AN EINEM GELÄNDER: geht **4** Stufen nach unten, hält sich an einem Geländer, Füsse alternierend	0	1	2	3	85.
86. STD: geht **4** Stufen nach oben, Füsse alternierend	0	1	2	3	86.
87. STD: geht **4** Stufen nach unten, Füsse alternierend	0	1	2	3	87.
88. STD AUF 15 CM HOHER STUFE: springt auf den Boden, beide Füsse gleichzeitig abgehoben	0	1	2	3	88.

GESAMT DIMENSION E:

Hat diese Bewertung die „üblichen" Fähigkeiten des Kindes wiedergegeben?   Ja ☐   Nein ☐

Die ausführliche Beschreibung, die Berechnung und Analyse mit einer entsprechenden Software ist im Buch „GMFM und GMFCS, Übersicht – Handbuch – CD-ROM" von Dianne J. Russell et al., erschienen 2006 im Verlag Hans Huber.

Obere Extremitäten

Arm-Hand-Funktion: Action Research Arm Test (ARAT)

Testbeschreibung

Der Patient wird aufgefordert, verschiedene standardisierte Aktivitäten mit Hand und Arm durchzuführen. Ausführung und benötigte Zeit werden beurteilt. Der Test erfasst mit standardisiertem Testmaterial, das allerdings zuerst hergestellt oder angeschafft werden muss, ein breites Spektrum an Beeinträchtigungen der proximalen und distalen Armfunktion.

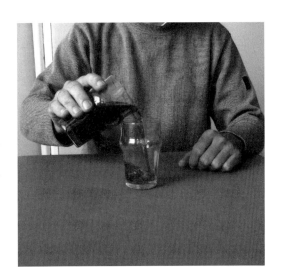

ICF-Klassifikation

Aktivitäten
Subskalen A-C

d 430 Gegenstände anheben und tragen
d 440 Feinmotorischer Handgebrauch
d 445 Hand- und Armgebrauch

Körperfunktion
Subskala D

b 760 Kontrolle von Willkürbewegungen

Praktikabilität

Patientengruppe
Patienten mit reduzierter Armfunktion nach einer Hemiplegie

Zeitaufwand
8 Min

Kosten
ca. SFr. 100.-

Ausbildung
2 Stunden

Praktische Durchführung
Der Test ist in vier Bereiche eingeteilt. Die Durchführung ist im Sitzen oder Stehen möglich.

Format
Funktionelle Leistung

Skalierung
19 Items, die je auf einer 4-stufigen Skala (0-3 Punkte) beurteilt werden; total maximal 57 Punkte.

0 keine Handlung möglich
1 kann Test teilweise durchführen
2 kann Test durchführen, braucht aber deutlich mehr Zeit oder hat grosse Schwierigkeiten
3 führt Test normal durch

Subskalen
Der Test ist in vier Abschnitte unterteilt. Die Unteraufgaben der Abschnitte sind nach Schwierigkeit geordnet.

A. Greifen
Holzblock, Ball und Stein vom Tisch heben und auf eine Ablagefläche legen (6 Unteraufgaben)

B. Halten
Giessen; eine Röhre umstellen (4 Unteraufgaben)

C. Feinmotorik
Ball und Murmel von einem Gestell zum anderen tragen (6 Unteraufgaben)

D. Armmotorik
Hand in den Nacken, auf den Kopf und zum Mund bewegen (3 Unteraufgaben)

Reliabilität (Zuverlässigkeit)

Die wiederholte Anwendung bei 20 Patienten mit einem Schlaganfall durch den gleichen Therapeuten zeigte eine gute Korrelation r>0.98. Das mittlere Alter der Patienten war 62 Jahre, im Schnitt lag das Ereignis 3.6 Jahre zurück, der mittlere Skore betrug 29.2 (Van der Lee et al. 2001).

Validität (Gültigkeit)

Parallele Validität: 53 Patienten im Alter von 47-88 Jahren, in der akuten Phase nach Schlaganfall wurden mit dem ARAT und mit dem Fugl-Meyer Assessment, einem vergleichbaren Assessment, getestet. Die Korrelation nach 2 Wochen r = 0.91 und nach 8 Wochen r = 0.94 deuten auf eine sehr gute parallele Validität.
Der ARAT korreliert nur schwach mit dem Armgebrauch im Alltag, erfasst mit dem Motor Activity Log, einer strukturierten Befragung (Van der Lee et al. 2004).

Responsivität (Empfindlichkeit)

Unterschiede > 5 Punkte können als Veränderung interpretiert werden (Van der Lee et al. 2001).

Beurteilung

Diagnostik/Befund	empfohlen
Behandlungsplanung	nicht empfohlen
Ergebnis/Verlauf	empfohlen
Prognose	empfohlen

Bemerkungen

Der Test wird besonders in der Forschung verwendet. In letzter Zeit hat sich der Wolf Motor Function Test mehr durchgesetzt.
Es ist keine Adresse bekannt, wo das Testmaterial bestellt werden kann. Das Formular enthält Angaben zum Material. Beschrieben wird der Test in Wade 1992, oder auf
www.strokecenter.org/trials/scales/arat.html.

Literatur

Literatursuche: PubMed, 04/2005

Carroll D. A quantitative test of upper extremity function. J Chronic Diseases. 1965;18:479-491.

Crow JL, Lincoln NNB, Nouri FM, De Weerdt W. The effectiveness of EMG biofeedback in the treatment of arm function after stroke. International Disability Studies. 1989;11:155-160.

De Weerdt WJG, Harrison MA. Measuring recovery of arm-hand function in stroke patients: a comparison of the Brunnstrom-Fugl-Meyer test and the Action Research Arm test. Physiotherapy Canada. 1985;37:65-70.

Heller A, Wade DT, Wood VA, Sunderland A, Hewer RL, Ward E. Arm function after stroke: measurement and recovery over the first three months. J Neurol Neurosurg Psychiatry. 1987 Jun;50(6):714-9.

Hsueh IP, Lee MM, Hsieh CL. The Action Research Arm Test: is it necessary for patients being tested to sit at a standardized table? Clin Rehabil. 2002 Jun;16(4):382-8.

Lyle RC. A performance test for assessment of upper limb function in physical rehabilitation treatment and research. Int J Rehabil Res. 1981;4:483-492.

Van der Lee JH, Beckerman H, Lankhorst GJ, Bouter LM. The responsiveness of the Action Research Arm test and the Fugl-Meyer Assessment scale in chronic stroke patients. J Rehabil Med. 2001 Mar;33(3):110-3.

Van der Lee JH, De Groot V, Beckerman H, Wagenaar RC, Lankhorst GJ, Bouter LM. The intra- and interrater reliability of the action research arm test: a practical test of upper extremity function in patients with stroke. Arch Phys Med Rehabil. 2001 Jan;82(1):14-9.

Van der Lee JH, Beckerman H, Knol DL, de Vet HC, Bouter LM. Clinimetric properties of the motor activity log for the assessment of arm use in hemiparetic patients. Stroke. 2004 Jun;35(6):1410-4.

Wade DT. Measurement in neurological rehabilitation. Oxford University Press 1992.

Action Research Arm Test (ARAT)

Score:
0 = kann die Aufgabe nicht ausführen
1 = teilweise ausführbar
2 = ausführbar, aber verlangsamt oder mit Schwierigkeiten
3 = normal

Die Items der 4 Subskalen A-D sind folgendermassen geordnet:
- Wenn das erste Item einer Subskala normal ausgeführt wird, erhält der Patient die maximale Punktezahl für die betreffende Subskala.
- Wenn das erste Item einer Subskala nicht ausgeführt werden kann, erhält der Patient 0 Punkte für die betreffende Subskala
- In allen anderen Fällen müssen die anderen Subtests durchgeführt werden.

A. Greifen (grasp)
Der Patient greift Objekte, die vor ihm auf einem Tisch liegen und legt diese auf eine Ablage 30 cm oberhalb des Tisches. Der Holzkoffer vom Testmaterial, 30 cm hoch, kann als Ablage verwendet werden.

	Datum 1		Datum 2	
	Links	Rechts	Links	Rechts
1 Holzwürfel 10 cm (Wenn = 3, total = 18 weiter zu B)				
2 Holzwürfel 2.5 cm (Wenn = 0, total = 0, weiter zu B)				
3 Holzwürfel 5 cm				
4 Holzwürfel 7.5 cm				
5 Harter Ball 7.5 cm				
6 Stein 10 x 2.5 x 1 cm				
SUBTOTAL	/18	/18	/18	/18

B. Halten (grip)

Der Patient giesst Wasser von einem Glas in ein anderes. Der Patient hebt eine Röhre aus Aluminium (15 x 2.25 oder 1 cm) und legt diese 30 cm weiter vorne wieder auf den Tisch. Er nimmt eine Unterlegscheibe und legt sie über eine Schraube.

	Datum 1		Datum 2	
	Links	Rechts	Links	Rechts
1 Wasser von einem Glas in das andere giessen mit Pronation (Wenn = 3, total = 12, gehe zu C)				
2 Röhre (2.25 x 15 cm) (Wenn = 0, total = 0, gehe zu C)				
3 Röhre (1 x 15 cm)				
4 Unterlegscheibe über Schraube				
SUBTOTAL	/12	/12	/12	/12

C. Feinmotorik

Kügelchen werden aufgehoben und auf eine Ablage 30 cm oberhalb des Tisches gelegt.

	Datum 1		Datum 2	
	Links	Rechts	Links	Rechts
1 Stahlkugel 6 mm (von einem Kugellager), Ringfinger und Daumen (Wenn = 3, total = 18 gehe zu D)				
2 Glaskugel, 1.5 cm, Zeigefinger und Daumen (Wenn = 0, total = 0 gehe zu D)				
3 Stahlkugel 6 mm, Mittelfinger und Daumen				
4 Stahlkugel 6 mm, Zeigefinger und Daumen				
5 Glaskugel, 1.5 cm, Mittelfinger und Daumen				
6 Glaskugel, 1.5 cm, Zeigefinger und Daumen				
SUBTOTAL	/18	/18	/18	/18

D. Armmotorik

	Datum 1		Datum 2	
	Links	Rechts	Links	Rechts
1 Hand hinter Kopf (Wenn = 3, total = 9 , Ende. Wenn = 0, total = 0 Ende)				
2 Hand auf den Kopf				
3 Hand zum Mund				
SUBTOTAL	/9	/9	/9	/9
TOTAL	/57	/57	/57	/57

Geschicklichkeit der Finger: Nine Hole Peg Test (NHPT)

Testbeschreibung

Der Test beurteilt die Geschicklichkeit der Finger und verlangt geringe proximale motorische Kontrolle der oberen Extremität. Der NHPT zeichnet sich aus durch einen geringen Material- und Zeitbedarf und durch eine gute Praktikabilität. Der wichtigste Nachteil ist wahrscheinlich, dass Patienten mit einer starken Beeinträchtigung der Feinmotorik die Testaufgabe nicht ausführen können.

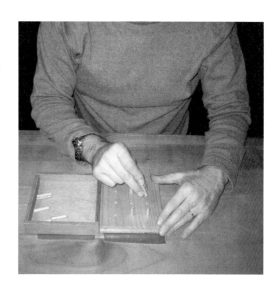

ICF-Klassifikation

Aktivitäten

  d 440   Feinmotorische Aktivitäten der Hand

Praktikabilität

Patientengruppe
Alle Patienten

Zeitaufwand
5 Minuten

Kosten
SFr 50.-

Ausbildung
½ Stunde

Praktische Durchführung
Nach Mathiowetz et al. (1985), übersetzt aus dem Englischen:
Der Patient sitzt auf einem Stuhl am Tisch mit den Händen auf dem Tisch. Das Steckbrett wird zentriert vor den Patienten auf eine rutschfeste Folie gelegt. Der Behälter wird auf

der Seite der zu testenden Hand direkt neben das Steckbrett platziert. Die Stäbchen befinden sich im Behälter. Die dominante Hand wird zuerst getestet. Die folgenden Instruktionen werden gegeben, nachdem der Untesucher den Test kurz demonstriert hat:

Probemessung:
„Ergreifen Sie einen Holzstift nach dem anderen ausschliesslich mit Ihrer rechten (oder linken) Hand und stecken Sie die Holzstifte in beliebiger Reihenfolge in die Löcher, bis alle Löcher gefüllt sind. Dann entfernen Sie einen Holzstift nach dem andern und legen Sie die Holzstifte in den Behälter zurück. Stabilisieren Sie das Steckbrett mit Ihrer linken (oder rechten) Hand.
Dies ist ein Probedurchgang. Achten Sie darauf, wie schnell Sie alle Holzstifte einstecken und wieder herausnehmen können.
Sind Sie bereit? Los!"
Nachdem die Versuchsperson den Probedurchgang ausgeführt hat, sagt der Untersucher: „Dies wird der eigentliche Test sein. Die Instruktionen sind dieselben. Arbeiten Sie so schnell Sie können. Sind Sie bereit? Los!"
[Während des Tests] „Schneller"
[Sobald der letzte Holzstift im Steckbrett steckt,] „Wieder heraus…. schneller!"
Die Stoppuhr wird gestartet, sobald die Versuchsperson den ersten Holzstift berührt und gestoppt, sobald der letzte Holzstift wiederum im Behälter liegt. Der Behälter wird dann auf die andere Seite des Steckbrettes gelegt. Der Test wird auf die selbe Art für die nichtdominante Hand durchgeführt.

Format
Funktionelle Leistung

Skalierung
Sekunden

Subskalen
keine

Reliabilität (Zuverlässigkeit)

„Gut", s. Bemerkungen. Ähnlich wie vom grapic Tablet (Erasmus es al. 2001). Test-retest Spearman's rho = 0.81 (Smith et al. 2001). Intertester Spearman's rho = 0.99 (Smith et al. 2001).

Validität (Gültigkeit)

Guter Zusammenhang mit Feinmotorik-ADL (Croarkin et al. 2004). Gute Korrelation mit dem Perdue Pegboard Test .80-.74 (Smith et al. 2001) und mit einer Tapping Aufgabe (Erasmus et al. 2000).
Mathiowetz et al. (1985) beschreibt Normwerte für gesunde Männer und Frauen unterschiedlicher Altersgruppen (siehe Seite 128).
Oxford et al. (2003) untersuchte die Rolyan® Steckplatte (im Handel erhältlich bei Smith & Nephew) bei gesunden Männern und Frauen mit dem selben Studiendesign wie Mathiowetz et al. (1985). Die Normwerte von Oxford und Mathiowetz zeigten keine signifikanten Unterschiede.

Responsivität (Empfindlichkeit)

Die minimale Veränderung, die als wirkliche Veränderung interpretiert werden kann, ist 20% (Schwid et al. 2000). Die Empfindlichkeit des NHPT ist besser als die vom Expanded Disability Status Scale (Schwid et al. 2000, Goodkin et al. 1988).

Beurteilung

Diagnostik/Befund   empfohlen

Behandlungsplanung   nicht empfohlen

Ergebnis/Verlauf   empfohlen

Prognose   empfohlen

Bemerkungen

Bauanleitung: 9 Dübel 6.4 mm dick, 32 mm lang. Brett 127 x 127 mm, 19 mm dick. Löcher im Brett 7.1 mm Durchmesser, 13 mm tief. 3 x 3 = 9 Löcher mit 32 mm Abstand zwischen den Mittelpunkten der Löcher. Der Behälter misst innen 130 x 130 mm und aussen 143 x 143 mm (= Wanddicke 6,5mm). Die Höhe des Randes ist aussen 30 mm und innen 22 mm (= Bodendicke 8 mm).

Wade (1992) beschreibt in seinem Buch andere Masse, die nicht den ursprünglichen Massen entsprechen.

Die Empfehlung gilt für Patienten mit einer mittelmässig eingeschränkten Feinmotorik. Für Patienten mit starker Beeinträchtigung ist der Test ungeeignet. Die Variabilität bei Test-Retest ist so gross, dass erst Veränderungen ab 20% als wirkliche Veränderung interpretiert werden können. Es ist oft schwer in der Behandlung so grosse Veränderungen zu erreichen. 20% ist jedoch eine übliche Zahl bei vergleichbaren Tests. Durch Mehrfachtestung und Errechnung des Durchschnitts können kleinere Unterschiede sicher erfasst werden: Bei 2 Mal 14%, bei 4 Mal 10%.

Heller et al. (1987) untersuchte mehrere Messungen um die Erholung der Arm-Handfunktion nach Hemiplegie zu messen und kamen dabei zum Ergebnis, dass die Messung vom Tapping mit dem Finger keine zusätzliche Information gab zum Nine Hole Peg Test.

Literatur

Literatursuche: PubMed, 04/2005

Croarkin E, Danoff J, Barnes C. Evidence-based rating of upper-extremity motor function tests used for people following a stroke. Phys Ther. 2004 Jan;84(1):62-74.

Erasmus LP, Sarno S, Albrecht H, Schwecht M, Pollmann W, Konig N. Measurement of ataxic symptoms with a graphic tablet: standard values in controls and validity in Multiple Sclerosis patients. J Neurosci Methods. 2001 Jul 15; 108 (1): 25-37.

Goodkin DE, Hertsgaard D, Seminary J. Upper extremity function in multiple sclerosis: improving assessment sensitivity with box-and-block and nine-hole peg tests. Arch Phys Med Rehabil. 1988 Oct; 69 (10): 850-4.

Heller A, Wade DT, Wood VA, Sunderland A, Hewer RL, Ward E. Arm function after stroke: measurement and recovery over the first three months. J Neurol Neurosurg Psychiatry. 1987 Jun; 50 (6): 714-9.

Kellor M, Frost J, Silberberg N, Iversen I, Cummings R. Hand Strength and Dexterity. Am J Occupational Ther. 1971, 25: 77-83.

Mathiowetz V, Weber K, Kashman N, Volland G. Adult Norms for the Nine Hole Peg Test of Finger Dexterity. Occupational Ther J Research. 1985, 5: 24-38.

Oxford Grice K, Vogel KA, Le V, Mitchell A, Muniz S, Vollmer MA. Adult norms for a commercially available Nine Hole Peg Test for finger dexterity. Am J Occup Ther. 2003 Sep-Oct;57(5):570-3.

Schwid SR, Goodman AD, Apatoff BR, Coyle PK, Jacobs LD, Krupp LB, Miller AE, Wende KE, Brownscheidle CM. Are quantitative functional measures more sensitive to worsening MS than traditional measures? Neurology. 2000 Dec 26; 55 (12): 1901-3.

Smith YA, Hong E, Presson C. Normative and validation studies of the Nine-hole Peg Test with children. Percept Mot Skills. 2000 Jun; 90: 823-43.

Sunderland A, Tinson DJ, Bradley EL, Fletcher D, Langton Hewer R, Wade DT. Enhanced physical therapy improves recovery of arm function after stroke. A randomized controlled trial. Journal of Neurology Neurosurgery and Psychiatry. 1992. 55: 530-535.

Wade, DT. Measurement in Neurological Rehabilitation. Oxford University Press. 1992.

Normwerte Nine Hole Peg Test (NHPT)

Mathiowetz et al. (1985)

		Männer			Frauen		
Alter	Hand	Mean	Low	High	Mean	Low	High
20 - 24	R	16.1	13	22	15.8	12	22
	L	16.8	13	23	17.2	14	26
25 – 29	R	16.7	14	21	15.8	13	23
	L	17.7	15	21	17.2	15	25
30 – 34	R	17.7	14	24	16.3	13	20
	L	18.7	14	24	17.8	15	22
35 – 39	R	17.9	15	26	16.4	14	20
	L	19.4	14	28	17.3	15	21
40 – 44	R	17.7	14	22	16.8	14	23
	L	18.9	16	24	18.6	15	24
45 – 49	R	18.8	15	24	17.3	13	23
	L	20.4	15	27	18.4	16	24
50 – 54	R	19.2	15	22	18	14	24
	L	20.7	16	25	20.1	16	26
55 – 59	R	19.2	14	25	17.8	14	26
	L	21.0	17	27	19.4	16	24
60 – 64	R	20.3	15	25	18.4	15	22
	L	21.0	18	27	20.6	17	25
65 – 69	R	20.7	15	29	19.5	16	25
	L	22.9	18	30	21.4	17	26
70 – 74	R	22.0	17	30	20.2	15	26
	L	23.8	16	33	22	18	27
75 +	R	22.9	17	35	21.5	17	31
	L	26.4	19	37	24.6	18	35
Alle	R	19.0	13	35	17.9	12	31
	L	20.6	13	37	19.6	14	35

Mean = Durchschnittswert; Low = Tiefstwert; High = Höchstwert

Arm-Hand-Funktion: Wolf Motor Function Test (WMFT)

Testbeschreibung

Der WMFT wurde ursprünglich von Wolf et al. entwickelt, um die Wirksamkeit der CIMT (constraint induced movement therapy) in Studien mit Patienten nach Schlaganfall oder Schädel-Hirn-Trauma zu evaluieren (Wolf et al. 1989, Taub et al. 1993).

In seiner ursprünglichen Form beinhaltete der Test 21 einfache Aufgaben, die in Abfolge ihrer Komplexität aufgeteilt waren. Die aktuelle Version, die von Wolf et al. empfohlen wird, beinhaltet 17 Aufgaben von denen zwei einfache Kraftmessungen sind, die in der weiteren Beurteilung nicht beinhaltet sind. (Wolf et al. 2001).

Der WMFT bewertet die Fähigkeit, die obere Extremität in einfachen oder komplexen Bewegungen bzw. funktionellen Tätigkeiten einzusetzen.

Dabei werden die Patienten beauftragt, die gestellten Aufgaben so schnell wie möglich durchzuführen. Bewertet werden neben der Dauer, die zur Durchführung der Aufgaben benötigt wird, auch die funktionelle Fähigkeit, d.h. die Qualität des Einsatzes der oberen Extremität. Der Test benötigt wenig Material zur Durchführung, die Ausbildungszeit zur Durchführung des Tests ist gering.

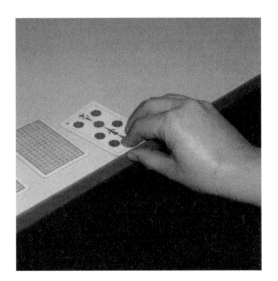

ICF-Klassifikation

Aktivitäten

    d 430 Gegenstände anheben und tragen
    d 440   Feinmotorische Aktivitäten der Hand

Die Körperfunktionen Muskelkraftfunktionen (b 730) und Kontrolle von Willkürbewegungen (b 760) werden im Gesamtscore nicht erfasst.

Praktikabilität

Patientengruppe
Patienten nach Schlaganfall oder Schädel-Hirn-Trauma (SHT)

Zeitaufwand
max. 30 Minuten

Kosten
keine

Ausbildung
1 Stunde

Praktische Durchführung:
Der Patient sitzt auf einem normalen Stuhl neben (Aufgabe 1-4) bzw. vor einem Tisch (Aufgabe 5-14), beide Füsse stehen auf dem Boden. Die Aufgabe 15 wird im Stehen durchgeführt. Ziel des Tests ist es, die einzelnen Aufgaben so schnell wie möglich durchzuführen, wobei die Testung einzelner Items abgebrochen wird, wenn die dafür benötigte Zeit 2 Minuten überschreitet. Bewertet wird ebenfalls die Qualität der Durchführung anhand einer Fähigkeitsskala, die sich in sechs Teile gliedert:

0   Der betroffene Arm wird nicht eingesetzt
1   Der betroffene Arm wird nicht funktionell eingesetzt, es wird aber versucht, ihn zu benutzen. Bei unilateralem Gebrauch kann die betroffene Seite von der nicht betroffenen Seite unterstützt werden.
2   Der betroffene Arm wird eingesetzt, benötigt aber Unterstützung vom nicht betroffenen Arm für kleinere Korrekturen oder den Wechsel der Position.
    Oder: es werden mehr als zwei Versuche zur Ausführung benötigt.
    Oder: die Ausführung erfolgt sehr langsam.
    Bei bimanuellen Tätigkeiten dient der betroffene Arm als „Hilfshand/ Hilfsarm" oder zur Stabilisierung.
3   Der betroffene Arm führt die Bewegung durch, jedoch ist diese durch Massensynergien beeinflusst oder wird langsam und/ oder mit viel Kraft durchgeführt.
4   Der betroffene Arm führt die Bewegung durch, diese ist annähernd normal (*), wird aber langsamer, weniger präzis, oder mit Defiziten in der Feinmotorik oder im Bewegungsfluss durchgeführt.
5   Der betroffene Arm führt die Bewegung normal (*) durch.

(*) Wolf empfiehlt zur Bestimmung der Normalität den Vergleich mit der weniger betroffenen Seite.

Der Test beinhaltet folgende Aufgaben:
1. Schulterabduktion: Der Unterarm wird seitlich auf den Tisch gelegt
2. Schulterabduktion: Der Unterarm wird seitlich vom Tisch auf eine Kiste (ca. 25cm) gelegt
3. Ellbogenextension: Der Ellbogen wird seitlich über den Tisch gestreckt
4. Ellbogenextension: Der Ellbogen wird seitlich über den Tisch gestreckt, dabei wird ein Gewicht weggeschoben
5. Schulterflexion: Die Hand wird auf den Tisch gelegt
6. Schulterflexion: Die Hand wird vom Tisch auf eine Kiste gelegt
7. Ellbogenflexion: Ein Gegenstand (450g) wird durch Flexion des Ellbogens zum Körper herangezogen
8. Eine Getränkedose zum Mund führen
9. Einen Stift mit dem 3-Finger-Spitzgriff aufnehmen
10. Eine Büroklammer mit dem Pinzettengriff aufnehmen

11. Drei Spielsteine aufeinander stapeln
12. Drei Spielkarten umdrehen
13. Einen Schlüssel im Schlüsselloch im Pinzettengriff aus der Ausgangsstellung 90° nach rechts und links drehen
14. Ein Handtuch falten (1x längs, 1x quer)
15. Einen Korb (1350g) anheben und auf einen Nachttisch stellen

Format
Funktionelle Leistung

Skalierung
Ordinalskalierung mit einer Skala von 0 bis 5 Punkten

Subskalen
keine

Reliabilität (Zuverlässigkeit)

Die Zuverlässigkeit des Tests wird als sehr hoch angegeben. Morris et al. (2001) konnten bei 24 Patienten über ein Jahr nach einem Schlaganfall eine Intertester-Reliabilität von .97 für die benötigte Zeit und von .88 für die Bewertung der Durchführung feststellen (Morris et al. 2001). Die wiederholte Anwendung ergab eine Zuverlässigkeit von .90 für die benötigte Zeit und von .95 für die Durchführung. Wolf et al. konnten eine Intertester Reliabilität zwischen .97 und .99 nachweisen (Wolf et al. 2001).

Validität (Gültigkeit)

In einem Vergleich bei 19 Patienten konnte eine grosse Übereinstimmung zwischen dem WMFT und dem Fugl-Meyer Motor Assessment (FMA) festgestellt werden (p<.002, Wolf et al. 2001). Die Korrelation mit dem FMA ist auch für subakute Schlaganfallpatienten gegeben, wobei die Werte des WMFT eine bessere Unterscheidung bei motorisch schlechteren Patienten aufweisen als der FMA (Wolf et al. 2005). Der WMFT ist geeignet für die Beurteilung der motorischen Fähigkeiten und für die Planung der Behandlung. Eine schlechtere Handfunktion nach einem CVI korreliert mit einer schlechteren Erholung der Handfunktion. Es liegen aber keine Studienresultate vor, welche eine konkrete Prognose mit dem WMFT ermöglichen.

Responsivität (Empfindlichkeit)

Keine Angaben

Beurteilung

Diagnostik/Befund	empfohlen
Behandlungsplanung	empfohlen
Ergebnis/Verlauf	empfohlen
Prognose	nicht empfohlen

Bemerkungen

Nachdem der Test in seiner ursprünglichen Version lediglich erschaffen wurde, um die Effektivität des CIMT (constraint induced movement therapy, vorher „forced-use-therapy") zu untersuchen, hat sich das Instrument aufgrund seiner einfachen Handhabung und den sehr guten Gütekriterien (psychometrischen Kriterien) zu einem nennenswerten Assessment zur Messung des motorischen Fortschritts der oberen Extremität bei neurologischen Patienten entwickelt.

Literatur

Literatursuche: PubMed; 11/2005

Morris DM, Uswatte G, Crago JE, Cook EW 3rd, Taub E. The reliability of the wolf motor function test for assessing upper extremity function after stroke. Arch Phys Med Rehabil. 2001 Jun;82(6):750-5.

Taub E, Miller NE, Novack TA, Cook EW 3rd, Fleming WC, Nepomuceno CS, Connell JS, Crago JE. Technique to improve chronic motor deficit after stroke. Arch Phys Med Rehabil. 1993 Apr;74(4):347-54.

Wolf SL, Lecraw DE, Barton LA, Jann BB. Forced use of hemiplegic upper extremities to reverse the effect of learned nonuse among chronic stroke and head-injured patients. Experimental Neurology. 1989 104(2): 125-132.

Wolf SL, Catlin PA, Ellis M, Archer AL, Morgan B, Piacentino A. Assessing Wolf motor function test as outcome measure for research in patients after stroke. Stroke. 2001 Jul;32(7):1635-9.

Wolf SL, Thompson PA, Morris DM, Rose DK, Winstein CJ, Taub E, Giuliani C, Pearson SL. The EXCITE trial: attributes of the Wolf Motor Function Test in patients with subacute stroke. Neurorehabil Neural Repair. 2005 Sep;19(3):194-205.

Formular Wolf Motor Function Test (WMFT)

Name Patient: _____ Geburtsdatum: _____

Name Beurteiler: _____

Datum: _____

Aufgabe	benötigte Zeit (s)	Funktionelle Fähigkeit
1. Unterarm auf Tisch	_____	0 – 1 – 2 – 3 – 4 – 5
2. Unterarm auf Kiste	_____	0 – 1 – 2 – 3 – 4 – 5
3. Ellbogen Extension	_____	0 – 1 – 2 – 3 – 4 – 5
4. Ellbogen Extension mit Gewicht	_____	0 – 1 – 2 – 3 – 4 – 5
5. Hand auf Tisch	_____	0 – 1 – 2 – 3 – 4 – 5
6. Hand auf Kiste	_____	0 – 1 – 2 – 3 – 4 – 5
7. Flexion Ellbogen mit Gewicht	_____	0 – 1 – 2 – 3 – 4 – 5
8. Dose zum Mund	_____	0 – 1 – 2 – 3 – 4 – 5
9. Stift greifen	_____	0 – 1 – 2 – 3 – 4 – 5
10. Büroklammer greifen	_____	0 – 1 – 2 – 3 – 4 – 5
11. Spielsteine stapeln	_____	0 – 1 – 2 – 3 – 4 – 5
12. Spielkarten umdrehen	_____	0 – 1 – 2 – 3 – 4 – 5
13. Schlüssel drehen	_____	0 – 1 – 2 – 3 – 4 – 5
14. Handtuch falten	_____	0 – 1 – 2 – 3 – 4 – 5
15. Korb hochheben	_____	0 – 1 – 2 – 3 – 4 – 5
TOTAL		_____

Mobilität

Mobilität und Körperfunktion: Chedoke McMaster Stroke Assessment

Testbeschreibung

Dieser Test besteht aus einer Aktivitätsskala, welche die Selbständigkeit bei Lagewechsel und Mobilität erfasst, und aus 6 weitere Skalen für Schulterschmerzen, Haltungskontrolle (Gleichgewicht) und aktive Bewegung der Extremitäten (4 Skalen für Arm, Hand, Bein und Fuss).

Ein ausführliches Testmanual ist auf der mitgelieferten CD-ROM zu finden.

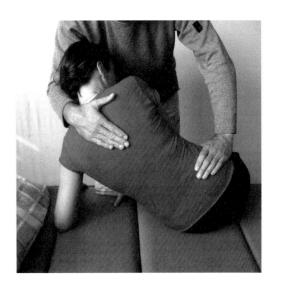

ICF-Klassifikation

Aktivitäten

1-2	Rückenlage zur Seitenlage	d 410 Eine elementare Körperposition wechseln
3	Seitenlage Langsitz	d 410 Eine elementare Körperposition wechseln
4-5	Seitenlage zum Sitzen	d 410 Eine elementare Körperposition wechseln
6	Stehenbleiben	d 4154 In stehender Position verbleiben
7-8	Transfer Rollstuhl-Behandlungsliege	d 420 Sich verlagern
9-10	Vom Stuhl oder Stand zum Langsitz auf den Boden	d 410 Eine elementare Körperposition wechseln
11.	Gehen im Haus 25 m	d 450 Gehen
12.	Gehen ausser Haus, über unebene Unterlagen, -150 m	d 4502 Gehen auf unterschiedlichen Unterlagen

13. Gehen ausser Haus 900 m	d 4502 Lange Entfernungen gehen
14. Treppen hinauf und hinunter gehen	d 4551 Steigen (Treppen)
15. Altersentsprechende Gehstrecke in 2 Min.	d 450 Gehen
Alle Items werden auf einer Skala von 1-7 beurteilt. Dabei werden die Benützung von Hilfsmittel und die Hilfestellung berücksichtigt.	e 1201 Hilfsmittel zur Unterstützung der Mobilität (Gehhilfen)
	e 1151 Hilfsmittel im täglichen Leben (Orthesen)
	e 340 Persönliche Hilfs- und Pflegepersonen
Köperfunktionen	
Skala für Schulterschmerzen	b 280 Schmerzen
	Schulterschmerzen werden beurteilt durch die Beobachtung von Schmerzen während den üblichen Aktivitäten in der Rehabilitation, insbesondere beim Waschen (d510) und Anziehen (d540), und Schmerzen bei passiven Bewegungen der Schulter (b 710),
Skala für Haltungskontrolle	b 755 Funktionen der unwillkürliche Bewegungsreaktionen (einschliesslich Gleichgewichtsreaktionen)
	Die Haltungskontrolle wird beurteilt durch die Beobachtung von: Eine Körperposition wechseln (d 410) und In eine Körperposition verbleiben (d 415), Sich verlagern (d 420)
Skalen für Arm, Hand, Bein und Fuss	b 735 Muskeltonus
	b 750 Motorische Reflexe
	b 760 Kontrolle von Willkürbewegungen

Praktikabilität

Patientengruppe
Hemiplegie,
Aktivitätsskala allgemein anwendbar

Zeitaufwand
Subskalen je ca. 10 Minuten, 1 Std insgesamt für 7 Subskalen

Kosten
keine

Ausbildung
4 Stunden für die theoretischen Grundlagen und für die praktische Anwendung

Praktische Durchführung
Instruktion der Aufgaben (verbal/vormachen/passiv), Beurteilung anhand der Kriterien

Format
aktiver Test

Skalierung
Aktivität: 14-100 Punkte
6 Subskalen für Körperstruktur und Funktion: Punkte 1-7

Subskalen
7 Subskalen:
Die Subskala Mobilität zählt 14 Aufgaben. Diese können wiederum als Subskalen betrachtet werden da sie einzeln 1-7 Punkte erhalten. Beispiele: Liegen zum Sitzen, Aufstehen, Gehen im Haus, Gehen ausser Haus. Skore 1 (totale Hilfe) bis 7 (selbständig, altersentsprechend normal) analog der FIM Skala.

6 Subskalen für folgende Körperfunktionen: Schulterschmerzen, Haltungskontrolle und die Motorische Kontrolle von Bein, Fuss, Arm und Hand: Score 1-7.

Reliabilität (Zuverlässigkeit)

Intratester-Reliabilität Körperstruktur: 32 Patienten 2-36 Wochen nach einem CVI wurden von einem Physiotherapeuten untersucht und auf Video aufgenommen. Diese Videos wurden nach 2 Wochen nochmals beurteilt. ICC 0.93-0.98 für die Subskalen und 0.98 für den Totalscore (Gowland et al. 1993a).

Intertester-Reliabilität Körperstruktur und Aktivität: 32 Patienten 2-36 Wochen nach einem CVI wurden während einer Woche von jeweils 2 unterschiedlichen PhysiotherapeutInnen untersucht. ICC 0.85-0.96 für die Subskalen Körperstruktur, 0.97 für den Totalscore und 0.98 für die Subskala der Aktivitäten (Gowland et al. 1993b).

Validität (Gültigkeit)

Es ist unseres Erachtens nicht nötig die deutsche Übersetzung durch Rückübersetzung zu validieren, da es um eindeutige Begriffe geht wie ‚10 Meter Gehen', und ‚mit der Hand das Knie berühren'.
Valach et al. (2003) fanden in einem Rehabilitationszentrum bei 127 Patienten mit einem CVI eine gute Korrelation der Subskala Aktivität mit dem Barthel Index, $r2=0.77$. Die Subskala Aktivität korreliert auch gut mit den Mobilitäts-Items der FIM ($r=0.90$, $p<0.001$, Gowland et al. 1993). Die Subskalen Körperstruktur und Funktion korrelieren gut ($r = 0.76$-0.95) mit Items des Fugl-Meyer Assessment, eine akzeptierte Messung.

Responsivität (Empfindlichkeit)

Die Responsivität der Chedoke-Aktivitätsskala ist besser als die der FIM (Gowland et al. 1993a).

Beurteilung

Diagnostik/Befund	empfohlen
Behandlungsplanung	empfohlen
Ergebnis/Verlauf	empfohlen
Prognose	empfohlen

Bemerkungen

Klinische Anwendung: Auswahl der relevanten Subskalen ist üblich und reduziert den Aufwand.

Das Assessment ist sehr hilfreich für die Behandlungsplanung und das Management (Schulterschmerzen).

Die erste Untersuchung der Intratester-Reliabilität durch wiederholte Beurteilung von Videoaufnahmen (Gowland et al. 1993a) berücksichtigt nicht die Patientenvariabilität bei wiederholter Durchführung. Bei der zweiten Untersuchung (Gowland et al. 1993b) wurden die Patienten von 2 unabhängige Therapeuten untersucht. Auch hier war die Reliabilität sehr gut.

Der Abschnitt Aktivität wurde noch nicht bei anderen Patientengruppen untersucht. Da die Messung im Wesentlichen ähnlich ist wie die FIM und der Barthel Index, kann sie in der klinischen Arbeit allgemein verwendet werden.

Literatur

Literatursuche: PubMed, 04/2005

Gowland C, Stratford P, Ward M, Moreland J, Torresin W, Van Hullenaar S, Sanford J, Sanford J, Barreca S, Vanspall B, Plews N.. Measuring physical impairment and disability with the Chedoke McMaster Stroke Assessment. Stroke. 1993a; 24-1:58-63.

Gowland C, Stratford P, Ward M, Moreland J. Stroke Rehabilitation: validation of a physical impairment and disability measure. Hamilton: McMaster Press.1993b.

Valach L, Signer S, Hartmeier A, Hofer K, Steck GC. Chedoke-McMaster stroke assessment and modified Barthel Index self-assessment in patients with vascular brain damage. Int J Rehabil Res. 2003 Jun; 26(2): 93-9.

Chedoke-McMaster Stroke Assessment (siehe Manual auf CD-ROM)

Name, Vorname
Krankheitsbeginn
Geb
Eintritt
Diagnose

Datum	
Aktivität (ATL)	../100
Schulterschmerzen	... / 7
Haltungskontrolle	... / 7
Arm	... / 7
Hand	... / 7
Bein	... / 7
Fuss	... / 7
Prüfer	

Bewertung der Items
Selbständig
7 Ganz selbständig   (normale Zeit)
6 Angepasst selbständig   (Anpassung)
Teilweise auf Hilfe angewiesen
5 Aufsicht
4 Minimale Hilfe   (25%)
3 Mittelmässige Hilfe   (50%)
Vollständig auf Hilfe angewiesen
2 Maximale Hilfe   (75%)
1 Totale Hilfe   (100%)

Gehhilfen:
Rollator ☐
4 Punktestock ☐
Handstock ☐
Schiene ☐

zu Punkt 15:
Personen unter 70 Jahren: > 95m
Personen über 70 Jahre: > 85m

Aktivität (Activity)   Datum:

1. Von der Rückenlage zur Seitenlage auf der besseren Seite
2. Von der Rückenlage zur Seitenlage auf der betroffenen Seite
3. Von der Seitenlage (SL) auf der besseren Seite zum Langsitz
4. Von d. SL auf der besseren Seite zum Sitzen am Rand der Behandlungsbank
5. Von d. SL auf der betroffenen Seite zum Sitzen am Rand d. Behandlungsbank
6. Stehenbleiben
7. Transfer auf die Behandlungsbank und zurück über die bessere Seite
8. Transfer auf die Behandlungsbank und zurück über die betroffene Seite
9. Transfer vom Stuhl zum Langsitz auf den Boden und zurück
10. Transfer aus dem Stand zum Langsitz auf den Boden und zurück
11. Gehen im Haus 25 m
12. Gehen im Freien, über unebene Unterlagen, Rampen, Randsteine -150 m
13. Gehen im Freien 900 m
14. Treppen hinauf und hinunter gehen
15. Altersentsprechende Gehstrecke in 2 Minuten (2 Punkte)
    Abstand .... Meter   **TOTAL..../100**

Gehgeschwindigkeit / Gehtests mit Zeitnahme

Testbeschreibung

Gemessen wird je nach Test die Zeit, die benötigt wird, eine definierte Strecke zu gehen (z.B. 10m-Gehtest) oder die Strecke, die während einer definierten Zeit zurückgelegt wird (z.B. 6min-Gehtest). Es bestehen Tests für kürzere und längere Strecken/Zeitabschnitte. Aus diesen Angaben lässt sich dann die Gehgeschwindigkeit berechnen.

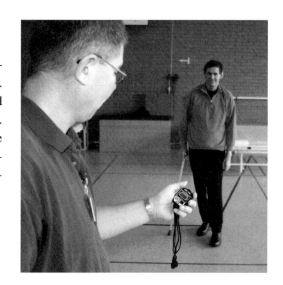

ICF-Klassifikation

Körperfunktionen
    b 455 Funktionen der Kardiorespiratorischen Belastbarkeit
    b 770 Funktionen der Bewegungsmuster beim Gehen

Aktivitäten
    d 450 Gehen

Praktikabilität

Patientengruppe
Patienten mit Beeinträchtigung des Gehens

Zeitaufwand
wenige Minuten

Kosten
Kosten einer Stoppuhr

Ausbildung
30 Minuten

Praktische Durchführung
Der Patient wird aufgefordert, entweder in seinem bevorzugten oder mit maximalem Tempo unter Zuhilfenahme der notwendigen Gehhilfen (inklusive Assistenz) über eine definierte Strecke (5m, 10m oder 20m) oder während einer definierten Zeit (6min) zu gehen. Gemes-

sen wird die dafür notwendige Zeit bzw. Strecke und das verwendete Hilfsmittel.

Format
Zeit in Sekunden oder Strecke in Metern bzw. Gehgeschwindigkeit.

Skalierung
Sekunden, Meter, Beschreibung der Gehhilfen

Subskalen
keine

Reliabilität (Zuverlässigkeit)

Die Übereinstimmung von zwei 6min Gehtests, die innerhalb von 10 Tagen mit 23 Patienten nach Hirnverletzung gemessen wurden, war ausgezeichnet (ICC=0.94), (Mossberg 2003).
Eine ebenso hohe Reliabilität zeigte sich bei Patienten nach Schlaganfall (0.95-0.99), (Green et al. 2002) und nach Querschnittlähmung (>0.97), (van Hedel et al. 2005).

Validität (Gültigkeit)

Bei älteren Patienten ohne neurologische Erkrankung wird die Gehgeschwindigkeit reduziert durch: kleine Körpergrösse, hohes Alter, höheres Körpergewicht, weibliches Geschlecht, beeinträchtigte Wahrnehmung, kurzer Korridor (mehrere Drehungen), Atembeschwerden, Herzkrankheit (Enright et al. 2003). Weiter gilt zu beachten, dass bei wiederholter Anwendung Lerneffekte teilweise ein besseres Resultat bestimmen (Wu et al. 2003).
Bei 10 Patienten mit traumatischer Hirnverletzung zeigte der Vergleich der maximalen und selbst gewählten Gehgeschwindigkeit in der Klinik und in einem Einkaufszentrum eine schlechte Korrelation (ICC=-0.24 bis 0.63). Die Patienten konnten in der Klinik schneller gehen. Am ähnlichsten war die selbst gewählte Gehgeschwindigkeit (Moseley et al. 2004).
Eine Untersuchung mit 46 Patienten mit verschiedenen neurologischen Gesundheitsstörungen zeigte eine hohe Reliabilität. Die gemessene Gehgeschwindigkeit vermochte langsame von schnellen und Patienten mit Störungen der Sensibilität von solchen ohne zu unterscheiden. Zudem war man in der Lage, die Notwendigkeit von Gehhilfen zu bestimmen (Rossier et al. 2001).
Die bei 50 Patienten gemessene Gehgeschwindigkeit, innerhalb der ersten 8 Tage nach Schlaganfall, zeigte eine Aussagekraft über die Notwendigkeit einer anschliessenden Rehabilitation oder direkten Entlassung nach Hause (Dean et al. 2001). In der gleichen Studie wurde die Responsivität untersucht. Sie war am besten für den Gehtest über 5m bei welchem die Patienten ihr eigenes Tempo wählen durften.
Die über eine Strecke von 10 m gemessene Gehgeschwindigkeit von 14 Patienten nach Schlaganfall war höher als diejenige über eine längere Strecke (Dean et al. 2001).
Die bei Patienten nach Hirnverletzung mit einer Stoppuhr gemessene Gehgeschwindigkeit stimmte hoch überein mit derjenigen, die mit Infrarot-Lichtschranken gemessen wurde (ICC=0.998), (van Loo et al. 2003).

Responsivität (Empfindlichkeit)

Die selbstgewählte Gehgeschwindigkeit gemessen über eine Strecke von 5m bei 50 Patienten nach Schlaganfall zeigte im Vergleich zu

10m Gehtest, Barthel Index, Berg Balance Scale und Stroke Rehabilitation Assessment of Movement (STREAM) die höchste Responsivität (Salbach et al. 2001).

Beurteilung

Diagnostik/Befund	**empfohlen**
Behandlungsplanung	**empfohlen**
Ergebnis/Verlauf	**empfohlen**
Prognose	**empfohlen**

Literatur

Literatursuche PubMed, 20.2.2005

Enright PL. The six-minute walk test. Respir Care. 2003 Aug;48(8):783-5.

Wu G, Sanderson B, Bittner V. R The 6-minute walk test: how important is the learning effect? Am Heart J. 2003 Jul;146(1):129-33.

Moseley AM, Lanzarone S, Bosman JM, van Loo MA, de Bie RA, Hassett L, Caplan B. Ecological validity of walking speed assessment after traumatic brain injury: a pilot study. J Head Trauma Rehabil. 2004 Jul-Aug;19(4):341-8.

Rossier P, Wade DT. Validity and reliability comparison of 4 mobility measures in patients presenting with neurologic impairment. Arch Phys Med Rehabil. 2001 Jan;82(1):9-13.

Dean CM, Richards CL, Malouin F. Related Walking speed over 10 metres overestimates locomotor capacity after stroke. Clin Rehabil. 2001 Aug;15(4):415-21.

van Loo MA, Moseley AM, Bosman JM, de Bie RA, Hassett L. Inter-rater reliability and concurrent validity of walking speed measurement after traumatic brain injury. Clin Rehabil. 2003 Nov;17(7):775-9.

Mossberg KA. Reliability of a timed walk test in persons with acquired brain injury. Am J Phys Med Rehabil. 2003 May;82(5):385-90.

Green J, Forster A, Young J. Related Reliability of gait speed measured by a timed walking test in patients one year after stroke.Clin Rehabil. 2002 May;16(3):306-14. 9.

van Hedel HJ, Wirz M, Dietz V. Related Assessing walking ability in subjects with spinal cord injury: validity and reliability of 3 walking tests. Arch Phys Med Rehabil. 2005 Feb;86(2):190-6.

Salbach NM, Mayo NE, Higgins J, Ahmed S, Finch LE, Richards CL. Responsiveness and predictability of gait speed and other disability measures in acute stroke. Arch Phys Med Rehabil. 2001 Sep;82(9):1204-12.

Gehfähigkeit:
Functional Ambulation Categories (FAC)

Testbeschreibung

Mit dem FAC wird die Gehfähigkeit anhand des Ausmasses der Hilfestellung beim Gehen beschrieben.
Mit einer einfachen Skalierung wird der aktuelle Mobilitätszustand des Patienten eingeteilt. Diese Einteilung beschreibt relevante "Meilensteine" der Mobilität.

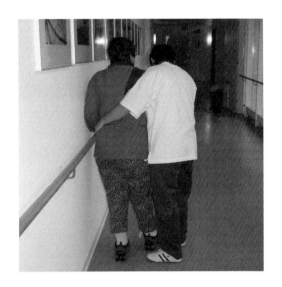

ICF-Klassifikation

Aktivitäten	d 450 Gehen
	e 340 persönliche Hilfs- und Pflegepersonen

Praktikabilität

Patientengruppe
Patienten mit Hemiplegie (alle Ursachen) / MS

Zeitaufwand
1 Minute

Kosten
keine

Ausbildung
keine

Praktische Durchführung
Die Gehfähigkeit des Patienten wird im Alltag/während der Behandlung beobachtet – diese wird anhand einer 6er Skala (0-5) bewertet. Es wird keine Bewertung der benötigten Hilfsmittel gemacht.

Format
Direkte Beobachtung

Skalierung
Ordinalskala (0-5 Punkte)

Subskalen
keine

Reliabilität (Zuverlässigkeit)

In der Literatur werden keine Angaben hinsichtlich wissenschaftlicher Gütekriterien angegeben.

Validität (Gültigkeit)

Siehe Reliabilität

Responsivität (Empfindlichkeit)

Siehe Reliabilität

Beurteilung

Diagnostik/Befund:	empfohlen
Behandlungsplanung	teilweise empfohlen
Ergebnis/Verlauf	empfohlen

Prognose nicht anwendbar

Bemerkungen

Obwohl das Assessment keine besonderen Gütekriterien besitzt, wird es als ein Outcomeparameter in unzähligen Studien zur Gehfähigkeit von neurologischen Patienten verwendet. Der Grund liegt vermutlich in der (sehr) einfachen und schnellen Durchführbarkeit und den für Patienten durchaus relevanten Einteilungen des Outcomes, welche in vielen Fällen entscheidend für eine Heimkehr in das gewohnte häusliche Umfeld ist.
So werden Patienten mit einem FAC von 0 oder 1 nur mit maximaler Hilfestellung in ein häusliches Umfeld integriert werden können.
Ein FAC von 2 oder 3 führt in vielen Fällen zu einer eingeschränkten Gehfähigkeit, auch mit „nicht-therapeutischen-pflegerischen" Hilfspersonen.
Ein FAC von 4 oder 5 eröffnet in den meisten Fällen (aus motorischer Sicht) die Chance auf eine Rückkehr in das gewohnte häusliche Umfeld.
Es erscheint sinnvoll, den FAC mit verschiedenen anderen, einfachen Messinstrumenten zur Messung der Gehfähigkeit. (z.B. einem Timed Walking Test) zu kombinieren.

Literatur

Literatursuche: PubMed; 07/2005

Holden MK, Gill KM, Magliozzi MR. Gait Assessment for neurologically impaired Patients. Standarts for outcome assessment. Phys Ther. 1986, Oct;66(10): 1530-9

Collen MF, Wade DT, Bradshaw CM, Mobility after stroke: Reliability of measures of Impairment and Disablity. Int Disabil Studies. 1990 Jan-Mar; 12(1):6-9.

Manual Functional Ambulation Categories (FAC)

	Kategorie	Hilfestellung
0	unfähig	Patient kann nicht gehen oder benötigt Hilfe von 2 oder mehr Personen
1	abhängig Level 2	Patient benötigt dauerhafte Unterstützung von 1 Person, die bei Gewichtsübernahme und Balance hilft
2	abhängig Level 1	Patient benötigt kontinuierlichen oder zeitweise Unterstützung von einer Person, die bei der Balance und der Koordination hilft
3	abhängig unter Supervision	Patient benötigt verbale Überwachung oder 'Standby-Hilfe' von 1 Person ohne Berührung
4	unabhängig auf ebenem Boden	Patient kann frei auf ebenem Grund laufen, benötigt aber Hilfe für Treppen, Schwellen oder unebene Untergründe
5	unabhängig	Patient kann unabhängig überall gehen

Gehen bei Patienten mit Querschnittlähmung: Walking Index for Spinal Cord Injury (WISCI II)

Testbeschreibung

Mit Hilfe des Walking Index for Spinal Cord Injury (WISCI) kann die Gehfähigkeit von Patienten mit einer Querschnittlähmung beschrieben werden. Er besteht aus einer 19 (WISCI) bzw. 21 stufigen* (WISCI II), ordinalen Skalierung. Die Ausprägungsgrade der einzelnen Kategorien orientieren sich am Bedarf an sowie der Art von Schienen, Gehhilfen und Assistenz für die Bewältigung einer Strecke von 10 m. Der Patient muss also nicht eine bestimmte Aufgabe erfüllen, es wird lediglich beobachtet, ob er Schienen, Gehhilfen oder Hilfspersonen für das Gehen benötigt.

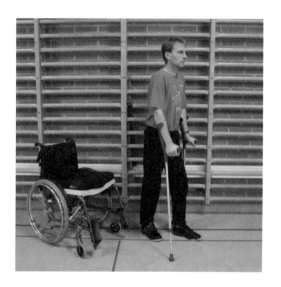

ICF-Klassifikation

Aktivitäten	
	d 450 Gehen
	d 4500 kurze Entfernungen gehen
	e 1201 Hilfsmittel zur persönlichen Mobilität
	e 1151 Hilfsmittel im täglichen Leben (Orthesen
	e 340 Persönliche Hilfs- und Pflegepersonen

Praktikabilität

Patientengruppe
Patienten mit Querschnittlähmung

Zeitaufwand
5 Minuten

Kosten
keine

Ausbildung
Einführung ca. 0.5 Stunden

Praktische Durchführung
Der Patient wird beobachtet und in einem Formular wird die entsprechende WISCI - Kategorie angekreuzt.

Format
Funktioneller Test

Skalierung
Ordinalskala von 0 (nicht steh -und gehfähig) – 20 (gehen ohne Hilfsmittel, Schienen und Assistenz).

Subskalen
keine (es können jedoch arbiträr Subskalen gebildet werden z.B. selbständige/ unselbständige Gehfähigkeit)

Reliabilität (Zuverlässigkeit)

24 Teilnehmer beurteilten den WISCI von 40 Patienten an Hand von Videosequenzen und kamen auf eine Übereinstimmung von 100%. Da die Reliabilität auf Grund von Videosequenzen und nicht direkt mit den Patienten erhoben wurde, kann keine Aussage über die Messvariabilität bzw. Test-Retest Reliabilität gemacht werden (Ditunno et al. 2000).

Validität (Gültigkeit)

Der Vergleich mit dem FIM Score ergibt eine Korrelation von 0.765 (beurteilt durch 9 Experten, Ditunno et al. 2000).
In einer retrospektiven Studie wurden bei 284 Patienten mit Querschnittlähmung WISCI II verglichen mit dem neurologischen Status (ASIA impairment scale und lower extremity muscle score), dem Subitem Lokomotion des Functional Independence Measure (SCIM), dem Subitem Gehfähigkeit des Barthel Index (BI), den Subitems Gehen des Rivermead Mobility Index (RMI) sowie dem Subitem indoor mobility des Spinal Cord Independence Measure (SCIM), (Morganti et al. 2005).

Eine Untersuchung mit 75 Patienten mit Querschnittlähmung zeigte eine moderate übereinstimmung des WISCI II mit Timed Up and Go (TUG), 10m- und 6min-Gehtest ($r<0.6$). Für eine Auswahl von Patienten mit stark eingeschränkter Gehfähigkeit nahm sie ab ($r<0.35$), (van Hedel et al. 2005).

Responsivität (Empfindlichkeit)

Autoren einer Studie, die verschiedene Mobilitätsteste verglichen, betrachten den WISCI als den empfindlichsten, weil er die detaillierteste Skalierung habe. Diese These wurde aber nicht weiter quantifiziert (Morganti et al. 2005).

Beurteilung

Diagnostik/Befund	empfohlen
Behandlungsplanung	teilweise empfohlen
Ergebnis/Verlauf	teilweise empfohlen
Prognose	teilweise empfohlen

Bemerkungen

* Ein Jahr nach der Originalpublikation wurde von den gleichen Autoren eine Skala-Revision

veröffentlicht. Die Kategorien 0 und 20 kamen neu hinzu (Ditunno et al. 2001).

Literatur

Literatursuche Pub Med, 02.02.2005

Ditunno JF Jr, Ditunno PL, Graziani V, Scivoletto G, Bernardi M, Castellano V, Marchetti M, Barbeau H, Frankel HL, D'Andrea Greve JM, Ko HY, Marshall R, Nance P. Walking index for spinal cord injury (WISCI): an international multicenter validity and reliability study. Spinal Cord. 2000 Apr;38(4):234-43.

Dittuno PL, Dittuno Jr JF Jr. Walking index for spinal cord injury (WISCI II): scale revision. Spinal Cord. 2001 Dec;39(12):654-6.

Morganti B, Scivoletto G, Ditunno P, Ditunno JF, Molinari M. Walking index for spinal cord injury (WISCI): criterion validation. Spinal Cord. 2005 Jan;43(1):27-33.

van Hedel HJ, Wirz M, Dietz V. Assessing walking ability in subjects with spinal cord injury: validity and reliability of 3 walking tests. Arch Phys Med Rehabil. 2005 Feb;86(2):190-6.

Walking Index for Spinal Cord Index II (WISCI II)

Name: _____ Geburtsdatum: _____

WISCI II			Datum:					
0. Stehen und gehen nicht möglich								
1. Gehbarren	Schienen	2 Personen	<10 m					
2. Gehbarren	Schienen	2 Personen	10 m					
3. Gehbarren	Schienen	1 Person	10 m					
4. Gehbarren		1 Person	10 m					
5. Gehbarren	Schienen		10 m					
6. Gehgestell	Schienen	1 Person	10 m					
7. 2 Stöcke	Schienen	1 Person	10 m					
8. Gehgestell		1 Person	10 m					
9. Gehgestell	Schienen		10 m					
10. 1 Handstock/ Unterarmstock	Schienen	1 Person	10 m					
11. 2 Stöcke		1 Person	10 m					
12. 2 Stöcke	Schienen		10 m					
13. Gehgestell			10 m					
14. 1 Handstock/ Unterarmstock		1 Person	10 m					
15. 1 Handstock/ Unterarmstock	Schienen		10 m					
16. 2 Stöcke			10 m					
17.		1 Person	10 m					
18.	Schienen		10 m					
19. 1 Handstock/ Unterarmstock			10 m					
20.			10 m					

Übersetzung: Markus Wirz, Paraplegikerzentrum der Uniklinik Balgrist, 8008 Zürich
Quelle: Dittuno PL, Dittuno Jr JF Jr. Walking index for spinal cord injury (WISCI II): scale revision. Spinal Cord. 2001 Dec;39(12):654-6.

Mobilität: Timed Up and Go (TUG)

Testbeschreibung

Der von Mathias et al., 1986 publizierte „Get-up and go test" wurde als klinische Messmethode für Balance mittels einer Ordinalskalierung (qualitative Klassifizierung) von 1 – 5 entwickelt. Der von Podsiadlo et al. 1991 publizierte „Timed up and go" Test basiert auf dem „get up and go test" und ersetzt die Ordinalskalierung durch eine Zeitmessung. Der TUG stellt ein einfaches Testverfahren dar, um bei geriatrischen und neurologischen Patienten die Mobilität zu beurteilen.

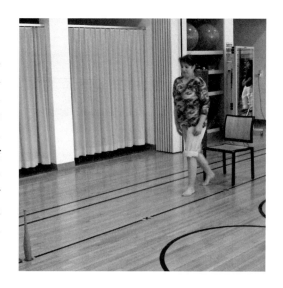

ICF-Klassifikation

Aktivitäten

d 410 Eine elementare Körperpostion wechseln
d 4103 Sich setzen und aufstehen
d 4104 Stehende Position verändern
d 450 Gehen

Praktikabilität

Patientengruppe
Neurologisches und geriatrisches Kollektiv

Zeitaufwand
Weniger als 5 Minuten

Kosten
Stoppuhr, Stuhl Streckenmarkierung

Ausbildung
½ Stunde, Einführung in die standardisierte Messung

Praktische Durchführung
Es wird die Zeit in Sekunden gemessen, die der Patient braucht, um vom Sitz auf einem normalem Stuhl (Sitzhöhe ca. 46 cm) mit Armlehnen aufzustehen, drei Meter (10 ft) zu gehen, umzudrehen, zurück zum Stuhl zu gehen und sich wieder hinzusetzen. Die Testperson soll ihre normalen Schuhe tragen und benutzt die normalen Hilfsmittel (Stock, Rollator etc.). Es wird keine Hilfestellung gegeben. Der Patient startet mit dem Rücken an der Rückenlehne die Arme auf den Lehnen parkiert, mit seinem Hilfsmittel in der Hand auf das Kommando „Start" („go"). Er soll den Parcours in seiner komfortablen und sicheren Geschwindigkeit zurücklegen.

Format
Funktionelle Leistung, allgemeine Mobilität und Gleichgewicht.

Skalierung
Sekunden

Subskalen
Durchführung möglich oder nicht möglich. Es können drei Gruppen gebildet werden bei Zeitbedarf <20 Sekunden, von 20-29 Sekunden und >29 Sekunden (Podsiadlo et al. 1991).

Reliabilität (Zuverlässigkeit)

Sehr gute Intratester-Reliabilität belegt. ICC von 0.99 bei 22 geriatrischen Patienten (Podsiadlo et al. 1991). Bei Patienten mit Parkinson in der „off" Phase von r= 0.80 - 0.98, in der „on" Phase von r = 0.73 -0.99. Über alle Testreihen r=.90-.97. (Morris et al. 2001). Sehr gut bei geriatrischem Kollektiv r = 0.93 - 0.99 (Lin et al. 2004) und bei Patienten mit Querschnittslähmung r = 0.979 (van Hedel et al. 2005).
Sehr gute Intertester-Reliabilität. ICC 0.99 bei 22 Patienten (Podsiadlo et al. 1991). ICC .87-.99 (Morris et al. 2001). ICC .98 (Shumway-Cook et al. 2000). Bei einer grossen Gruppe geriatrischer Patienten (n=2305) zeigte er eine schwache Reliabilität mit einem ICC = 0.56 (Rockwood et al. 2000). Sehr gut bei geriatrischen Kollektiv r=.93-.99 (Lin et al. 2004). Bei Patienten mit Querschnittslähmung r=.973 (van Hedel et al. 2005).

Validität (Gültigkeit)

Inhaltliche Validität durch die gemessene Zeit, die der Patient für den Bewegungsauftrag braucht. Dies stellt die Erweiterung des ursprünglichen Tests dar, der eine Ordinalskala benutzte.
Die Konstruktvalidität basiert darauf dass je schneller die Aufgabe ausgeführt werden kann, desto besser ist die Mobilität des Patienten.
Die parallele Validität besteht über die Korrelation mit Gehgeschwindigkeit r=-.55, Berg Balance Scale r=-.72 Barthel Index r=-.51 (Podsiadlo et al. 1991). Berg Balance Scale r=-.76, Tinetti Balance Scale r=.74 (Berg et al. 1992). Moderate bis gute Korrelation mit Tinetti Balance (=-0.55), Tinetti Gang (=0.51), Gehgeschwindigkeit (=-0.66) und ADL Scale (=-0.45) (Lin et al. 2004). Sehr gute Korrelation bei Querschnittspatienten mit WISCI II (=-.76), 10 Meter Gehtest (r=.89) und dem 6 Minuten Gehtest (r=.88) (van Hedel et al. 2005). Bei Patienten mit unilateraler Amputation der unteren Extremität gute Korrelation mit dem Sickness Impact Profile (mobility control =.46; mobility range =.36) (Schoppen et al. 1999).

Es besteht eine Voraussagevalidität bei neurologischen Krankheitsbildern. Es wird beschrieben, dass Patienten, die weniger als 20 Sekunden brauchen, eher selbständig mobil sind, zwischen 20 und 29 Sekunden eine Grauzone besteht und Patienten, die mehr als 29 Sekunden brauchen, zu Hilfestellungen neigten (Podsiadlo et al. 1991). Bei alten Menschen (65-95) Jahren ohne neurologische Erkrankungen die länger als 14 Sekunden brauchen, besteht ein hohes Sturzrisiko (Shumway-Cook et al. 2000).

Responsivität (Empfindlichkeit)

Lin et al. (2004) verglichen die Sensitivität und Spezifität von Timed up and go, Functional Reach, Tinetti Balance Test und Einbeinstand bei 1200 Personen über 65 Jahren. In einer telefonischen Folgebefragung alle 3 Monate während eines Jahres wurden die Teilnehmer der Studie nach Sturzereignissen befragt. Alle Tests zeigten eine exzellente Test-Retest Reliabilität aber eine schlechtere Responsivität. Die Responsivität war am besten bei der Gleichgewichtsskala vom Tinetti-Test Balance, gefolgt vom Timed up and go.

Beurteilung

Diagnostik/Befund	empfohlen
Behandlungsplanung	empfohlen
Ergebnis/Verlauf	empfohlen[1]
Prognose	teilweise empfohlen[2]

Bemerkungen

1) Geeignet für die Verlaufsmessung. Wenn sowohl die Verbesserung der Zeit welche für das Aufstehen benötigt wird, als die Verbesserung der Gehgeschwindigkeit, wichtige Ziele sind, ist der „Timed Get up and Go" Test der Messung der Gehgeschwindigkeit vorzuziehen.

2) Für die Prognose für Sturzrisiko gelten die gleichen Vorbehalte wie beim POMA (Tinetti-Test siehe Seite 161).

Es bestehen verschiedene Bezeichnungen für diesen Test, teilweise wird er auch als „timed get up and go" (TGUG) oder als „modifizierter get up and go" verwendet. Inzwischen wurde auch eine erweiterte Variante publiziert, beim „Expanded Timed Get-up-and-Go" (ETGUG) wurde die Gehstrecke vergrössert und die einzelnen Komponenten des Bewegungsauftrages gemessen (Wall et al. 2000).

Literatur

Literatursuche: PubMed; 02/2005

Berg KO, Maki BE, Williams JI, Holliday PJ, Wood-Dauphinee SL. Clinical and laboratory measures of postural balance in an elderly population. Arch Phys Med Rehabil. 1992;73:1073-1080.

Lin MR, Hwang HF, Hu MH, Wu HDI, Wang YW, Huang FC. Psychometric comparisons of the timed up and go, one-leg stand, functional reach and Tinetti measures in community-dwelling older people. JAGS. 2004;52: 1343-1348.

Mathias S, Nayak USL, Isaacs B. Balance in the elderly patient: The get up and go test. Arch Phys Med Rehabil. 1986;67:387-9.

Morris S, Morris ME, Iansek R. Reliability of Measurements Obtained with the Timed „Up & Go" Test in People with Parkinson Disease. Phys Ther 2001; 81(2):810-818.

Podsiadlo D, Richardson S. The timed „up & go": A test of basic functional mobility for frail elderly persons. JAGS. 1991;39:142-148.

Rockwwod K, Awalt E, Carver D, MacKnight C. Feasibility and measurement properties of the functional reach and the timed up and go tests in the Canadian study of health and aging. J Gerontol A Biol Sci Med Sci. 2000;Feb55(2):M70-3.

Schoppen T, Boonstra A, Groothoff JW, de Vries J, Goeken LN, Eisma WH. The Timed "up and go" test: reliability and validity in persons with unilateral lower limb amputation. Arch Phys Med Rehabil. 1999 Jul;80(7):825-8.

Shumway-Cook A, Brauer S, Woollacott M. Predicting the Probability for Falls in Community-Dwelling Older Adults Using the Timed Up & Go Test. Phys Ther. 2000;80:896-903.

Wall JC, Bell C, Campbell S, Davis J. The Timed Get-up-and-Go test revisited: measurement of the component tasks. J Rehabil Res Dev. 2000 Jan-Feb;37(1):109-13.

Van Hedel HJ, Wirz M, Dietz V. Assessing walking ability in subjects with spinal cord injury: validity and reliability of 3 walking tests. Arch Phys Med Rehabil. 2005;86:190-60.

Mobilität: Rivermead Mobility Index (RMI)

Testbeschreibung

In dem von Collen et al. (1991) entwickelten Fragebogen wird die Mobilität über die Aktivitäten und Lagewechsel Rückenlage, Seitlage, Sitz, Stand, und Gehen erfragt.

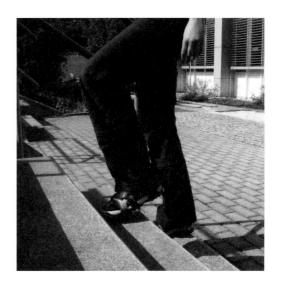

ICF-Klassifikation

Aktivitäten

1. Rücken- zur Seitlage	d 410 Eine elementare Körperposition wechseln
2. Liegen zum Sitzen	d 410 Eine elementare Körperposition wechseln
3. Sitzen 10 Sekunden	d 4153 In sitzender Position verbleiben
4. Aufstehen und stehenbleiben	d 410 Eine elementare Körperposition wechseln
5. Frei stehen ohne Hilfsmittel	d 4154 In stehender Position verbleiben
6. Transfer Stuhl Bett	d 420 Sich verlagern
7. Gehen mit Hilfsmittel	d 450 Gehen
8. Treppen aufwärts (Hilfsmittel)	d 4551 Steigen (Treppen)
	e 1201 Hilfsmittel zur Unterstützung der Mobilität (Gehhilfen)
	e 1151 Hilfsmittel im täglichen Leben (Orthesen)
9. Gehen draussen	d 450 Gehen
10. Gehen ohne Schiene + Hilfsmittel	d 450 Gehen
11. ... Gegenstand vom Boden aufheben (Hilfsmittel)	d 410 Eine elementare Körperposition wechseln (sich beugen)
	d 430 Gegenstände anheben und tragen

	d 450 Gehen
	e 1201 Hilfsmittel zur Unterstützung der Mobilität (Gehhilfen)
	e 1151 Hilfsmittel im täglichen Leben (Orthesen)
12. Gehen im Freien auf unebenem Boden (Hilfsmittel)	d 4502 Gehen auf unterschiedlichen Unterlagen
	e 1201 Hilfsmittel zur Unterstützung der Mobilität (Gehhilfen)
	e 1151 Hilfsmittel im täglichen Leben (Orthesen)
13. Baden oder Duschen und sich waschen	d 510 Sich waschen
14. 4 Treppenstufen (ohne Geländer, mit Hilfsmittel)	d 4551 Steigen (Treppen)
	e 1201 Hilfsmittel zur Unterstützung der Mobilität (Gehhilfen)
	e 1151 Hilfsmittel im täglichen Leben (Orthesen)
15. Rennen Sie 10 Meter ohne zu hinken? (symmetrischer Armpendel)	d 4552 Rennen
	b 770 Funktionen der Bewegungsmuster beim Gehen

Praktikabilität

Patientengruppe
Der Test ist bei allen Patienten mit Einschränkungen der Mobilität anwendbar. Die Reliabilität und Sensitivität wurden bei neurologischen Patienten untersucht.

Zeitaufwand
5 Minuten

Kosten
keine

Ausbildung
1 Stunde

Praktische Durchführung
Selbsterklärender Fragebogen, der mit dem Patienten ausgefüllt wird. Wichtig ist, dass bei den Items 14/15 gefragt wird, was der Patient zu Hause tatsächlich durchführt (=Partizipation), und nicht was er durchführen kann (Aktivität).

Format
15 hierarchisch nach Schwierigkeit geordnete Items, bestehend aus 14 Fragen und einer Beobachtung.

Skalierung
15 Items werden mit erfüllt = 1 oder nicht erfüllt = 0 bewertet. Daraus wird der Totalscore berechnet.

Subskalen
keine

Reliabilität (Zuverlässigkeit)

Interrater-Reliabilität gut, ICC = 0.93 (Hsueh et al. 2003)

Validität (Gültigkeit)

Der RMI repräsentiert ein einziges Konstrukt (Antonucci et al. 2002) und die Reihenfolge der Items kann als hierarchisch betrachtet werden. Sie erfüllt die Kriterien nach Guttman (coefficients of reproducibility > 0.9, coefficients of scalability > 0.7) (Hsieh et al. 2000). Parallele Validität: Schindl et al. (2000) validierte die deutsche Version gegenüber der FIM und der Gehgeschwindigkeit und fand eine gute Korrelation zwischen den Messinstrumenten. Hsieh et al. (2000) zeigten, dass der Rivermead Mobility Index eine starke Korrelation mit dem Barthel Index (Spearman rho > 0.6) und mit dem Berg Balance Scale hat (Spearman rho > 0.8).

Responsivität (Empfindlichkeit)

Unterschiede von mehr als 1 Punkt können als wirkliche Veränderung interpretiert werden. Hsieh et al. (2000) berichten, dass die Responsivität „gut" ist, geben aber leider keine konkrete Angabe für die minimale Veränderung, die bei einzelnen Patienten als wirkliche Veränderung interpretiert werden kann. Hsueh et al. (2003) bestätigt die zuvor gefundene Responsivität, insbesondere bei Patienten mit akutem CVI (< 3 Monate). In der gleichen Arbeit erwähnten die Autoren eine „STREAM-mobility scale", die nach > 3 Monaten responsiver sei.

Beurteilung

Diagnostik/Befund	empfohlen
Behandlungsplanung	teilweise empfohlen
Ergebnis/Verlauf	teilweise empfohlen
Prognose	nicht empfohlen

Bemerkungen

Rossier et al. (2001) entwickelte eine Version mit 4 Antwortmöglichkeiten pro Item, mit dem Ziel, die Responsivität zu erhöhen. Diese wurde dabei leider nicht besser, da sich der Fehler bei wiederholter Messung in einem ähnlichen Ausmass verschlechterte.

Lennon et al. (2000) entwickelten eine Version mit 8 statt 15 Items und je 6 statt 2 Scoremöglichkeiten. Sie beschreiben die Validität, Reliabilität und Responsivität. Diese Version ist in der Schweiz noch nicht verbreitet.

Literatur

Literatursuche: PubMed, 04/2005

Antonucci G, Aprile T, Paolucci S. Rasch analysis of the Rivermead Mobility Index: a study using mobility measures of first-stroke inpatients. Arch Phys Med Rehabil. 2002 Oct; 83 (10): 1442-9.

Collen FM, Wade DT, Robb GF, Bradshaw CM.The Rivermead Mobility Index: a further development of the Rivermead Motor Assessment. Int Disabil Stud. 1991 Apr-Jun;13 (2): 50-4.

Hsieh CL, Hsueh IP, Mao HF Validity and responsiveness of the rivermead mobility index in stroke patients. Scand J Rehabil Med. 2000 Sep; 32 (3): 140-2.

Hsueh IP, Wang CH, Sheu CF, Hsieh CL.Comparison of psychometric properties of three mobility measures for patients with stroke. Stroke. 2003 Jul;34(7):1741-5.

Lennon S, Johnson L. The modified rivermead mobility index: validity and reliability. Disabil Rehabil. 2000 Dec 15;22 (18): 833-9.

Rossier P, Wade DT. Validity and reliability comparison of 4 mobility measures in patients presenting with neurologic impairment. Arch Phys Med Rehabil. 2001 Jan; 82 (1): 9-13.

Schindl MR, Forstner C, Kern H, Zipko HT, Rupp M, Zifko UA Evaluation of a German version of the Rivermead Mobility Index (RMI) in acute and chronic stroke patients. Eur J Neurol. 2000 Sep; 7 (5): 523-8.

Vaney CH, Blaurock H, Gattlen B, Meisels C. "Assessing mobility in multiple sclerosis using the Rivermead Mobility Index and Gait speed." Clin Rehab. 1996;10: 216-226.

Rivermead Mobility Index

Collen FM, et al.The Rivermead Mobility Index: a further development of the Rivermead Motor Assessment. Int Disabil Stud.. 1991 Apr-Jun;13 (2): 50-4.

Anamnestische Messung *('haben Sie das in den letzten 2 Wochen wirklich gemacht')*, ausser Nr. 5 und Zweifelsfälle: beobachten

- Bewertung: erfüllt = 1, nicht erfüllt = 0
- Ausführen bei Ein- und Austritt, oder in 1-monatigen Abständen

Datum:

1. Drehen Sie sich im Bett selbständig von der Rücken- zur Seitlage?
2. Kommen Sie im Bett selbständig vom Liegen zum Sitzen am Bettrand?
3. Sitzen Sie 10 Sekunden am Bettrand, ohne sich festzuhalten?
4. Aufstehen. Stehen Sie von irgendeinem Stuhl in weniger als 15 Sekunden auf und können Sie anschliessend 15 Sekunden stehenbleiben? (auch mit Gebrauch von Händen, Stock, Schiene oder Rollator)
5. Beobachten: 10 Sekunden frei stehen ohne Hilfsmittel (mit Schuhen)
6. Machen Sie den Transfer von einem Stuhl zum Bett und zurück alleine?
7. Gehen Sie 10 Meter alleine mit Hilfsmittel? (Stock, Schiene, Rollator, keine Hilfsperson, 2 Meter Abstand zwischen Patient und Therapeut)
8. Gehen sie Treppen nur aufwärts ohne Hilfsperson? (Halt am Geländer und Hilfsmittel erlaubt)
9. Gehen sie draussen? (ebene Unterlagen)
10. Gehen Sie im Haus 10 Meter alleine ohne Fuss-Schiene und Hilfsmittel?
11. Wenn Sie etwas auf dem Boden fallen lassen, schaffen Sie es 5 Meter zu gehen, den Gegenstand vom Boden aufzuheben und zurückzutragen? (Hilfsmittel erlaubt)
12. Gehen Sie alleine im Freien auf unebenem Boden? (Naturstrasse, Wiese, Hilfsmittel erlaubt)
13. Baden oder Duschen Sie selbständig? (ein-, aussteigen und sich waschen)
14. Gehen Sie 4 Treppenstufen alternierend auf- und abwärts? (Halt am Geländer nicht erlaubt, Hilfsmittel erlaubt)
15. Rennen Sie 10 Meter ohne zu hinken? (symmetrischer Armpendel)

TOTAL

Gleichgewicht und Sturzrisiko

Sturzrisiko: Performance Oriented Mobility Assessment (POMA)

Testbeschreibung

Der von Mary Tinetti (1986a) entwickelte Test ist unter verschiedenen Begriffen bekannt wie Tinetti-Test, Performance Oriented Mobility Assessment, Motilitätstest nach Tinetti, Tinetti Gait Assessment (Tinetti-Subskala) u.a.m..

Nachdem Versicherungen in den USA einen Parameter für das Sturzrisiko bei älteren Menschen forderten, entwickelte Tinetti (1986a) einen Test zur Ermittlung des Sturzrisikos als Teil einer umfassenden Sturzuntersuchung. Die ursprünglich entwickelte längere Form des Tests mit 40 Punkten wird heute nicht mehr verwendet. Bei späteren Studien wurden die Items auf diejenigen reduziert, die eine Korrelation mit Sturzereignissen aufwiesen. Dieser Test entspricht dem heutigen gebräuchlichen POMA (Tinetti-Test). Allerdings sind verschiedene Versionen im Umlauf. Tinetti publizierte 1986 zwei unterschiedliche Versionen, die beide eine Maximalpunktzahl von 20 Punkten aufweisen. In diesem Buch liegt die Version aus dem Journal of the American Geriatric Society (1986a) vor, die in den grössten geriatrischen Studien verwendet wurde. Der Test bewertet 17 Items von Haltungen und Bewegungsabläufen beim Sitzen, Aufstehen, Gehen und Absitzen. Die einzelnen Items werden mit 0, 1 oder 2 Punkten bewertet. Der Test besteht aus zwei Skalen, „Gleichgewicht" (16 Punkte) und „Gang" (12 Punkte). Die Maximalpunktzahl beträgt 28 Punkte.

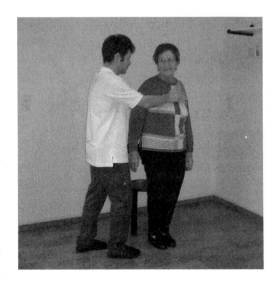

ICF-Klassifikation

Der POMA erfasst gleichzeitig die ICF-Ebenen der Körperfunktion und der Aktivität. Die Mobilität wird in der ICF in Kapitel d4 beschrieben. Gleichgewicht ist eine Körperfunktion, beschrieben unter „Funktionen der unwillkürlichen Bewegungsreaktionen" (b 755). Sturzrisiko ist kein ICF-

Begriff. Der Test gibt Hinweise über Körperfunktionen wie Muskelkraft (b 730) und Proprioception (b 260). Der POMA beobachtet folgende Aktivitäten und Körperfunktionen:

Gleichgewicht	
Sitzbalance	d 4153 In sitzender Position verbleiben
Aufstehen	d 410 Eine elementare Körperposition wechseln
Unmittelbare Stehbalance	d 4154 In stehender Position verbleiben
Stehbalance beim Versuch, Füsse nahe beieinander zu halten	d 4154 In stehender Position verbleiben
	d 4106 Seinen Körperschwerpunkt verlagern
Stoss auf Sternum	b 755 Funktionen der unwillkürlichen Bewegungsreaktionen
Stehen, Augen geschlossen	d 4154 In stehender Position verbleiben
Gehen	
Beginn des Ganges, Schrittlänge, Schritthöhe, Gangsymmetrie, Schrittkontinuität, Wegabweichung, Rumpfstabilität, Schrittbreite, Drehung um 360°	d 450 Gehen
	b 770 Funktionen des Bewegungsmusters beim Gehen
	b 755 Funktionen der unwillkürlichen Bewegungsreaktionen
Absitzen	d 410 Eine elementare Körperposition wechseln

Praktikabilität

Patientengruppe
Geriatrie: Patienten mit erhöhtem Sturzrisiko und/ oder eingeschränkter Mobilität, neurologische Patienten (CVI)

Zeitaufwand
5 – 15 Minuten

Kosten
keine

Ausbildung
2 Stunden (Fallbeispiel)

Praktische Durchführung
Der Testablauf umfasst den Sitz auf einem Stuhl, das Aufstehen, den Stand, das Gehen für mindestens 3 Meter, eine Drehung um 360° das Gehen zurück und das Absitzen auf den Stuhl.

- Der Patient sitzt auf einem Stuhl ohne Armlehnen. Dabei wird die Sitzstabilität beurteilt.
- Auf Aufforderung steht der Patient auf. Beurteilt wird die Hilfestellung, um aufzustehen, die Versuche, um aufzustehen und die unmittelbare Stehbalance nach dem Aufstehen.
- Im Stand wird die Stehbalance beurteilt, indem beobachtet wird, ob der Patient sicher stehen bleiben kann, wenn er die Füsse nahe beieinander hält bzw. geschlossen hat. Bei geschlossenen Füssen übt der Tester dreimal einen Stoss auf das Sternum aus. Der Patient wird aufgefordert, bei ge-

schlossenen Füssen auch die Augen zu schliessen.
- Der Patient wird aufgefordert, eine Strecke von mindestens 3 Metern bis zu einem vorher bestimmten Punkt zu gehen. Beurteilt wird der Beginn des Gehens, die Schrittbreite, Schrittsymmetrie, Kontinuität der Schritte, Rumpfstabilität, Wegabweichung (Deviation) und das vollständige Abheben und Überholen des rechten und linken Fusses.
- Am vorher bestimmten Punkt macht der Patient eine Drehung um 360°. Dabei wird die Schrittkontinuität und die Sicherheit beurteilt.
- Nach dem Rückweg zum Stuhl setzt sich der Patient wieder auf den Stuhl. Beurteilt wird die Hilfestellung und die Sicherheit des Bewegungsablaufes.

Die Benützung von Hilfsmitteln ist möglich. In einzelnen Items wird aber die Benützung von Hilfsmitteln in die Beurteilung einbezogen.

Format
Funktionelle Leistung

Skalierung
Eine Bewertung mit 1 bzw. 2 Punkten entspricht einer „sicheren" Ausführung ohne Hilfestellung. Gewisse Items werden mit einem Punkt bewertet, wenn diese adaptiert oder mit Hilfestellung/ Hilfsmittel ausgeführt werden. Mit 0 Punkten wird eine unsichere oder ungenügende Ausführung bewertet.
Die Bewertung „Supervision" bietet immer wieder Anlass zu Diskussionen. Wir verstehen unter Supervision, dass der Untersucher sich nicht zwei Meter entfernen kann, um z.B. ans Telefon zu gehen, ohne den Patienten zu gefährden.

Subskalen
Subskala Gleichgewicht und Gang

Reliabilität (Zuverlässigkeit)

Tinetti (1986a) nennt eine Übereinstimmung beim Test mit 40 Punkten von über 90% bei der Testung durch zwei Untersucher bei 15 ambulanten Langzeitbewohnern einer Langzeitinstitution. Leider fehlen nähere Angaben zu dieser Untersuchung wie Anzahl und Durchschnittsalter der Patienten, Methodik der Durchführung usw..

Cipriany-Dacko et al. (1997) untersuchten die Intertester-Reliabilität in einer ersten Phase mit drei Physiotherapiestudenten bei 26 Bewohnern eines Heimes (Durchschnittsalter 80.5 Jahre) und einer zweiten Phase mit neun Physiotherapeuten mit unterschiedlicher klinischer Erfahrung bei 29 Bewohnern eines Heimes (Durchschnittsalter 74.7 Jahre). Die Untersucher erhielten in zwei Lektionen eine Schulung/ Training anhand von Videoaufnahmen (zweimal 50 Minuten für Physiotherapiestudenten, zweimal 30 Minuten für Physiotherapeuten mit klinischer Erfahrung). In der ersten Phase wurde ein mässiger bis ausgezeichneter κ-Koeffizient erreicht (.40 - 1.00). Die zweite Phase zeigte einen mässigen bis guten κ-Koeffizient (.40-.75). Angesichts der guten Qualität dieser Studie gelten die gefundenen Werte als glaubwürdig. Daher ist der POMA für Verlaufsmessungen mit Vorsicht zu verwenden. Auf eine Schulung innerhalb eines Teams und in regelmässigen Abständen ist grossen Wert zu legen.

Behrmann et al. (2002) geben eine Intratester-Reliabilität von r = 0.95 bei 25 randomisierten Gehversuchen bei Personen mit und ohne Parkinson an. Genauere Angaben fehlen.

Validität (Gültigkeit)

Der Test bewertet Haltungen, Positionswechsel und verschiedene Gangparameter in Bezug auf ihre Sicherheit und das Gleichgewicht (inhaltliche Validität).

Häufig wird der Grenzwert von 20 Punkten (und tiefer) angegeben, ab welchem das Sturzrisiko signifikant erhöht ist. In der Literatur finden sich zur prädiktiven Validität einzig die Werte von Tinetti et al. (1986b). Sie beschreiben, dass die Personengruppe, die einmal oder nicht stürzten durchschnittlich 21 Punkte (+/- 4 Punkte) erzielten und jene Personengruppe, die mehrmals stürzten, einen durchschnittlichen Wert von 14 Punkten (+/- 6 Punkte) erreichten. Nach den Angaben von Tinetti et al. (1986b) entspricht dies den Werten der Personengruppe, die mehrmals gestürzt sind (14 Punkte + 6 Punkte = 20 Punkte).

Raiche et al. (2000) untersuchten bei 225 älteren Menschen über 75 Jahren (Durchschnittsalter 80 Jahre) die Sensitivität und Spezifität für das Sturzrisiko. Allerdings verwendeten sie das POMA mit einem Gesamtscore von 40 Punkten. Bei einem Punktwert von 36, der als Grenzwert für das Sturzrisiko angesehen wird, wurden 7 von 10 gestürzten Personen mit 70% Sensitivität und 50% Spezifität erfasst. 53% der Personen wurden als positiv erkannt und zeigten ein doppeltes Risiko für Sturz. Eine Spezifität von 52% ist mittelmässig. Zur Erfassung der Personen mit falsch positiv empfehlen Raiche et al. (2000) die Verwendung eines multifaktoriellen Assessments (Erfassung von Risikofaktoren für Stürze).

Im Vergleich (konkurrente Validität) zum FEMBAF (Checkliste von Risikofaktoren) erreichte die Subscala „Gleichgewicht" von Tinetti in der Studie von Di Fabio et al. (1997) unterschiedliche Werte (Spearman Rank-Order Correlation Coefficients): Korrelation zu Risikofaktoren -.69; zu Beschwerden bei Aufgaben -.91; Angst -.26; Schmerz -.01; Mobilität -.58; Kraft -.84.

Das POMA korreliert sehr hoch mit den Items L und M (Mobilität) der FIM bei 42 stationären Patienten (Marks et al. 2000). Obwohl FIM und POMA durchschnittlich eine hohe Korrelation aufweisen, die sich besonders in der Eingangsmessung zeigt ($r = .83$), ist diese am Ende der Behandlung etwas geringer ($r = .75$). Für Patienten mit hohen Werten in den Mobilitätsitems der FIM (zwischen 12 und 14 Punkten) liegt die Streuung der POMA-Werte zwischen 15 - 28 Punkten. Daraus ergibt sich die Tatsache, dass die POMA-Skalierung in diesem hohen Punktebereich sensitiver auf Veränderungen ist, als die FIM.

Harada et al. (1995) stellten für die Subskala Gleichgewicht des POMA (0 - 16 Punkte) bei 43 älteren Menschen (Durchschnitt 83 Jahre) einer Altersresidenz bei einem Cut-off-Score von 14 Punkten eine Sensitivität (Anteil von Personen mit richtig positiv) von 68% und eine Spezifität (Anteil von Personen mit richtig negativ) von 78% fest.

Chiu et al. (2003) zeigten folgende Werte für die Sensitivität des POMA (0-24 Punkte) auf:
- Einmal-Stürzende vs Kontrollgruppe: 82.4% (Cut-off-Score: 21 Pte)
- Mehrfach-Stürzende vs Kontrollgruppe: 95.5% (Cut-off-Score: 17 Pte)
- Einmal-Stürzende vs Mehrfach-Stürzende: 82.4% (Cut-off-Score: 17 Pte)

Chiu et al. (2003) zeigten folgende Werte für die Spezifität des POMA (0-24 Punkte) auf:
- Einmal-Stürzende vs Kontrollgruppe: 64.7% (Cut-off-Score: 21 Pte)
- Mehrfach-Stürzende vs Kontrollgruppe: 95.5% (Cut-off-Score: 17 Pte)
- Einmal-Stürzende vs Mehrfach-Stürzende: 100% (Cut-off-Score: 17 Pte).

Die Untersuchung von Behrman et al. (2002) mit zwanzig älteren Menschen mit mässiger Beeinträchtigung durch eine Parkinson-Erkrankung wird wiederholt zitiert, muss aber kritisch hinterfragt werden. Sie kamen in ihrer Untersuchung zum Schluss, dass das POMA zuwenig empfindlich sei, um Veränderungen beim Gehen bei Patienten mit Parkinson zu erkennen. Dass das POMA die Veränderungen beim Gehen bei Patienten mit Parkinson nicht signifikant erkennen kann, liegt vermutlich an den Beeinträchtigungen durch die Erkrankung selbst. Den Patienten fällt es schwer, das Gehen bzw. das Gangmuster zu variieren. Die Personen mussten in der Untersuchung wiederholt eine Strecke von 7,4 Meter barfuss gehen und erhielten fünf verschiedene verbale Instruktion (normales Gehen, Arme schwingen, lange Schritte nehmen, schneller gehen, laut zählen). Die fünf Varianten wurden auf Video aufgezeichnet und durch einen Physiotherapeuten, blindiert auf die verschiedenen Instruktionsbedingungen, mit der Subskala des POMA bewertet. Die Resultate zeigten keine signifikanten Unterschiede der fünf verschiedenen Instruktionen.

Tinetti et al. (1988) untersuchten den Zusammenhang von verschiedenen Risikofaktoren mit der Sturzhäufigkeit bzw. dem Sturzrisiko bei 336 Personen mit mindestens 75 Jahren, die zuhause leben. Das Durchschnittsalter betrug 78.3 Jahre, 55 Prozent waren Frauen. Während dem einjährigen Follow-up stürzten 103 Personen (32 %) mindestens einmal, 24 % dieser gestürzten Personen hatten ernsthafte Verletzungen, 6 Personen erlitten Frakturen.

Diese Resultate (Tabelle 1) zeigen, dass das POMA allein keine genügende Aussage über das zu erwartende Sturzrisiko geben kann. Andere Risikofaktoren wie verwendete Sedativa, kognitive Beeinträchtigungen usw. sind bedeutender und deshalb unbedingt mit zu erfassen.

Risikofaktor	*Sturzrisiko erhöht*
Verwendete Sedativa	28.3
Kognitive Beeinträchtigungen	5.0
Beeinträchtigungen der unteren Extremität	3.8
Fusssohlenreflex	3.0
Abnormalitäten von Gleichgewicht und Gang	1.9
Fussprobleme	1.8

Tab. 1: Chance für einen Sturz: Odds ratio: je höher der Wert, desto grösser das Risiko für einen Sturz (Tinetti et al. 1988)

Anzahl auffälliger Items	*Sturzrisiko erhöht*
0 – 2 Items	1.0
3 – 5 Items	1.4
6 – 7 Items	1.9

Tabelle 2: Anzahl auffälliger Items von Gleichgewicht und Gang: Chance für einen Sturz: Odds ratio, je höher der Wert, desto grösser das Risiko für einen Sturz (Tinetti et al. 1988)

Im zweiten Teil der Untersuchung wurde die Korrelation der einzelnen Items des POMA mit der Sturzhäufigkeit untersucht. Die meisten der 20 Items für Gleichgewicht und Gang korrelierten mit der Sturzhäufigkeit. Die Items, die am wenigsten mit Stürzen korrelierten, wurden eliminiert. Die Items, die mit Stürzen korrelierten, wurden in die Analyse aufgenommen. Schliesslich blieben noch 4 Faktoren für Gleichgewicht und 3 Faktoren für Gang.

Diese verbleibenden Items ergaben einen Score von 0 – 7. Dieser wurde in Gruppen aufgeteilt und mit der Sturzhäufigkeit in Verbindung gesetzt (siehe Tabelle 2)

Rubenstein et al. (1990) untersuchten den Effekt einer zweijährigen Intervention bei 160 Bewohnern einer Altersresidenz. In der Interventionsgruppe wurden deutlich weniger Hospitalisationen und Anzahl Hospitalisationstage registriert und das POMA war besser im Vergleich zur Kontrollgruppe. Trotzdem war die Sturzhäufigkeit (6% weniger als in der Kontrollgruppe) nicht signifikant tiefer. Diese Ergebnisse können damit erklärt werden, dass die Personen der Interventionsgruppe ein besseres Testergebnis erreichten und mobiler wurden und sich vermehrt einem Risiko für einen Sturz aussetzten.

Responsivität (Empfindlichkeit)

Leider sind keine Angaben in den Literaturdatenbanken zu finden. Die Ergebnisse von Rubenstein et al. (1990) lassen darauf schliessen, dass das POMA für Veränderungen des Sturzrisikos nicht zuverlässig ist.

Beurteilung

Diagnostik/Befund   empfohlen
Behandlungsplanung empfohlen
Ergebnis/Verlauf   teilweise empfohlen[1]
Prognose   teilweise empfohlen[2]

Bemerkungen

1) Für Verlaufsmessungen des Gleichgewichtes zeigt die Berg Balance Scale eine bessere Reliabilität und Responsivität und ist deshalb dem POMA vorzuziehen. Für Verlaufsmessungen der Gehfähigkeit ist ein Timed Walking Test empfindlicher für Veränderungen. Bei einer höheren Gehgeschwindigkeit werden auch einzelne Gangparameter wie z.B. Schrittlänge, Wegabweichung usw. besser.

2) Das POMA wird zwar sehr häufig für die Voraussage eines Sturzes bzw. des Sturzrisikos verwendet. Einige Untersuchungen zeigen jedoch, dass die Korrltation mit dem Sturzrisiko relativiert werden muss

- Gang und Gleichgewicht sind einzelne nur Aspekte von Sturzrisiko. Andere Risikofaktoren wiegen viel stärker (Tinetti et al. 1988). Raiche et al. (2000) und Berg et al. (1992b) empfehlen zusätzlich zu einem Assessment für Mobilität und Gleichgewicht auch ein Assessment, das die Risikofaktoren für Stürze erfasst. Andere Risikofaktoren wie die Einnahme von Sedativa, Einnahme von über 4 Medikamenten, Alter über 75 Jahre, mentaler Zustand u.a. korrelieren mehr mit dem Sturzrisiko und sind deshalb unbedingt zu erheben,
- Rubenstein et al. (1990) hat in einer Studie aufgezeigt, dass nach einer zweijährigen Intervention die POMA-Werte der Interventinsgruppe zwar besser wurden, dass die Sturzhäufigkeit aber gleich blieb.
- Beim POMA ist die Responsivität nicht untersucht. Die Ergebnisse von Rubensteins et al. (1990) deuten darauf hin, dass die Responsivität wohl nicht so gut

ist. Diese sollte akzeptabel sein, um im Verlauf ein verändertes Sturzrisiko auch zuverlässig zu erkennen,
- Die Reliabilität ist beim POMA mässig bis gut. Im Vergleich mit dem Berg Balance Scale, dem Dynamic Gait Index und dem Functional Reach liegen diese Werte tiefer.

Das POMA ist ein sehr praktikabler und häufig verwendeter Test für Mobilität, Gleichgewicht und Sturzrisiko. Leider sind Reliabilität, Validität und Responsivität teilweise ungenau, widersprüchlich oder noch zuwenig untersucht. Deshalb kann das POMA zwar als Screening-Test empfohlen werden, für präzise Aussagen über Sturzrisiko und Verlaufsmessungen sind aber andere Assessments vorzuziehen oder eine sehr gute und wiederholte Schulung im Team ist notwendig. Für die Voraussage eines Sturzes ist die Erhebung von Risikofaktoren unumgänglich.

Literatur

Literatursuche: PubMed; 08/2005

Behrman AL, Light KE, Miller GM. Sensitivity of the Tinetti Gait Assessment for detecting change in individuals with Parkinson's disease. Clin Rehabil. 2002; Jun;16(4):399-405.

Berg K, Wood-Dauphinee SL, Williams JI, Maki B. Measuring balance in the elderly: validation of an instrument. Can J Public Health. 1992b; Jul-Aug 83 Suppl 2: 7-11.

Chiu AY, Au-Yeung SS, Lo SK. A comparison of four functional tests in discriminating fallers from non-fallers in older people. Disabil Rehabil. 2003 Jan 7;25(1):45-50.

Cipriany-Dacko LM, Innerst D, Johannsen J, Rude V. Interrater reliability of the Tinetti balance scores in novice and experienced physical therapy clinicians. Arch Phys Med Rehabil. 1997;78;1160-64.

Di Fabio RP, Seay R. Use of the "fast evaluation of mobility, balance, and fear" in elderly community dwellers: validity and reliability. Phys Ther. 1997 Sep;77(9):904-17.

Harada N, Chiu V, Damron-Rodriguez J, Fowler E, Siu A, Reuben DB. Screening for balance and mobility impairment in elderly individuals living in residential care facilities. Phys Ther. 1995 Jun;75(6):462-9.

Lin MR, Hwang HF, Hu MH, Wu HD, Wang YW, Huang FC. Psychometric comparisons of the timed up and go, one-leg Stand, functional reach, an Tinetti balance measures in community-dwelling older people. J Am Geriatr Soc. 2004; Aug;52(8):1343-8.

Marks D, Pfeffer-Eichhübl A, Gutknecht C, Blanco J. Messung physiotherapeutischer Ergebnisqualität in der neurologischen Rehabilitation. Neurol Rehabil. 2000; 6(5), 25.

Raiche M, Hebert R, Prince F, Corriveau H. Screening older adults at risk of falling with the Tinetti balance scale. Lancet. 2000 Sep 16;356(9234):1001-2.

Rubenstein LZ, Robbins AS, Josephson KR, Schulman BL, Osterweil D. The value of assessing falls in an elderly population. A randomized clinical trial. Ann Intern Med. 1990 Aug 15;113(4):308-16.

Tinetti ME. Performance-oriented assessment of mobility problems in elderly patients. J Am Geriatr Soc. 1986a; Feb;34(2):119-26.

Tinetti ME, Williams TF, Mayewski R. Fall risk index for elderly patients based on number of chronic disabilities. Am J Med. 1986b; Mar;80(3):429-34.

Tinetti ME, Speechley M, Ginter SF. Risk factors for falls among elderly persons living in the community. N Engl J Med. 1988; Dec 29;319(26):1701-7.

Tinetti ME. A simple procedure for general screening for functional disability in elderly patients. Ann Intern Med. 1990;112;699-706.

Tinetti ME, Richman D, Powell L. Falls efficacy as a measure of fear of falling. J Gerontol. 1990; Nov;45(6):239-43.

Whitney SL, Poole JL, Cass SP. A review of balance instruments for older adults. Am J Occup Ther. 1998; Sep;52(8):666-71.

Performance Oriented Mobility Assessment (POMA)

Name: _____ Geburtsdatum: _____

Hilfsmittel: O nein   O ja: welche: _____

						Datum
						TOTAL GESAMTPUNKTZAHL (max. 28 Punkte)
1)	2)	1)	2)	1)	2)	Total 1) Gleichgewicht (max. 16 Punkte), 2) Gang (max. 12 Punkte)
						Sitzbalance 0 lehnt zur Seite oder rutscht im Stuhl 1 sicher, stabil
						Aufstehen 0 ohne Hilfe nicht möglich 1 möglich, aber braucht Arme 2 möglich, ohne Benützung der Arme
						Versuche aufzustehen 0 unmöglich ohne Hilfe 1 möglich, aber braucht mehr als einen Versuch 2 möglich, in einem Versuch
						Unmittelbare Stehbalance (erste 5 Sekunden) 0 unsicher (macht kleine Schritte, deutliche Rumpfbewegungen) 1 sicher, aber benötigt Stock, Böckli od. anderes Hilfsmittel zum Stehen 2 sicher, ohne Hilfsmittel
						Stehbalance beim Versuch, Füsse nahe beieinander zu halten 0 unsicher 1 sicher aber Füsse weit voneinander (> 10 cm) oder benötigt Hilfsmittel 2 sicher, ohne Hilfsmittel
						Stoss (Patient hat Füsse so nahe wie möglich beieinander, Untersucher stösst 3x mit Handteller auf das Sternum des Patienten) 0 würde ohne Hilfe umfallen 1 macht Ausweichschritte, muss sich halten, fällt aber nicht um 2 sicher
						Augen geschlossen (bei Füssen so nahe beieinander wie möglich) 0 unsicher 1 sicher
1)	2)	1)	2)	1)	2)	**Beginn des Gangs** (unmittelbar nach dem Befehl zu gehen) 0 irgend ein Zögern oder verschiedene Versuche 1 kein Zögern

Schrittlänge und Schritthöhe Fuss <u>rechtes</u> Schwungbein
0 kommt nicht vor linken Standfuss beim Gang
1 kommt vor linken Standfuss

0 rechter Fuss hebt nicht vollständig vom Boden ab
1 rechter Fuss hebt vollständig vom Boden ab

Schrittlänge und Schritthöhe Fuss <u>linkes</u> Schwungbein
0 kommt nicht vor rechten Standfuss beim Gang
1 kommt vor rechten Standfuss

0 linker Fuss hebt nicht vollständig vom Boden ab
1 linker Fuss hebt vollständig vom Boden ab

Gangsymmetrie
0 rechte und linke Schrittlänge erscheinen nicht gleich (Schätzung)
1 rechte und linke Schrittlänge erscheinen gleich

Schrittkontinuität
0 Anhalten oder Diskontinuität der Schritte
1 Schritte erscheinen kontinuierlich

Wegabweichung (beobachtet über Distanz von mind. 3 m entlang einer imaginären geraden Linie)
0 deutliche Deviation
1 leichte Deviation oder benötigt Hilfsmittel
2 gerade, ohne Hilfsmittel

Rumpfstabilität
0 ausgeprägtes Schwanken oder benützt Hilfsmittel
1 kein Schwanken aber vornübergebeugt oder braucht Arme zum Balancieren beim Gehen
2 kein Schwanken, nicht vornübergebeugt, muss sich nirgends halten

Schrittbreite
0 Gang breitbeinig (mehr als 5 cm)
1 Füsse berühren sich beinahe beim Gehen

Drehung um 360°
0 diskontinuierliche Schritte
1 kontinuierliche Schritte

0 unsicher
1 sicher

Absitzen
0 unsicher (schätzt Distanz falsch ein, fällt in Stuhl)
1 benützt Arme oder macht grobe Bewegung
2 sicher, mit feiner Bewegung

Gleichgewicht: Berg Balance Scale (BBS)

Testbeschreibung

Die Berg Balance Scale (BBS) wurde von Katherine Berg et al. (1989) zur Untersuchung der Balancefähigkeit und des Sturzrisikos entwickelt. Seit den 90er Jahren gilt die Berg Balance Scale als Goldstandard für Gleichgewicht. In neueren Studien wird die Berg Balance Scale als Messgrösse für Gleichgewicht verwendet.

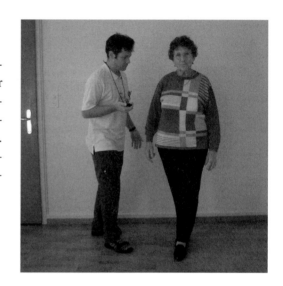

ICF-Klassifikation

Der BBS erfasst gleichzeitig die ICF-Ebenen der Körperfunktion und der Aktivität. Gleichgewicht ist eine Körperfunktion, definiert unter „Funktionen der unwillkürlichen Bewegungsreaktionen" (b 755). Die Koordination von Willkürbewegungen (b 7602) wird bei einigen Items beurteilt. Sturzrisiko ist kein ICF-Begriff. Der Test gibt Hinweise über vestibuläre Funktionen (b 235), Gleichgewichtssinn (b 2351), Proprioception (b260) und Muskelkraft (b 730) Der BBS beobachtet folgende Aktivitäten:

1. Vom Sitzen zum Stehen	d 410 Eine elementare Körperposition wechseln
2. Freies Stehen	d 4154 In stehender Position verbleiben
3. Freies Sitzen	d 4153 In sitzender Position verbleiben
4. Vom Stehen zum Sitzen	d 410 Eine elementare Körperposition wechseln
5. Transfer	d 420 Sich verlagern
6. Stehen geschlossene Augen	d 4154 In stehender Position verbleiben
7. Stehen geschlossene Füsse	d 4154 In stehender Position verbleiben
8. Funktionelle Reichweite	d 4106 Seinen Körperschwerpunkt verlagern

9. Bücken und einen Gegenstand aufheben	d 4105 Sich beugen
	d 4400 Einen Gegenstand aufheben
10. Nach hinten schauen	d 4154 In stehender Position verbleiben
	d 4106 Seinen Körperschwerpunkt verlagern
11. Drehen an Ort	d 4106 Seinen Körperschwerpunkt verlagern
12. Füsse auf Stufe	d 4106 Seinen Körperschwerpunkt verlagern
13. Tandemstand	d 4154 In stehender Position verbleiben
14. Einbeinstand	d 4154 In stehender Position verbleiben
	d 4106 Seinen Körperschwerpunkt verlagern
Alle Items werden auf einer Skala von 0-4 beurteilt. Dabei wird die Hilfestellung berücksichtigt.	e 340 Persönliche Hilfs- und Pflegepersonen

Praktikabilität

Patientengruppe
geriatrische Patienten und Patienten nach Schlaganfall

Zeitaufwand
15 – 20 min

Kosten
keine

Ausbildung
4 Stunden

Praktische Durchführung
Die Durchführung geschieht mittels Beobachtung der Ausführung von standardisierten Aktivitäten. Die Messmethode wird in folgende Skala unterteilt: Stabilität, Haltungsreaktionen, und Gleichgewichtsreaktionen. Diese drei Gebiete sind in 14 Items aufgeteilt. Freies Sitzen für 2 Minuten, vom Sitzen zum Stehen, selbständiges Stehen für 2 Minuten, vom Stehen zum Sitzen, Transfers, Stehen mit geschlossenen Augen für 10 Sekunden, Stehen mit geschlossenen Füssen für 1 Minute, Tandemstand für 30 Sekunden (mit einem Fuss vor dem anderen gestellt), Stehen auf einem Bein, Gegenstand vom Fussboden aufheben, Spielbein auf einem Hocker platzieren, 360°-Drehung in beide Richtungen, mit ausgestreckten Armen vorwärts lehnen , über die Schulter sehen.

Format
Funktionelle Leistung

Skalierung
Ordinalskalierung, 0 (nicht möglich) bis 4 (selbständig)

Subskalen
keine

Reliabilität (Zuverlässigkeit)

Katherine Berg et al. (1995) untersuchten die Intratester-Reliabilität bei 18 Heimbewohnern und 6 Personen nach Schlaganfall. Die Übereinstimmung zwischen den Untersuchern (In-

tertester-Reliabilität) (ICC = 0.98) und dem gleichen Untersucher (Intratester) war sehr gut (ICC = 0.97).
Mao et al. (2002) untersuchten 112 Patienten 14 Tage nach akutem Schlaganfall durch zwei Ergotherapeuten. Die zweite Messung fand nach 24 Stunden statt, um Veränderungen durch die Erholung zu vermeiden. Die Intertester-Reliabilität für den Gesamtscore war sehr gut (ICC = .95) und ebenso der Median der Items 0.92 (0.59 bis 0.94).
Ann H. Newstead et al. (2005) untersuchten bei 5 Personen mit Hirnverletzung (Alter 20-32 Jahre) die Intertester-Reliabilität. Zwei Studenten erhielten in vier Einheiten eine Schulung in der Berg Balance Scale. Die Intertester-Reliabilität war ausgezeichnet (ICC = .986).
Thorbahn et al. (1996) fanden eine etwas tiefere, dennoch sehr gute Intratester-Reliabilität (r = 0.88). Die Intertester-Reliabilität war sehr gut (r = 0.98).
In mehreren Studien zeigt die BBS übereinstimmend eine sehr gute bis ausgezeichnete Zuverlässigkeit für wiederholte Messungen (Retest-Reliabilität).

Validität (Gültigkeit)

Die inhaltliche Validität ist gegeben, indem das Gleichgewichtsverhalten bei 14 verschiedenen Aktivitäten bewertet wird.

Berg et al. (1992b) untersuchten die konkurrente Validität in drei Gruppen: 113 Personen, die zuhause leben, bei 70 Patienten nach einem akuten Schlaganfall (Testung 14 Tage nach Ereignis, nach 4, 6 und 12 Wochen) und bei 31 älteren Personen im Testlabor.
Die Korrelation des BBS-Scores mit einer globalen Einschätzungen (gut, mittel, schlecht) des Gleichgewichts durch Therapeuten war mässig (r = 0.47 –0.61). Ebenso war die Korrelation mit einer Selbsteinschätzungen des Gleichgewichts durch die Patienten selbst nur moderat (r = 0.39-0.41).
Die Personen wurden, nach dem Gebrauch ihrer Hilfsmittel, in Gruppen eingeteilt und mit der BBS verglichen. Für jede Gruppe resultierte ein Durchschnittswert der BBS.

Gehen ohne Hilfsmittel	49.6 Punkte
Handstock nur im Aussenbereich	48.3 Punkte
Handstock im Innenbereich	45.3 Punkte
Rollator	33.1 Punkte

Diese Durchschnittswerte können für eine Hilfsmittelabklärung als grobe Orientierung dienen.
Prädiktive Validität: Bei einer Punktzahl unterhalb 45 Punkten war das relative Risiko für wiederholte Stürze in den nächsten 12 Monaten 2.7 (95% CI 1.5-4.9). Der Score von 45 Punkten scheint ein Cut-off-Punkt (Grenzwert) zu sein zwischen Personen, die sich sicher und unabhängig fortbewegen können und jenen, die eine genauere Untersuchung betreffend ihrer Hilfsmittel oder Supervision benötigen (Berg et al. 1992b).
In Labormessungen wurde das spontane Schwanken und das Schwanken bei Verschiebungen der Unterlage anhand von Schwerpunktverschiebungen auf einer Kraftmessplatte gemessen. Die BBS korrelierte moderat mit spontanem Schwanken (r = 0.55) und nur gering mit den Schwankungen bei Unterlagenverschiebungen (r = -.38).
konkurrente Validität: Der Vergleich des BBS zum Barthel-Index und zum Fugl-Meyer-Assessment zeigte bei 60 akuten Schlaganfallpatienten eine hohe Korrelation (0.80 beim

Barthel Index, zwischen 0.62 und 0.64 für das Fugl-Meyer-Assessment).

Der Vergleich der BBS mit der Lebenssituation der Personen zwölf Wochen nach Schlaganfall ergab folgende Durchschnittswerte:

Zuhause lebend	45.0 Punkte
in Rehabilitationszentrum	31.1 Punkte
in einem Spital	8.6 Punkte

Berg et al. (1992b) fanden bei 31 Personen einer Alterssiedlung und einer akuten Betreuungseinrichtung (Durchschnittsalter 83 Jahre) eine hohe Korrelation ($r = 0.91$) zur Subskala Gleichgewicht des POMA (Tinetti-Tests) und eine gute Korrelation zur Mobilitäts-Subskala des Barthel-Index ($r = 0.67$) und zum Timed Up and Go ($r = 0.76$).

Liston et al. (1996) untersuchten bei zwanzig ambulanten Personen mit Hemiparese die konkurrente Validität mit dem Balance Master. Die Autoren fanden eine mässige bis geringe Korrelation von $r >$ oder $= 0.48$.

Harada et al. (1995) stellten in einer Untersuchung von vier Gleichgewichts- und Mobilitätstests bei 43 älteren Menschen (Durchschnittsalter 83 Jahre) einer Altersresidenz bei einem Cut-off-Score von 48 Punkten eine Sensitivität (Anteil von Personen mit richtig positiv) von 84% und eine Spezifität (Anteil von Personen mit richtig negativ) von 78% fest. Diese Resultate sind besser im Vergleich zu den anderen Tests (POMA-Subskala Gleichgewicht, Gehgeschwindigkeit, Fall Efficacy Scale). Die beste Sensitivität von 91% (und Spezifität von 70%) wurde mit der Kombination von Berg Balance Scale und Gehgeschwindigkeit erreicht.

Berg et al. (1992a) testeten 70 Patienten nach akutem Schlaganfall mit der Berg Balance Scale, dem Barthel Index und dem Fugl–Meyer Assessment 4, 6 und 12 Wochen nach einem Cerebrovaskulären Insult. Der Korrelationkoeffizient (konkurrente Validität) zwischen BBS und Barthel Index war $r = 0.80$-0.94 und für das Fugl–Meyer Assessment $r = 0.62$-0.94. Dies entspricht einer guten bis sehr guten Übereinstimmung.

Mao et al. (2002) zeigten bei Patienten nach einem akuten Schlaganfall eine gute Korrelation zu zwei anderen Gleichgewichtstests, und zwar zur Gleichgewichts-Subskala des Fugl-Meyer Assessment und zum Postural Assessments Scale for Stroke.

Whitney et al. (2003) untersuchten die parallele Validität retrospektiv zwischen Dynamic Gait Index und BBS bei 70 Patienten (Alter 14 – 88 Jahren, Mittel 65 Jahre) mit vestibulären Erkrankungen unterschiedlicher Ätiologie (79% peripher vestibulär, 7% zentral vestibulär, 14% multisensorische Dysfunktionen). Die Tester erhielten keine Schulung. Es wurde eine moderate, aber signifikante Korrelation gefunden ($r = 0.71$, $p < 0.01$). Die moderate Korrelation wurde damit erklärt, dass die beiden Tests zwar einige gleiche, aber nicht ausschliesslich dieselben Balance-Komponenten untersuchten. Bei der Bestimmung des Sturzrisikos stimmten Dynamic Gait Index und BBS in 63% der Fälle überein.

Thorbahn et al. (1996) zeigten in einer Untersuchung mit 66 Personen von zwei Alterssiedlungen (Durchschnittsalter 79 Jahre) bezogen auf das Sturzrisiko nur eine Sensitivität von 56% bei einem Cut-off-Score von 45 Punkten.

Responsivität (Empfindlichkeit)

Unterschiede von mehr als 6 Punkten können als Veränderung betrachtet werden (minimal detectable change, basierend auf den Standardfehlern bei wiederholten Messungen, Stevenson 2001). Nur bei 25 von 45 Patienten bestand eine Übereinstimmung zwischen der Veränderung im BBS und einem globalen Expertenurteil bezüglich Veränderung (Stevenson 2001).

Mao et al. (2002) zeigten in 4 Messungen nach einem akuten Schlaganfall (nach 14, 30, 90, 180 Tagen) eine gute bis sehr gute Responsivität in den ersten 90 Tagen nach Schlaganfall, aber eine tiefere zwischen dem 90. und dem 180. Tag. Die tiefe Responsivität vom 90. zum 180. Tag könnte mit der Plateauphase der Erholung des Gleichgewichts erklärt werden. Die BBS war weniger responsiv für schwerer betroffene Schlaganfallpatienten als die Subskala Gleichgewicht des Fugl-Meyer-Assessments und der Postural Assessments Scale for Stroke.

Beurteilung

Diagnostik/Befund	empfohlen
Behandlungsplanung	empfohlen
Ergebnis/Verlauf	empfohlen[1]
Prognose	empfohlen[2]

Bemerkungen

Die BBS ist weniger empfindlich für Veränderungen bei schwerer betroffenen Schlaganfallpatienten.

Sie zeigte bei mehreren Studien übereinstimmend eine ausgezeichnete Reliabilität, im Vergleich zu mässigen bis sehr guten Werten des POMA. Das POMA hat gegenüber der BBS den Vorteil, dass der Zeitaufwand kleiner ist, und dass der Gang ein Bestandteil des Tests ist. Wir schlagen vor, den POMA als Screening- bzw. Schnelltest zu verwenden und zur Verlaufsmessung und vertieften Untersuchung des Gleichgewichts die Berg Balance Scale einzusetzen.

Bei Werten unter 45 Punkten ist das Risiko für wiederholte Stürze erhöht. Berg et al. (1992b) empfehlen, dass nebst der Berg Balance Scale als ein möglicher Faktor auch andere Risikofaktoren für Stürze zu erfassen sind, wie Anzahl und Art der Medikamente, Alter, mentaler Zustand, wiederholte Stürze, usw.

Umgebung:
Die Umgebung hat einen wesentlichen Einfluss auf das Sturzrisiko. Ein Test in einem Therapieraum gibt nicht einen direkten Aufschluss über das Sturzrisiko draussen, zuhause oder in einer Umgebung mit vielen Ablenkungen. Die Aufmerksamkeit bzw. die Ablenkung durch äussere Einflüsse oder durch Dual Task üben einen grossen Einfluss auf die Sturzhäufigkeit aus.

Literatur

Literatursuche: PubMed; 08/2005

Berg K. Wood-Dauphinee S. Williams Jl, Gayton D. Measuring balance in the elderly preliminary development of an instrument. Physiotherapy Canada. 1989; 41:304-11.

Berg K, Maki B, Williams J, Holliday P, Wood S. Clinical and Laboratory Measures of Postural Balance in an Elderly Population. Arch Phys Med Rehabil. 1992a; 73:1073-1079.

Berg K, Wood-Dauphinee SL, Williams JI, Maki B. Measuring balance in the elderly: validation of an instrument. Can J Public Health. 1992b Jul-Aug. 83 Suppl 2: 7-11.

Berg K, Wood-Dauphinee S, Williams JI. The Balance Scale: reliability assessment with elderly residents and patients with an acute stroke. Scand J Rehabil Med. 1995. Mar;27(1):27-36

Harada N, Chiu V, Damron-Rodriguez J, Fowler E, Siu A, Reuben DB. Screening for balance and mobility impairment in elderly individuals living in residential care facilities. Phys Ther. 1995 Jun;75(6):462-9.

Liston RA, Brouwer BJ. Reliability and validity of measures obtained from stroke patients using the Balance Master. Arch Phys Med Rehabil. 1996 May; 77 (5): 425-30.

Mao HF, Hsueh IP, Tang PF, Sheu CF, Hsieh CL. Analysis and comarison of the psychometric properties of three balance measures for stroke patients. Stroke. 2002 Apr; 33(4);1022-7.

Newstead AH, Hinman MR, Tomberlin JA. Reliability of the Berg Balance Scale and Balance Master Limits of Stability Tests for Individuals with Brain Injury. Jornal of Neurological Physical Therapy. 2005 Vol. 29(1);18-23.

Stevenson TJ. Detecting change in patients with stroke using the Berg Balance Scale. Aust J Physiother. 2001;47(1):29-38.

Thorbahn LD, Newton RA. Use of the Berg Balance Test to predict falls in elderly persons. Phys Ther. 1996 Jun; 76(6): 576-83; discussion 584-5.

Whitney S, Wrisley D, Furman J. Concurrent validity of the Berg Balance Scale and the Dynamic Gait Index in people with vestibular dysfunction. Physiother Res Int. 2003;8(4):178-86.

Berg Balance Scale (BBS)
(Katherine Berg et al. 1989)

Deutsche Version: Scherfer E[2], Bohls C[3], Freiberger E[4], Heise KF[5], Hogan D[6]

Name: _____

Datum: _____

Einrichtung/Ort der Durchführung: _____

Tester: _____

Item-Nr.	Kurztitel des Items	Datum:			
1.	Vom Sitzen zum Stehen				
2.	Stehen ohne Unterstützung (2 Min.)				
3.	Sitzen ohne Unterstützung (2 Min.)				
4.	Vom Stehen zum Sitzen				
5.	Transfers				
6.	Stehen mit geschlossenen Augen (10 Sek.)				
7.	Stehen mit Füssen dicht nebeneinander (enger Fussstand, 1 Min)				
8.	Mit ausgestrecktem Arm nach vorne reichen/ langen				
9.	Gegenstand vom Boden aufheben				
10.	Sich umdrehen, um nach hinten zu schauen				
11.	Sich um 360° drehen				
12.	Abwechselnd die Füsse auf eine Fussbank stellen				
13.	Stehen mit einem Fuss vor dem anderen (Tandemstand, 30 S.)				
14.	Auf einem Bein stehen (Einbeinstand, 10 Sek.)				
		Summe der Punkte:			

---

[2] Physioth., Dipl.-Soz.Wiss, Dr. rer. soc. Physio-Akademie des ZVK, Wremen
[3] Physioth., MSc Neurorehab., Dresden
[4] Dipl.-Sportwiss., Dr. Sportwiss.; Institut für Sportwiss., Universität Erlangen
[5] Physioth., BSc, MSc Neurophysioth., Promotionsstudentin an der Sporthochschule Köln
[6] Physioth., Marienhospital Gelsenkirchen-Ückendorf

Manual Berg Balance Scale

Allgemeine Anweisungen

Bitte demonstrieren Sie jede Aufgabe und/oder geben Sie die Instruktionen wie beschrieben. Beim Bewerten notieren Sie bitte als Punktwert die niedrigste zutreffende Kategorie des jeweiligen Items, die der Patient sicher schafft.

Beispiel für Item-Nr. 1: Ein Proband versucht mehrere Male mit Einsatz der Hände aufzustehen, schafft es aber nicht oder läuft sofort Gefahr, dabei das Gleichgewicht zu verlieren. Mit etwas Unterstützung (z.B. Halten an Hand und Ellenbogen, jedoch ohne zu ziehen) kann er aber aufstehen und steht auch sicher. In diesem Falle wäre das Item mit 1 zu bewerten.

Beispiel für Item 13: Ein Proband stellt einen Fuss deutlich vor den anderen (mit Abstand zwischen Ferse des einen und Zehen des anderen Fusses; jedoch nicht im Tandemstand), bekommt aber nach ca. 20 Sekunden Probleme, sein Gleichgewicht zu halten. Bei einer weiteren Durchführung steht er 30 Sekunden stabil, wobei er aber den einen Fuss nur „auf halbe Höhe" des anderen stellt. In diesem Falle wäre das Item-Nr. 13 mit 2 zu bewerten.

Bei den meisten Items wird der Proband gebeten, eine vorgegebene Position über einen bestimmten Zeitraum zu halten. Zunehmend mehr Punkte sind abzuziehen, wenn die zeitlichen oder räumlichen Anforderungen nicht eingehalten werden können, wenn die Leistungen der Proband Supervision erforderlich macht, oder wenn der Proband nach externer Unterstützung greift oder Hilfe vom Tester erfährt.[7]

Die Probanden sollten verstehen, dass sie Ihre Balance halten müssen, während sie versuchen, die Aufgaben durchzuführen. Die Probanden können selbst entscheiden, mit welchem Fuss sie die Aufgabe durchführen bzw. wie weit sie reichen/langen.

Eine falsche Selbsteinschätzung wird die Leistung und damit die Punktvergabe nachteilig beeinflussen.

Erforderliches Material für die Durchführung sind eine Stoppuhr oder eine Uhr mit Sekundenzeiger, ein Lineal oder vergleichbares Mass, an dem 5; 12,5 und 25 cm abzulesen sind. Die verwendeten Stühle sollten eine für den Patienten angemessene Sitzhöhe haben. Entweder eine Stufe (mit durchschnittlicher Höhe) oder eine Fussbank kann für Item 12 verwendet werden

---

[7] Im englischen Original wird der Begriff „supervision" benutzt. Er steht hier für eine den Probanden zur Sicherheit begleitende, bzw. kontrollierende, aber nicht eingreifende „stand-by"-Hilfe.

1. Vom Sitzen zum Stehen

Instruktionen: Bitte stehen Sie auf. Versuchen Sie, Ihre Hände nicht zur Unterstützung zu benutzen.

4	kann aufstehen ohne die Hände einzusetzen und sich selbstständig stabilisieren
3	kann selbstständig mit Einsatz der Hände aufstehen
2	kann nach einigen Versuchen mit Einsatz der Hände aufstehen
1	braucht minimale Hilfe zum Aufstehen oder zum Stabilisieren
0	braucht mässige bis maximale Hilfe um aufzustehen

2. Stehen ohne Unterstützung

Instruktionen: Bitte stehen sie zwei Minuten ohne sich festzuhalten

4	kann zwei Minuten sicher stehen
3	kann zwei Minuten unter Supervision stehen
2	kann 30 Sekunden ohne Unterstützung stehen
1	braucht einige Versuche, um 30 Sekunden ohne Unterstützung zu stehen
0	kann nicht ohne Unterstützung 30 Sekunden stehen

Falls der Proband zwei Minuten ohne Unterstützung stehen kann, geben Sie die volle Punktzahl für Item 3 („Sitzen ohne Unterstützung") und fahren Sie mit Item 4 fort.

3. Sitzen ohne Rückenlehne, aber mit beiden Füsse auf dem Boden oder auf einer Fussbank

Instruktionen: Bitte sitzen Sie zwei Minuten mit verschränkten Armen.

(wichtig ist, dass eine Armhaltung eingenommen wird, bei der die Arme nach Möglichkeit über Kreuz liegen, so dass sie nicht für Gleichgewichtsreaktionen genutzt werden können)

4	kann sicher und stabil zwei Minuten sitzen
3	kann zwei Minuten unter Supervision sitzen
2	kann 30 Sekunden sitzen
1	kann 10 Sekunden sitzen
0	kann nicht ohne Unterstützung 10 Sekunden sitzen

4. Vom Stehen zum Sitzen

Instruktionen: Bitte setzen Sie sich hin

4	setzt sich sicher mit minimalem Einsatz der Hände hin
3	kontrolliert das Hinsetzen mit den Händen
2	berührt mit Rückseite der Beine den Stuhl, um das Hinsetzen zur kontrollieren
1	setzt sich selbständig aber unkontrolliert hin
0	braucht Hilfe um sich hinzusetzen

5. Transfer

Instruktionen: Stühle werden so hingestellt, dass der Transfer von Sitz zu Sitz durch eine Drehung („tiefer Transfer") erreicht werden kann. Bitten Sie den Probanden, sich in eine Richtung auf einen Stuhl mit Armlehne und in die andere Richtung auf einen Stuhl ohne Armlehne umzusetzen. Sie können zwei Stühle (einer mit, einer ohne Armlehne) oder ein Bett/eine Bank und ein Stuhl benutzen.

4	kann den Transfer sicher mit minimalem Einsatz der Hände ausführen
3	kann den Transfer sicher ausführen, muss aber die Hände einsetzen
2	kann den Transfer mit verbaler Anweisung und/oder unter Supervision ausführen
1	braucht eine Person zur Hilfestellung
0	braucht zwei Personen zur Hilfestellung oder Supervision um sicher zu sein

6. Stehen mit geschlossenen Augen ohne Unterstützung

Instruktionen: Bitte schliessen Sie Ihre Augen und stehen Sie zehn Sekunden lang still.

4	kann zehn Sekunden sicher stehen
3	kann zehn Sekunden unter Supervision stehen
2	kann drei Sekunden stehen
1	kann nicht die Augen drei Sekunden geschlossen halten, steht aber stabil
0	braucht Hilfe, um nicht zu fallen

7. Stehen ohne Unterstützung mit geschlossenen Füssen

Instruktionen: Stellen Sie die Füsse dicht nebeneinander und stehen Sie ohne sich festzuhalten.

4	kann selbständig Füsse nebeneinander stellen und 1 Minute sicher stehen
3	kann selbständig Füsse nebeneinander stellen und unter Supervision 1 Minute stehen
2	kann selbständig Füsse nebeneinander stellen und die Position 30 Sekunden halten
1	braucht Hilfe um die Position einzunehmen, kann aber 15 Sekunden mit geschlossenen Füssen stehen
0	braucht Hilfe um die Position einzunehmen, kann diese nicht für 15 Sekunden halten

8. Im Stehen mit ausgestrecktem Arm nach vorne reichen/langen

Instruktionen: Heben Sie bitte beide Arme in die Waagrechte. Wenn das nicht geht, strecken Sie nur einen Arm aus). Strecken Sie Ihre Finger aus und langen/reichen Sie so weit wie Sie können nach vorne. (Der Tester/die Testerin hält ein Lineal an den Fingerspitzen, wenn der Arm im 90°-Winkel angehoben ist. Die Finger sollten das Lineal beim vorwärts langen nicht berühren. Gemessen wird die Distanz, die die Finger zurückgelegt haben, wenn der Proband in der am weitesten vorgelehnten Position ist. Bitten Sie den Probanden, möglichst mit beiden Armen nach vorne zu langen, um eine Rumpfrotation zu vermeiden.

4	kann *sicher* mehr als 25 cm nach vorne langen/reichen
3	kann sicher mehr als 12,5 cm nach vorne langen/reichen
2	kann sicher mehr als 5 cm nach vorne reichen
1	reicht nach vorne braucht aber Supervision
0	verliert das Gleichgewicht beim Versuch/ braucht externe Unterstützung

9. Aus dem Stand Gegenstand vom Boden aufheben

Instruktionen: Heben Sie bitte den Schuh/Hausschuh auf, der vor Ihren Füssen liegt.

4	kann den Schuh sicher und mit Leichtigkeit aufheben
3	kann den Schuh aufheben, braucht aber Supervision
2	kann den Schuh nicht aufheben, reicht aber bis auf 2-5 cm an den Schuh heran und hält selbständig das Gleichgewicht
1	kann den Schuh nicht aufheben und braucht bei dem Versuch Supervision
0	schon der Versuch scheitert/ braucht Hilfe um das Gleichgewicht nicht zu verlieren bzw. nicht zu fallen

10. Sich im Stehen umdrehen, um nach hinten über die rechte und die linke Schulter zu schauen

Instruktionen: Schauen Sie bitte über Ihre linke Schulter direkt nach hinten. Wiederholen Sie dies zur rechten Seite. Der Tester kann einen Gegenstand direkt hinter dem Probanden zum Anschauen auswählen, um eine bessere Körperdrehung zu unterstützen.

4	schaut hinter sich über beide Seiten bei guter Gewichtsverlagerung
3	schaut nur über eine Seite nach hinten, und zeigt weniger Gewichtsverlagerung auf der anderen Seite
2	dreht sich nur zur Seite aber bewahrt das Gleichgewicht
1	braucht Supervision beim Umdrehen
0	braucht Hilfe um das Gleichgewicht nicht zu verlieren bzw. nicht zu fallen

11. Sich um 360° drehen

Instruktionen: Drehen Sie sich bitte einmal um ihre eigene Achse komplett im Kreis. Halten Sie an. Dann drehen Sie sich um die eigene Achse in die andere Richtung.

4	kann sich sicher um 360° in vier Sekunden oder weniger drehen
3	kann sich nur in einer Richtung sicher um 360° in vier Sekunden oder weniger drehen
2	kann sich sicher um 360° drehen, aber langsam
1	braucht nahe Supervision oder verbale Hilfestellung
0	braucht Hilfe beim Drehen

12. Ohne Unterstützung abwechselnd die Füsse auf eine Stufe oder Stufe stellen

Instruktionen: Bitte stellen Sie abwechselnd einen Fuss auf die Stufe/auf die Fussbank. Wiederholen Sie dies, bis jeder Fuss viermal auf der Stufe/auf der Fussbank stand

4	kann sicher und selbständig stehen und innerhalb von 20 Sekunden die acht Schrittfolgen/Stufen absolvieren
3	kann sicher und selbständig stehen und in mehr als 20 Sekunden die acht Schrittfolgen/Stufen absolvieren
2	kann vier Schrittfolgen/Stufen ohne Hilfe unter Supervision
1	kann mehr als zwei Stufen/Schrittfolgen mit minimaler Hilfe absolvieren
0	braucht Hilfe um nicht zu fallen/ schon der Versuch scheitert

Hilfe bedeutet z.B. Festhalten an einer Person, Geländer, Stuhllehne, Rollator etc.

13. Stehen ohne Unterstützung mit einem Fuss vor dem anderen (Tandemstand)

Instruktionen: (DEMONSTRIEREN SIE DEM PROBANDEN DIESE AUFGABE). Stellen Sie einen Fuss direkt vor den anderen. Wenn Sie das Gefühl haben, dass Sie einen Fuss nicht direkt vor den anderen stellen können, versuchen Sie einen Schritt weit genug nach vorn zu machen, so dass die Ferse des vorderen Fusses vor den Zehen des hinteren Fusses steht. (Um die drei Punkte zu erreichen sollte die Länge des Schrittes die Länge des anderen Fusses übertreffen und die Standbreite sollte ungefähr der normalen Spurbreite/Schrittbreite entsprechen

4	kann selbständig die Füsse in den Tandemstand bringen und 30 Sekunden halten
3	kann selbständig einen Fuss vor den anderen stellen und diese Position 30 Sekunden halten
2	kann selbständig einen kleinen Schritt nach vorne machen und diese Position 30 Sekunden halten
1	braucht Hilfe für den Schritt, kann aber Position 15 Sekunden beibehalten
0	verliert Gleichgewicht während des Schritts oder des Stehens

14. Auf einem Bein stehen (Einbeinstand)

Instruktionen: Stehen Sie auf einem Bein, solange Sie können, ohne sich festzuhalten.

4	kann ein Bein selbständig anheben und Position länger als 10 Sekunden halten
3	kann ein Bein selbständig anheben und Position für 5 bis 10 Sekunden halten
2	kann ein Bein selbständig anheben und die Position drei Sekunden oder länger halten
1	versucht ein Bein anzuheben, kann Position nicht drei Sekunden lang beibehalten, bleibt aber selbständig stehen
0	schon der Versuch scheitert oder Proband braucht Hilfe, um nicht zu fallen

Summe der Punkte: (Maximum = 56)

Erstveröffentlichung: Berg K, Wood-Dauphinee S, Williams JI, Gayton D: Measuring balance in the elderly: preliminary development of an instrument. Physiotherapy Canada 41:304-311, 1989

Das Originalinstrument kann gebührenfrei von der Webseite der Oklahoma Foundation for Medical Quality (OFMQ) herunter geladen werden:
http://www.ofmq.com/user_uploads/Berg%20Balance%20Scale.doc

Die deutsche Übersetzung wurde initiiert und gefördert durch die
Physio-Akademie des ZVK gemeinnützige GmbH.

Dynamische Anpassung des Ganges: Dynamic Gait Index (DGI)

Testbeschreibung

Dieser Test evaluiert und dokumentiert die Fähigkeit eines Patienten, seinen Gang an verschiedene Erfordernisse anzupassen wie zum Beispiel das Gehen mit Tempowechsel, Kopfbewegungen, Drehungen, Gehen über Hindernisse und das Treppensteigen.

Der Index wurde von Shumway-Cook et al. (1995) entwickelt als Teil eines ganzen Testprofiles von wirkungsvollen Messinstrumenten zur Untersuchung der dynamischen posturalen Kontrolle und als Voraussage eines wahrscheinlichen Sturzes bei älteren Menschen.

Viel benutzt und aussagekräftig ist der Test insbesondere bei älteren Menschen (Shumway-Cook et al. 1997a und 1997c), bei Patientinnen mit vestibulären Gleichgewichtsdysfunktionen (Whitney et al. 2000, Whitney et al. 2003, Wrisley et al. 2003), und bei Multiple Sklerose (McConvey et al. 2005).

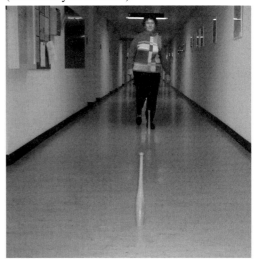

ICF-Klassifikation

Bei den verschiedenen Aktivitäten des DGI werden das Bewegungsmusters beim Gehen (b 770) und die Koordinantion von Willkürbewegungen (b 7602) beobachtet. Der DGI gibt Hinweise auf mögliche Probleme der vestibulären Funktion (b 235).

Aktivitäten

1. Gehen auf ebener Strecke	d 450 Gehen
2. – 4. Gehen mit Tempowechsel, Kopf rechts/links, auf/ab	d 450 Gehen
5. Gehen und Drehung um 180°	d 450 Gehen
6. Gehen über Hindernisse	d 4502 Gehen auf unterschiedlichen Unterlagen

7. Gehen um Hindernisse	d 4503 Hindernisse umgehen
8. Treppensteigen	d 4551 Klettern/steigen

Praktikabilität

Patientengruppe
Gleichgewichtsdysfunktionen, Vestibuläre Dysfunktionen, Geriatrie, Multiple Sklerose

Zeitaufwand
max. 10 Minuten bei guter Kognition (Whitney et al. 2003)

Kosten
keine

Ausbildung
1 Stunde (Shumway-Cook et al. 1995c)

Praktische Durchführung
Der Test beinhaltet acht Items. Mit einer Punkteskala von 0 bis 3 wird das Gehen mit normalem Gangtempo auf einer ebenen Gehstrecke, das Gehen mit Tempowechsel, Richtungswechseln, Kopfbewegungen, Drehungen um 180° sowie das Gehen über Hindernisse bewertet. Im Test enthalten ist zudem eine Beurteilung des Treppensteigens.

Format
Funktionelle Leistung

Skalierung
Ordinalskala (0 – 3), Maximalpunktzahl 24
0 = unmöglich durchzuführen oder schwere Einschränkung
1 = mässige Einschränkung
2 = leichte Einschränkung
3 = normal
(Shumway-Cook et al. 1995)

Subskalen
keine

Reliabilität (Zuverlässigkeit)

Shumway-Cook et al. (1997c) untersuchten die Intertester-Reliabilität bei 5 Heimbewohnern mit verschiedenen Gleichgewichtsfähigkeiten. Dabei wurden 5 Physiotherapeuten während einer einstündigen Schulung durch die Entwickler des Tests in der Erhebung des Tests trainiert. Die Intertester-Reliabilität erreichte 0.96. Eine Woche später führten 2 Physiotherapeuten den Test erneut durch für die Individuelle Variabilität (Intratester-Reliabilität), die 0.98 ereichte.

Whitney et al. (2003) untersuchten die Intertester-Reliabilität bei 30 Patienten (Alter 27-88 Jahre, Mittel 61 Jahre) mit vestibulären Dysfunktionen (unilateral peripher vestibulär n=18, bilateral peripher vestibulär n=1, zentral vestibulär n=3, cervikale Schwindel n=5, visuell abhängig n=3). Die zwei Therapeutinnen waren blindiert für das Resultat der jeweils anderen Therapeutin. Beide hatten 14 Jahre Berufserfahrung, davon 9 bzw. 2 Jahre Erfahrung in der Evaluation und Behandlung von vestiblären Dysfunktionen. Die Therapeutinnen verwendeten den publizierten Test, besuchten aber keine spezielle Schulung. Der Total-Score zeigte eine Korrelation von r = .64. Dies entspricht nur einer moderaten Übereinstimmung. Die Korrelation mit Spearman war exzellent (r = .94). Es kann jedoch davon ausgegangen werden, dass bei einer vorgängigen

Schulung die Reliabilität besser ausfallen würde.
McConvey et al. (2005) untersuchten die Intra- und Intertester-Reliabilität mit elf Physiotherapeutinnen bei zehn Personen mit Multipler Sklerose mit jeweils einer Videoaufnahme im Abstand von 2 Wochen. Die Intertester-Reliabilität für den Gesamtscore betrug 0.98; die Intratester-Reliabilität zwischen 0.76 und 0.98.

Validität (Gültigkeit)

Der Test bewertet die Fähigkeit, den Gang an verschiedene Erfordernisse anzupassen und damit indirekt das Gleichgewicht während des Gehens und das Sturzrisiko (Inhaltliche Validität).
Whitney et al. (2003) untersuchte die parallele Validität retrospektiv zwischen DGI und Berg Balance Scale bei 70 Patienten (Alter 14 – 88 Jahren, Mittel 65 Jahre) mit vestibulären Erkrankungen unterschiedlicher Ätiologie (79% peripher vestibulär, 7% zentral vestibulär, 14% multisensorische Dysfunktionen). Die Tester erhielten keine Schulung. Es wurde eine moderate, aber signifikante Korrelation ($r = 0.71$, $p < 0.01$, Spearman rank order correlation) gefunden. Die moderate Korrelation wurde damit erklärt, dass die beiden Tests zwar einige gleiche, aber nicht ausschliesslich dieselben Balance-Komponenten untersuchten. Bei der Bestimmung des Sturzrisikos stimmten DGI und Berg in 63% der Fälle überein.
Shumway-Cook et al. (1997a) untersuchten die Voraussagevalidität bei 44 älteren Heimbewohnern (älter als 65 Jahre) mit und ohne Stürze in der Vergangenheit. Eine Punktzahl von 19 und tiefer wies auf ein höheres Risiko für Stürze hin.

Whitney et al. (2000) untersuchten die Beziehung zwischen dem Totalscore des DGI und selbst berichteten Stürzen innerhalb der letzten 6 Monate bei 247 Patienten mit vestibulären Problemen (Voraussagevalidität). Personen mit einem Score von 19 und tiefer berichteten 2.58 (95% C.I 1.45-4.53) mal häufiger in den letzten 6 Monaten gestürzt zu sein. Jüngere Personen (65 Jahre und jünger) mit vestibulären Störungen berichteten, häufiger gestürzt zu sein als ältere Personen (älter als 65 Jahre).

Responsivität (Empfindlichkeit)

keine Angaben

Beurteilung

Diagnostik/Befund:	empfohlen[1]
Behandlungsplanung	empfohlen
Ergebnis/Verlauf	empfohlen[2]
Prognose	teilweise empfohlen[3]

Bemerkungen

1) v.a. zur Identifikation von Problemen beim Gehen bei Personen mit Gleichgewichts- und vestibulären Dysfunktionen.
2) Bei guter Schulung der UntersucherInnen eignet sich der DGI zur Ergebnismessung des Gleichgewichts und der Variabilität beim Gehen für ältere Menschen und Personen mit Gleichgewichts- und vestibulären Dysfunktionen.
Zur Messung der Gehstrecke oder des Gangtempos werden Timed Walking Tests empfohlen.

3) Der Dynamic Gait Index eignet sich zur Bestimmung eines Sturzrisikos bei älteren Menschen und Personen mit Gleichgewichts- und vestibulären Dysfunktionen. Für die Prognose für Sturzrisiko gelten die gleichen Vorbehalte wie beim POMA (Tinetti-Test siehe Seite 161).

Literatur

Literatursuche: PubMed; 11/2004

Herdman S. Assessment and treatment of balance disordres in the vestibular-deficient patient. In Duncan P, ed. Balance: proceedings of the APTA Forum. Alexandria, VA: APTA, 1989.

McConvey J, Bennett SE. Reliability of the Dynamic Gait Index in individuals with multiple sclerosis. Arch Phys Med Rehabil. 2005 Jan;86(1):130-3.

Shumway-Cook A., Woollacott MH. Motor Control, Theory and Practical Applications. Baltimore, Md , Williams &Wilkins 1995.

Shumway-Cook A, Baldwin M, Polissar NL, Gruber W. Predicting the probability for falls in community-dwelling older adults. Phys Ther. 1997a Aug;77(8):812-9.

Shumway-Cook A, Woollacott M, Kerns KA, Baldwin M. The effects of two types of cognitive tasks on postural stability in older adults with and without a history of falls. J Gerontol A Biol Sci Med Sci. 1997b Jul;52(4):M232-40.

Shumway-Cook A, Gruber W, Baldwin M, Liao S.The effect of multidimensional exercises on balance, mobility, and fall risk in community-dwelling older adults. Phys Ther. 1997c Jan;77(1):46-57.

Whitney SL, Hudak MT, Marchetti GF. The dynamic gait index relates to self-reported fall history in individuals with vestibular dysfunction. J Vestib Res. 2000;10(2):99-105.

Whitney S, Wrisley D, Furman J. Concurrent validity of the Berg Balance Scale and the Dynamic Gait Index in people with vestibular dysfunction. Physiother Res Int. 2003;8(4):178-86.

Wrisley DM, Walker ML, Echternach JL, Strasnick B. Reliability of the dynamic gait index in people with vestibular disorders. Arch Phys Med Rehabil. 2003 Oct;84(10):1528-33.

Dynamic Gait Index

Name, Vorname:		Geburtsdatum:		
Testerin:				
Hilfsmittel:		Punktzahl:		
Item		Datum:		
1	Gehen auf ebener Gehstrecke 20m			
2	Gehen mit Tempowechsel 5m normal, 5m schnell, 5m langsam			
3	Gehen mit Kopfdrehung rechts und links			
4	Gehen und nach oben und unten schauen			
5	Gehen und Drehung um 180°			
6	Gehen über Hindernisse			
7	Gehen um Hindernisse links und rechts herum			
8	Treppensteigen			
	Total Punkte (Maximal erreichbar: 24 Punkte)			

Bei 19 Punkten und weniger besteht ein erhöhtes Sturzrisiko

Übersetzt von Maya Kündig und Silvia Knuchel 2004, nichtvalidierte deutsche Fassung
Quelle: Shumway-Cook A, Wollacott M. Motor Control: Theory and Practical Applications. Baltimore: Williams and Wilkins, 1995.

Manual Dynamic Gait Index

1. Gehen auf ebener Gehstrecke (20m)
Instruktion: *Gehen Sie in Ihrem normalen Tempo bis zur markierten Stelle.*

3	normal	20m Gehen, ohne Gehhilfsmittel, normales Tempo, keine Gleichgewichtsstörungen, normales Gangbild, kein Hinken.
2	leichte Einschränkung	20m Gehen mit Gehhilfsmittel, Tempo verlangsamt, leichte Deviation.
1	mittlere Einschränkung	20m Gehen, langsames Gehtempo, Hinkmechanismen, Gleichgewichtsprobleme.
0	starke Einschränkung	Kann nicht 20m ohne Hilfsperson gehen, starke Gangabweichungen oder Gleichgewichtsprobleme.

2. Gehen mit Tempowechsel
Instruktion: *Beginnen Sie in Ihrem normalen Gehtempo (5m), beschleunigen Sie, wenn ich Isage, „gehen Sie so schnell wie möglich" (5m). Wenn ich Ihnen sage „langsam", gehen Sie so langsam wie möglich (5m).*

3	normal	Fliessender Tempowechsel ohne GGW-Verlust oder Gangabweichung. Zeigt deutlichen Tempo-Unterschied zwischen normalem, schnellem und langsamem Tempo.
2	leichte Einschränkung	Kann das Tempo verändern, leichte Gangabweichung oder kein deutlicher Tempounterschied oder Benutzung eines Hilfsmittels.
1	mittlere Einschränkung	Nur kleine Tempoveränderungen oder beim Tempowechsel starke Gangabweichung oder verliert beim Tempowechsel das Gleichgewicht, kann sich aber halten und weitergehen.
0	starke Einschränkung	Kann das Tempo nicht variieren oder verliert das Gleichgewicht, prallt gegen die Wand oder fällt hin.

3. Gehen mit Kopfdrehung nach rechts und links
Instruktion: *Gehen Sie inIhrem normalen Tempo, wenn ich Ihnen sage „drehen Sie den Kopf nach rechts", gehen Sie weiter geradeaus mit gedrehtem Kopf nach rechts. Schauen Sie nach rechts, bis ich sage „drehen Sie den Kopf nach links", gehen Sie geradeaus weiter und schauen Sie dabei nach links bis ich sage „schauen Sie wieder geradeaus".*

3	normal	Kopfdrehung flüssig ohne Veränderung des Ganges.
2	leichte Einschränkung	Kopfdrehung flüssig, leichte Veränderung der Gehgeschwindigkeit (leichter Unterbruch beim Gehen) oder Benutzung eines Gehhilfsmittels.
1	mittlere Einschränkung	Dreht den Kopf mit mittlerer Veränderung der Gehgeschwindigkeit, dreht nicht sofort den Kopf, schwankt beim Drehen, kann aber weiter gehen.
0	starke Einschränkung	Kann den Kopf nur drehen mit Unterbruch des Gehens, schwankt 15° vom Weg ab, verliert das Gleichgewicht, muss ganz stoppen oder hält sich an der Wand fest.

4. Gehen und nach oben und unten schauen

Instruktion: *Gehen Sie in Ihrem normalen Tempo. Wenn ich Ihnen sage „nach oben schauen", schauen Sie zur Decke ohne anzuhalten. Wenn ich sage „nach unten schauen", schauen Sie zum Boden, ohne anzuhalten, bis ich Ihnen sage „wieder geradeaus schauen".*

3	normal	Kopfbewegungen flüssig, ohne Veränderungen des Ganges.
2	leichte Einschränkung	Kopfstellungswechsel mit leichter Veränderung des Gehtempos (leichter Unterbruch beim Gehen) oder Benutzung eines Gehhilfsmittels.
1	mittlere Einschränkung	Bewegt den Kopf mit mässiger Veränderung der Gehgeschwindigkeit, dreht nicht sofort den Kopf, schwankt beim Bewegen, kann aber weiter gehen.
0	starke Einschränkung	Kann den Kopf nur bewegen mit Unterbruch des Gehens, schwankt 15° vom Weg ab, verliert das Gleichgewicht, muss ganz stoppen oder hält sich an der Wand fest.

5. Gehen und Drehung

Instruktion: *Beginnen Sie in Ihrem normalen Tempo. Wenn ich Ihnen sage „Stopp und drehen", drehen Sie sich so schnell wie Sie können um 180°(in die Gegenrichtung schauen) und stoppen Sie.*

3	normal	Sichere Drehung innert 3 Sekunden und schneller Stopp ohne Verlust des Gleichgewichtes.
2	leichte Einschränkung	Sichere Drehung in > 3 Sekunden und Stopp ohne Verlust des Gleichgewichtes.
1	mittlere Einschränkung	Langsame Drehung - benötigt verbale Hilfe - macht nach der Drehung und dem Stopp einige kleine Schritte, um das Gleichgewicht zu behalten.
0	starke Einschränkung	Unsichere Drehung – benötigt Hilfe, um sich zu drehen und zu stoppen.

6. Gehen über Hindernisse

Instruktion: *Beginnen Sie in ihrem normalen Tempo zu gehen. Wenn Sie zu der Schuhschachtel kommen, gehen Sie nicht um, sondern über die Schachtel und dann sofort weiter.*

3	normal	Kann über die Schuhschachtel steigen, ohne eine Veränderung des Gehtempos und ohne Verlust des Gleichgewichtes.
2	leichte Einschränkung	Kann über die Schuhschachtel steigen, wird aber langsamer und passt die Schritte an, um sicher über die Schachtel steigen zu können.
1	mittlere Einschränkung	Kann über die Schuhschachtel steigen, muss aber vor dem Darübersteigen anhalten – benötigt eventuell verbale Hilfe.
0	starke Einschränkung	Kann die Aufgabe ohne Hilfe nicht ausführen.

7. Gehen um Hindernisse

Instruktion: *Beginnen Sie in Ihrem normalen Gehtempo zu gehen. Wenn Sie zur ersten Keule kommen (ca. 6m weg), gehen Sie rechts vorbei – wenn Sie zur zweiten Keule kommen (6 m nach der ersten), gehen Sie links vorbei.*

3	normal	Kann sicher um die Keulen gehen, ohne Verlust des Gehtempos und des Gleichgewichtes.
2	leichte Einschränkung	Kann um beide Keulen gehen, muss aber abbremsen und die Schritte anpassen.
1	mittlere Einschränkung	Kann um die Keulen herumgehen, muss aber das Gehtempo deutlich drosseln oder benötigt verbale Hilfe.
0	starke Einschränkung	Kann nicht um die Keulen gehen - wirft eine oder beide Keulen um – oder benötigt taktile Hilfe.

8. Treppe

Instruktion: *Gehen sie diese Treppenstufen hoch, so wie sie auch zuhause hinaufgehen würden (z.B. Benützung des Treppengeländers). Zuoberst drehen sie und steigen wieder herunter.*

3	normal	Alternierend, ohne Benützung des Treppengeländers.
2	leichte Einschränkung	Alternierend, mit Benützung des Trepengeländers.
1	mittlere Einschränkung	Nicht alternierend, mit Benützung des Treppengeländers.
0	starke Einschränkung	Kann die Aufgabe nicht sicher ausführen.

Maximaler Score = 24 Punkte

Bei 19 Punkten und weniger besteht ein erhöhtes Sturzrisiko.

Übersetzt von Maya Kündig und Silvia Knuchel 2004, nichtvalidierte deutsche Fassung
Quelle: Shumway-Cook A, Wollacott M. Motor Control: Theory and Practical Applications. Baltimore: Williams and Wilkins, 1995.

Funktionelle Reichweite: Functional Reach (FR)

Testbeschreibung

Der Functional Reach Test wurde von Duncan et al. 1990 erstmals beschrieben und gilt als einfacher Test für das Gleichgewicht und das Sturzrisiko. Er entspricht dem Item Nr. 8 (Funktionelle Reichweite) der Berg Balance Scale. Der Functional Reach ist die maximale Distanz, die jemand bei ausgestreckten Armen und sicherem Stand nach vorne reichen kann. Gemessen wird an der Spitze des Mittelfingers die maximale Distanz vom Ausgangs- bis zum Endpunkt mit einem Massstab, der auf einer Höhe von 150 cm an einer Wand befestigt ist.

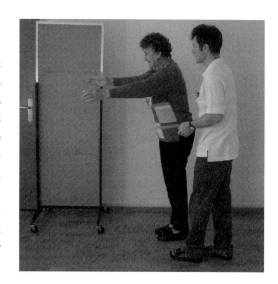

ICF-Klassifikation

Körperfunktionen	b 755 Funktionen der unwillkürlichen Bewegungsreaktionen
Aktivitäten	d4106 Seinen Körperschwerpunkt verlagern

Praktikabilität

Patientengruppe
Geriatrie, Gleichgewichts-Dysfunktion, vestibuläre Erkrankungen

Zeitaufwand
1 Minute

Kosten
keine

Ausbildung
½ Stunde

Praktische Durchführung
Der Patient steht seitlich neben einer Wand in normaler Spurbreite. An der Wand ist ein Massstab befestigt. Der Patient hebt beide Hände mit gestreckten Armen und Fingern auf Schulterhöhe. Der Patient wird aufgefordert, mit beiden Händen soweit wie möglich nach vorne zu reichen, ohne einen Sturz zu riskieren. Gemessen wird die Strecke vom Ausgangspunkt bis zum Endpunkt der Fingerspitze des Mittelfingers.

Format
Funktionelle Leistung

Skalierung
Intervallskalierung (Masseinheit: Zentimeter)

Subskalen
keine

Reliabilität (Zuverlässigkeit)

Duncan et al. (1990) untersuchten die Intertester-Reliabilität bei 128 gesunden Personen (Alter 21-87 Jahre, 70 Frauen, 58 Männer). Die Funktionelle Reichweite (FR) wurde mit (1) einer Kraftmessplatte für die Auslenkungen des Kraftzentrums, mit (2) einer elektronischen Messung der Reichweite und der (3) Massstab-Methode, einer Messung mit einem Massstab untersucht. Der Intraklass-Korrelations-Koeffizient (ICC 1,3) für die Massstab-Methode war .92. Dies entspricht einer sehr guten Intertester-Reliabilität

Validität (Gültigkeit)

Duncan et al. (1992) untersuchten die Kriterienvalidität und Voraussagevalidität bei 217 älteren männlichen Veteranen (Alter 70-104 Jahre). Vor der Beobachtungsphase von 6 Monaten wurde bei allen die Functional Reach gemessen. Die Männer, die in der Beobachtungsphase zweimal oder mehr gestürzt waren, wurden als „Stürzer" klassifiziert. Das Chancenverhältnis bei einem reduzierten FR, im Vergleich zu einem normalen FR, zu stürzen (Odds Ratio, 95% Zuverlässigkeitsintervall) war:

0 cm:	8.07 (2.8-23.71)
5-15 cm:	4.02 (1.84-8.77)
15-25 cm:	2.00 (1.35-2.98)
>25 cm:	1

Duncan et al. (1990) untersuchten die parallele Validität der Functional Reach bei 128 Freiwilligen (Alter 21-87 Jahre, 70 Frauen, 58 Männer) den Functional Reach gemessen mit einer Kraftmessplatte für die Auslenkungen des Kraftzentrums (1), mit einer elektronischen Messung der Reichweite (2) und der Messung mit einem Massstab (3). Die Korrelation des Functional Reach mit der Messung der Auslenkung des Kraftzentrums war .71 (Pearson Korrelationskoeffizient). Es besteht die Annahme, dass jemand mit einem besseren FR seinen Schwerpunkt weiter zu den Zehen verscheiben kann. Dies wurde mit dieser Korrelation bestätigt.

Behrman et al. (2002) untersuchten die prädiktive Validität die Functional Reach für Stürze bei 58 Erwachsenen (43 Personen mit Parkinson und 15 Kontrollpersonen). Gesunde Personen haben in der Regel eine Functional Reach über 25 cm (Spezifität 92%). Patienten mit einer reduzierten Functional Reach haben eine hohe Wahrscheinlichkeit zu stürzen (positiver prädiktiver Wert 90%). Aber leider stürzen auch Personen mit einer guten Functional Reach relativ oft (negativer prädiktiver Wert 36%). Die Functional Reach ist also als Instrument zur Identifizierung von Personen mit Sturzrisiko bei Parkinson nicht sensitiv genug. Mann et al. (1996) untersuchten die Parallele Validität bei 28 Patienten (15 Frauen, 13 Männer) mit peripherer vestibulärer Erkrankung (Alter 35 - 84 Jahre) der Functional Reach im Vergleich zur Zeitdauer im Einbeinstand und einem Schwindel-Assessment (Dizziness Handicap Inventory DHI). Zwischen Functional Reach und Einbeinstand wurde eine Korrelation gefunden: die Pearson-product-moment-Korrelation zwischen Functional Reach und Einbeinstand betrug $r = 0.59$, $P = 0.001$. Der DHI zeigte keine Korrelation sowohl mit der Functional Reach als auch mit dem Einbeinstand. Der DHI korreliert nicht mit der FR. Offensichtlich ist der Test nicht sinnvoll bei diesen Patienten. Offenbar ist der Functional Reach nicht valide für die Erfassung der Probleme bei Patienten mit einer peripheren vestibulären Erkrankung.

Weiner et al. (1992) untersuchten die parallele Validität bei 45 Personen aus Gemeinschaftswohnungen (Alter 66-104 Jahren). Die Functional Reach korreliert besser mit der „physischen Schwäche" ($r= 0.64 - 0.71$) und Aktivitäten des täglichen Lebens (PADL $r=0.48$) als mit dem Alter ($r = -0.50$).

Die prädiktive Validität wird reduziert durch die multifaktorielle Ursache von Stürzen.

Responsivität (Empfindlichkeit)

Weiner et al. (1993) untersuchten die Responsivität bei 28 männlichen Veteranen (Alter 40 - 105 Jahre, Mittel 67.3 Jahre) mit Rehabilitation, und 13 Kontrollpersonen, die keine Rehabilitation erhielten. Die Functional Reach wurde zu Beginn und nach vier Wochen Rehabilitation gemessen. Der Responsiveness Index (je grösser umso besser) betrug für die Functional Reach 0.97, für die Gehgeschwindigkeit 11.26, die FIM 4.93 und das Duke hierarchical mobility skills protocol 4.63. Die Veränderungen waren am signifikantesten in der Gruppe mit cerebrovaskulärem Ereignis. Die Functional Reach ist weniger responsiv als die anderen Messungen.

Lin et al. (2004) verglichen die Sensitivität und Spezifität von Functional Reach (FR), Tinetti Balance Test, Timed up and go und Einbeinstand bei 1200 Personen über 65 Jahre. In einem telefonischen Follow up alle 3 Monate während eines Jahres wurden die Teilnehmer der Studie nach Sturzereignissen befragt. Alle Tests zeigten eine exzellente test-retest Reliabilität aber eine schlechtere Responsivität. Die Responsivität war am besten bei der Gleichgewichtsskala vom POMA Balance, gefolgt vom Timed up and go.

Beurteilung

Diagnostik/Befund	empfohlen
Behandlungsplanung	nicht empfohlen
Ergebnis/Verlauf	teilweise empfohlen[1]
Prognose	teilweise empfohlen[2]

Bemerkungen

1) Die Functional Reach eignet sich nicht zur primären Ergebnismessung, da dieser Test nur eine Komponente des Gleichgewichts untersucht. Als Verlaufsmessung für das Gleichgewicht in der Sagittalebene bzw. der Reichweite ist der Test innerhalb einer Behandlungssitzung oder einer Behandlungsserie einsetzbar. POMA und Gehgeschwindigkeit sind empfindlicher für Veränderungen (Lin et al. 2004) als die Functional Reach.

2) Obwohl die Voraussage des Sturzrisikos (Duncan et al. 1992) bei Männern untersucht wurde, sind die Resultate wahrscheinlich auch bei Frauen anwendbar. Die Functional Reach ist nicht geeignet zur Ermittlung des Sturzrisikos bei Patienten mit Parkinson (Behrmann et al. 2002).

Literatur

Literatursuche: PubMed, 11/2004

Behrman AL, Light KE, Flynn SM, Thigpen MT. Is the functional reach test useful for identifying falls risk among individuals with Parkinson's disease? Arch Phys Med Rehabil. 2002 Apr;83(4):538-42.

Duncan PW, Weiner DK, Chandler J, Studenski S. Functional reach: a new clinical measure of balance. J Gerontol. 1990 Nov;45(6):M192-7.

Duncan PW, Studenski S, Chandler J, Prescott B. Functional reach: predictive validity in a sample of elderly male veterans. J Gerontol. 1992 May;47(3):M93-8.

Lin MR, Hwang HF, Hu MH, Wu HD, Wang YW, Huang FC. Psychometric comparisons of the timed up and go, one-leg Stand, functional reach, an Tinetti balance measures in community-dwelling older people. J Am Geriatr Soc. 2004 Aug;52(8):1343-8.

Mann GC, Whitney SL, Redfern MS, Borello-France DF, Furman JM. Functional reach and single leg stance in patients with peripheral vestibular disorders. J Vestib Res. 1996 Sep-Oct;6(5):343-53.

Weiner DK, Bongiorni DR, Studenski SA, Duncan PW, Kochersberger GG.: Does functional reach improve with rehabilitation? Arch Phys Med Rehabil. 1993 Aug;74(8):796-800.

Weiner DK, Duncan PW, Chandler J, Studenski SA. Functional reach: a marker of physical frailty. J Am Geriatr Soc. 1992 Mar;40(3):203-7.

Sensorische Organisation des Gleichgewichts: Sensory Organisation Test (SOT)

Testbeschreibung

Synonyme sind:
- Foam and Dome
- Sensory Organisation Balance Test (SOT)
- Clinical Test for Sensory Interaction in Balance (CTSIB)

Der Test wurde von Shumway-Cook und Horak 1986 entwickelt und identifiziert Probleme in der Organisation des Gleichgewichtes. Der Test gibt Auskunft darüber, wie sich die peripheren Gleichgewichtssysteme organisieren sowie über ihre Anpassungs- und Kompensationsmöglichkeiten. Ersichtlich wird mit welchem peripheren Gleichgewichtssystem intersensorische Konflikte gelöst werden und das Gleichgewicht korrigiert werden kann. Durch den Test erhält die Therapeutin wichtige Informationen für die Analyse und den Behandlungsaufbau, so dass ein spezifisches Gleichgewichtstraining geplant und durchgeführt werden kann.

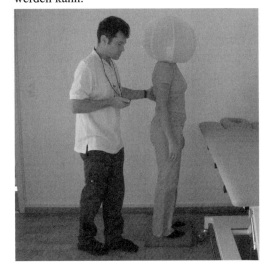

ICF-Klassifikation

Das Gleichgewicht (b 755 Funktionen der unwillkürlichen Bewegungsreaktionen) wird im Stehen beobachtet (d 4154 In stehender Position verbleiben). Das Ziel ist die Beurteilung der 3 sensorischen Inputs und deren Verarbeitung.

Körperfunktionen

b 1565 Räumlich-visuelle Wahrnehmung
b 235 Vestibuläre Funktionen, insbesondere b 2351 Gleichgewichtssinn
b 260 Propriozeption

Praktikabilität

Patientengruppe
Gleichgewichtsdysfunktonen, Vestibuläre Dysfunktionen

Zeitaufwand
10 Minuten

Kosten
100.—

Ausbildung
2 Stunden (Patientenbeispiele)

Praktische Durchführung
In der Testsituation werden sechs verschiedene Positionen mit verschiedenen sensorischen Bedingungen getestet. Der Patient versucht jede Position 30 Sekunden mit schulterbreit stehenden, nackten Füssen zu halten.
Das Material besteht aus einem Foam (Tempurschaumstoff 50 cm x 50 cm x 8 cm) und einem Dome (Lampenschirm mit horizontalen Linien und vorne einem Kreuz zur Fixation mit den Augen).
Beobachtet und notiert wird das Ausmass des Schwankens (Oszillationen), die nötig sind um das Gleichgewicht zu halten. Die Skala reicht von 1 bis 4.

Format
Funktionelle Leistung

Skalierung
Ordinalskala 1 - 4
Zeit bis zum Sturz in Sekunden bei Score 4
1 = minimale (normale) Oszillation
2 = leichte Oszillation
3 = bedeutende Oszillation
4 = Sturz / Fall

Subskalen
keine

Reliabilität (Zuverlässigkeit)

keine Angaben

Validität (Gültigkeit)

Der Test identifiziert Störungen der Organisation des Gleichgewichtes insbesondere Störungen der sensorischen Systeme der Somatosensorik v.a. des Fusses, der vestibulären Funktionen sowie der visuellen Kompensation (Inhaltliche Validität).
El-Kashlan et al. (1998) verglichen die Ergebnisse des SOT mit der dynamischen Posturographie von normalen Personen (Alter 20 - 79 Jahre) und bei Patienten mit vestibulären Erkrankungen bei der gleichen Messanordnung (parallele Validität). Die Daten zeigen, dass dieser Test für die Untersuchung und Überwachung von Patienten mit chronischen vestibulären Dysfunktionen hilfreich sein kann. Die Resultate des CTSIB korrelieren gut mit der dynamischen Posturographie und zeigen, dass diese Messung hilfreich ist für die Identifizierung von abnormaler posturaler Kontrolle.
Kantner et al. (1991) untersuchten den Zusammenhang von Schwanken gemessen mit einer Kraftmessplatte für den Körperschwerpunkt bei „normalen" Personen und Personen mit Schwindel (Kriteriumvalidität). Patienten mit zentraler oder peripher vestibulärer Dysfunktion haben ein signifikant grösseres Schwanken als die anderen Kategorien in den meisten Testbedingungen, v.a. aber mit geschlossenen Augen und dem Lampenschirm

für visuellen Konflikt jeweils beim Stehen auf einer Schaumstoff-Untelage.
Di Fabio et al. (1991) untersuchten die Kriterienvalidität bei zehn Personen mit einer Hemiparese mit dem SOT. Die Stehdauer beim Stehen auf einer weichen Unterlage war reduziert ($p < .05$). Die Stehdauer zeigte die grösste Reduktion beim Stehen auf einer weichen Unterlage mit geschlossenen Augen oder einem Lampenschirm für visuellen Konflikt.

Beurteilung

Diagnostik/Befund: empfohlen[1]
Behandlungsplanung empfohlen
Ergebnis/Verlauf nicht empfohlen[2]
Prognose nicht empfohlen

Bemerkungen

1) Erkennung/Identifikation von Störungen der Organisation des Gleichgewichtes bei Patienten mit Gleichgewichts-Dysfunktionen insbesondere bei Verdacht auf zentrale oder periphere vestibuläre Dysfunktionen.
2) Angaben über die Reliabilität fehlen.

Bauanleitung
Der Dome (Lampenschirm) wird aus einem im Handel erhältlichen japanischen entfaltbaren Lampenschirm aus Papier und Pedigrohr hergestellt. Der Lampenschirm muss horizontale Linien (Pedigrohr) enthalten, darf aber keine Zeichnungen aufweisen. Der Lampenschirm wird entfaltet. Von hinten wird ein Loch für den Einstieg mit dem Kopf ausgeschnitten. Die Schnittränder werden mit Klebband geschützt, damit das Papier nicht einreisst. Ein dicker Draht wird zu beiden Seiten in den Lampenschirm eingespannt und befestigt, damit das Gerät entfaltet bleibt. Eine Schirmmütze wird innen oben, mit dem Schirm nach hinten, am Lampenschirm befestigt. Diese Schirmmütze dient dem besseren Sitz des Lampenschirmes auf dem Kopf. Vorne, in Blickrichtung des Patienten, wird ein kleines Kreuz mit einem feinen schwarzen Filzstift markiert. Dies dient der Blickorientierung für den Patienten.

Literatur

Literatursuche: PubMed; 11/2004

Crotts D, Thompson B, Nahom M, Ryan S, Newton RA. Balance abilities of professional dancers on select balance tests. J Orthop Sports Phys Ther. 1996 Jan;23(1):12-7.
Di Fabio RP, Badke MB. Stance duration under sensory conflict conditions in patients with hemiplegia. Arch Phys Med Rehabil. 1991 Apr;72(5):292-5.
El-Kashlan HK, Shepard NT, Asher AM, Smith-Wheelock M, Telian SA. Evaluation of clinical measures of equilibrium. Laryngoscope. 1998 Mar;108(3):311-9.
Kantner RM, Rubin AM, Armstrong CW, Cummings V. Stabilometry in balance assessment of dizzy and normal subjects. Am J Otolaryngol. 1991 Jul-Aug;12(4):196-204.
Shumway-Cook A, Horak FB. Assessing the influence of sensory interaction of balance. Suggestion from the field. Phys Ther. 1986 Oct;66(10):1548-50.
Shumway-Cook A, Woollacott MH.: Motor Control, Theory and Practical Applications. Baltimore, Md: Williams &Wilkins 1995.
Weber PC, Cass SP. Clinical assessment of postural stability. Am J Otol. 1993 Nov;14(6):566-9.

Sensory Organisation Test (SOT)

(Shumway-Cook, Horak 1986)

Name, Vorname:		Jahrgang:
Diagnose:		

Datum: ⬇							

30 Sekunden. in jeder Stellung stehen bleiben (mit nackten Füssen)

Bewertungsskala:
1 = minimale (normale) Oszillation
2 = leichte Oszillation
3 = bedeutende Oszillation
4 = Sturz / Fall

Bemerkungen:

Körperfunktionen

Erholungsstadium motorischer Kontrolle: Chedoke McMaster Stroke Assessment Subskala Körperfunktionen

Testbeschreibung

Dieser Test besteht aus einer Aktivitätsskala, und aus 6 weiteren Skalen für Schulterschmerzen, Haltungskontrolle (Gleichgewicht) und aktive Bewegung der Extremitäten (4 Skalen für Arm, Hand, Bein und Fuss). Die Skalen Körperfunktion werden im Rahmen des Chedoke McMaster Stroke Assessment auf Seite 135 ausführlich behandelt.

Ein ausführliches Testmanual ist auf der mitgelieferten CD-ROM zu finden.

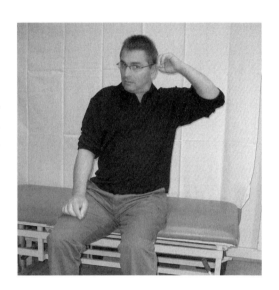

ICF-Klassifikation

Körperfunktionen

Skala für Schulterschmerzen

b 280 Schmerzen
Schulterschmerzen werden beurteilt durch die Beobachtung von Schmerzen während den üblichen Aktivitäten in der Rehabilitation, insbesondere beim Waschen (d510) und Anziehen (d540), und Schmerzen bei passiven Bewegungen der Schulter (b710),

Skala für Haltungskontrolle

b 755 Unwillkürliche Bewegungsreaktionen (einschliesslich Gleichgewichtsreaktionen)
Die Haltungskontrolle wird beurteilt durch die Beobachtung von: sich verlagern (d420), eine Körperposition wechseln (d410) und in eine Körperposition

Skalen für Arm, Hand, Bein und Fuss	verbleiben (d415)
	b 735 Muskeltonus
	b 750 Motorische Reflexe
	b 760 Kontrolle von Willkürbewegungen

Chedoke-McMaster Stroke Assessment (siehe Manual auf CD-ROM)
Körperfunktion: Schulterschmerzen und Haltungskontrolle

HALTUNGSKONTROLLE: Anfangen bei 4. Die Ausgangsstellung wird nach der Nummer angegeben oder sie ist unterstrichen. <u>Schuhe erlaubt, keine Unterstützung erlaubt.</u> Wenn eine Aufgabe erfüllt werden kann, kreuzen Sie das Kontrollkästchen an. Als Stadium der Haltungskontrolle gilt das Stadium, wo der Patient mindestens zwei Aufgaben erfüllen kann.

Schulterschmerzen Datum:

1. Konstante heftige Arm- und Schulterschmerzen mit Schmerzpathologie in der Schulter <u>und</u> in anderen Bereichen
2. Intermittierende, heftige Arm- und Schulterschmerzen mit Schmerzpathologie in der Schulter <u>und</u> in anderen Bereichen.
3. Dauernde Schulterschmerzen mit Schmerzpathologie nur im Schulterbereich.
4. Intermittierende Schulterschmerzen mit Schmerzpathologie nur im Schulterbereich.
5. Schulterschmerzen treten auf während der Untersuchung, aber die Alltagsaktivitäten, welche der Patient normalerweise ausführt, werden nicht durch Schmerzen eingeschränkt.
6. Keine Schulterschmerzen, aber mindestens ein prognostischer Indikator:
   - Armstadium 1 oder 2
   - Skapula Fehlstellung
   - Passive Beweglichkeit in der Schulter: Flexion/Abduktion < 90° oder Aussenrotation < 60°
7. Schulterschmerz und prognostische Indikatoren abwesend.

Stadium der Schulterschmerzen

Haltungskontrolle Datum:

1. noch nicht Stadium 2
2. RL Mit Hilfe auf die bessere Seite drehen
   SL Widerstand gg. Rumpfrotation
   Sitzen Aufrichten mit Fazilitation
3. RL Auf die bessere Seite drehen
   Sitzen Vor- und rückwärts neigen
   Stehen 5 Sek. stehenbleiben
4. RL Auf die bessere Seite drehen mit Rumpfrotation
   Sitzen Aktive LF Rumpf li + re von kranial
   Sitzen Aufstehen
5. Sitzen, Füsse auf den Boden, Gewichtsverlagerung auf li/re Gesäss
   Sitzen Aufstehen mit symmetrischer Belastung
   Stehen Ein Schritt vorwärts mit dem betroffenen Fuss, Gewichtsverschiebung nach vorn.
6. Sitzen Füsse frei Gleichgewichtsreaktionen nach hinten und seitlich, Füsse nicht auf den Boden. Aktive Gewichtsverlagerung, dann 'Stoss' gegen Schultern
   Stehen Auf dem betroffenen Bein, 5 Sek. .... Sek.
   Stehen Kreuzschritte seitwärts 2 m, l+r
7. Stehen Gesundes Bein seitlich abheben
   Auf einer geraden Linie gehen, 2 m in 5 Sek.
   Zehengang 2 m

Stadium der Haltungskontrolle

Chedoke-McMaster Stroke Assessment (siehe Manual auf CD-ROM)
Körperfunktion: Arm und Hand

ARM und HAND: Anfangen bei Stadium 3. Ausgangsstellung: Sitzen mit dem Unterarm auf dem Schoss in neutraler Stellung, Handgelenk in 0° und Finger leicht gebeugt. Veränderungen der Ausgangsstellung sind unterstrichen. Kreuzen Sie die erfolgreich erfüllten Aufgaben an. Das Stadium ist das höchste wo der Patient zwei Aufgaben erfüllen konnte.

ARM Datum:

1 noch nicht Stadium 2

2 Widerstand gegen passive Schulterabduktion oder Ellbogenextension
Ellbogenextension mit Fazilitation
Ellbogenflexion mit Fazilitation

3 Das gegenübergestellte Knie berühren
Das Kinn berühren
Schulter 'zucken' l + r
> ½ Bewegungsausmass

4 Extensionssynergie, dann Flexionssynergie
Schulterflexion bis 90°
Ellbogen am Rumpf, 90° Flexion: Supination dann Pronation

5 Flexionssynergie, dann Extensionssynergie
Schulterabduktion 90° mit Pronation
Schulterflexion bis 90°: Pronation dann Supination

6 Hand v. Knie zur Stirn 5 x in 5 Sek.
Schulterflexion 90°: „schreibe 8"
Arm hängt neben dem Körper:
Schulterflexion, Hand höher als Scheitel, volle Supination

7 Händeklatschen über dem Kopf, dann hinter dem Rücken, 3 mal in 5 Sek.
L + R Schulterflexion 90°: Arme kreuzen 3 mal in 5 Sek.
Ellbogen neben den Körper, 90° Flexion: Widerstand gegen Aussenrotation.

ARM-STADIUM

HAND Datum:

1 noch nicht Stadium 2

2 Hoffmannreflex positiv
Widerstand gegen passive Extension Handgelenk oder Finger
Fazilitierte Flexion der Finger

3 Extension im Handgelenk > 1/2 Bewegungsausmass
Flexion Finger/Handgelenk
> ½ Bewegungsausmass
Supination, Daumen in Extension (evt. passiv): Schlüsselgriff

4 Fingerextension, dann Flexion
Daumenextension > 1/2 Bewegungsausmass, dann Schlüsselgriff
Faustschluss mit Daumen Adduktion

5 Fingerflexion, dann Extension
Pronation: Fingerabduktion
Hand nicht unterstützt: Opposition des Daumens zum Kleinfinger

6 UA in Pronation: Zeigefinger auf Unterlage tippen (10 mal in 5 Sek.)
Pistolengriff: Auslöser ziehen und zurück
Pronation: Handgelenk und Fingerextension mit Fingerabduktion

7 Daumen zu 4 Fingerspitzen und zurück (=8x), 3 Serien in 12 Sek.
Einhändig Tennisball prellen 4 Mal hintereinander, dann fangen
Betroffene Hand: aus einer Literkanne 250 ml in eine Tasse schenken mit Pronation, dann zurück giessen mit Supination

HAND-STADIUM

Chedoke-McMaster Stroke Assessment (siehe Manual auf CD-ROM)
Körperfunktion: Bein und Fuss

BEIN: Anfangen bei Stadium 4 mit dem Patienten in Rückenlage mit angebeugten Beinen.
FUSS: Anfangen bei Stadium 3 mit dem Patienten in Rückenlage. Die Ausgangsstellung ist Sitzen am Rand der Behandlungsbank, Ausnahmen sind unterstrichen. Wenn keine Ausgangsstellung angegeben ist, ist sie wie beim vorherigen Item. Erfüllte Aufgaben werden angekreuzt. Als Bein- und Fuss-Stadium gilt das höchste Stadium, wo der Patient mindestens 2 Aufgaben erfüllt hat. Für Aufgaben im Stehen darf eine leichte Unterstützung gegeben werden, aber Gewichtsübernahme ist nicht erlaubt. Keine Schuhe und Socken.

		BEIN	Datum:						FUSS	Datum:			
1		noch nicht Stadium 2					1		noch nicht Stadium 2				
2	'kurz-RL' (Beine F)	Widerstand gegen passive Flexion in Hüfte oder Knie Fazilitierte Hüftflexion Fazilitierte Hüftextension					2	'kurz-RL' (Beine F)	Widerstand zur passiven Dorsalextension Fazilitierte Dorsalextension oder Zehenextension Fazilitierte Plantarflexion				
3		Abduktion: Adduktion zur Neutralstellung Hüftflexion 90° Volle Extension					3	RL Sitzen	Plantarflexion > ½ Bewegungsausmass Etwas Dorsalextension Zehenextension				
4		Hüftflexion bis 90° dann Extensionsynergie Becken heben mit gleich-mässiger Gewichts-übernahme					4		Etwas Eversion Inversion Überschlagene Beine: Dorsalextension dann Plantarflexion				
	Sitzen	Knieflexion mehr als 100°											
5	'kurz-RL' Sitzen Stehen	Extensionssynergie, dann Flexionssynergie Oberschenkel von der Unterlage abheben Hüftextension mit Knieflexion					5	 Stehen	Überschlagene Beine: Zehenext. mit Plantarflex. - mit gestrecktem Knie Plantarfl. dann Dorsalext. Absatz auf Boden: Eversion				
6	Sitzen Stehen	Fuss vom Boden heben 5 x in 5 Sek Innenrotation l + r ganzes Bewegungsausmass Mit dem Fuss am Boden Dreieck zeichnen: Vor, seitlich, hinten, zurück.					6		Absatz auf dem Boden: „tap" Fuss 5 x in 5 Sek. Fuss weg vom Boden: Fuss Zirkumduction Knie gestreckt Absatz weg vom Boden: Eversion				
7	Stehen frei	Storchenschritt am Ort 10 x in 5 Sek Dreieck zeichnen, schnell: Vor, seitlich, hinten, zurück und umgekehrt. Stehen auf dem betroffenen Bein: Hüpfen					7		Boden berühren, Absatz vorne dann Zehen hinten, 5 x in 10 Sek. Bein anheben: Mit Fuss Zirkumduktion beide Richtungen Symmetrischer Zehen- und Fersenstand, schnell, 5 mal				
		BEIN-STADIUM							**FUSS-STADIUM**				

Bewusstseinszustand: Glasgow Coma Scale (GCS)

Testbeschreibung

Die Glasgow Coma Scale (GCS) ist eine einfache Skala zur Abschätzung einer Bewusstseinsstörung. Diese weit verbreitete Skala zur Beschreibung der Bewusstseinslage resp. der Kommunikationsfähigkeit bei einer Bewusstseinsstörung nach einer Hirnverletzung wurde in Glasgow, Schottland, in den 70er-Jahren entwickelt. Die Anwendungsbereiche erstrecken sich von der Notfallstation und Intensivstation bis hin zur neurologischen Rehabilitation.
Es werden dabei die Bereiche Augenöffnung, verbale Reaktion auf eine Ansprache und die motorischen Reaktionen getestet, wobei 15 die maximal zu erreichende Punktzahl und 3 die minimale ist. Parallel dazu werden meistens auch noch die Pupillen geprüft.

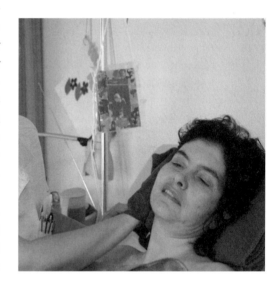

ICF-Klassifikation

Die ICF definiert die „Funktionen des Bewusstseins" als allgemeine mentale Funktionen, die die bewusste Wahrnehmung und Wachheit einschliesslich Klarheit und Kontinuität des Wachheitszustandes betreffen.
Der GCS prüft zur Beurteilung des Bewusstseins die Schmerzempfindung (b 280), Funktionen der motorischen Reflexe, ausgelöst durch spezifische Stimuli (b 750) und Funktionen der Kontrolle von Willkürbewegungen (b 760) als Reaktion auf verbale Aufforderung (d 310, Kommunizieren als Empfänger gesprochener Mitteilungen). Auch beobachtet werden die zeitliche und örtliche Orientierung (b 114) und die verbalen Äusserungen (d 330).

Körperfunktionen
Bewusstsein   b 1100 Bewusstseinszustand

Praktikabilität

Patientengruppe
Schwer hirnverletzte, komatöse und wachkomatöse Patienten

Zeitaufwand
1 min

Kosten
keine

Ausbildung
½ Stunde

Praktische Durchführung
Die drei Bereiche werden einzeln mit den jeweiligen Reizen getestet.

Augenöffnung (max. 4 Punkte)
Durch Ansprechen resp. durch Setzen eines Schmerzreizes (durch Klemmen der Haut) wird das Augenöffnen ermittelt.

Motorische Antwort (max. 6 Punkte)
Der Patient wird verbal resp. durch Setzen eines Schmerzreizes aufgefordert, eine Bewegung durchzuführen.

Verbale Reaktion (max. 5 Punkte)
Hier wird die bestmögliche verbale Kommunikation erfasst.

Format
„funktionelle Leistung"

Skalierung
Ordinalskalierung, je nach Bereich 1 bis 4 resp. 6 Punkte. Insgesamt 15 Punkte maximal, 3 Punkte minimal.

13-15 Punkte: Leichtes Schädel-Hirn-Trauma
9-12 Punkte: mittelschweres Schädel-Hirn-Trauma
3-8 Punkte: schweres Schädel-Hirn-Trauma

Subskalen
Einzelne Bereiche

Reliabilität (Zuverlässigkeit)

Bei einer Untersuchung von Stanczak et al. (1984) wurde die Test-Retest-Reliabilität von der GCS und der Comprehensiv Level of Consciousness Scale (CLOCS) verglichen, wobei die GCS (0.85) leicht schlechter als die CLOCS (0.89) abschnitt.

Eine Untersuchung der Intertester-Reliabilität aus den USA mit neurologischen Patienten zeigte eine sehr gute Reliabilität unter dem Pflegepersonal an (Juarez et al. 1995).

Bei der Untersuchung der Intertester-Reliabilität bei Notfall-ÄrztInnen resultierte nur eine moderate Übereinstimmung, wobei vor allem die verbale Reaktion die grössten Probleme bereitete (Gill et al. 2004).

Ebenfalls wurde die Intratester-Reliabilität mit 39 Vergiftungs-Patienten getestet und als sehr gut befunden (Heard et al. 2004).

Teasdale et al. (1974) untersuchten die Reliabilität mittels einer dreistufigen Untersuchung bei Hirnverletzten, wobei die verschiedenen Disziplinen resp. die verschiedenen teilnehmenden Kliniken miteinander verglichen wurden. Das Resultat fiel schlecht aus, wobei die Population mit 12 Patienten sehr klein war.

Ebenfalls eine Gruppe von Hirnverletzten wurden bei der Studie von Ingersoll et al. (1987) untersucht. Die Resultate der drei Subscalen schlossen alle gut ab, wobei die Subscala

"Verbale Reaktion" die grössten Probleme bei der Übereinstimmung machte.

Validität (Gültigkeit)

Schon 1974 bis 1979 untersuchten Teasdale et al. (1974, 1979) die Validität.
Die Kriterienvalidität wurde hauptsächlich mit dem Outcome „überlebend-tod" oder der Glasgow Outcome Scale GOS Kategorie 1 und 2 untersucht, was ungenügend ist, da zuerst noch die Gütekriterien (psychometrischen Angaben) der GOS kritisch untersucht werden müssen.
Zur Testung der konkurrenten Validität des „clinical neurologic assessment tool" wurde die GCS als Standard benutzt und eine hohe Übereinstimmung festgestellt (Crosby et al. 1989).
In den Studien von Langfitt et al. (1982) wurde von einer guten Valdität mit einer cerebralen metabolischen Rate CMRO2 berichtet.
Entsprechend den Literatur-Recherchen von Prasad (1996) ist die prädektive Validität der GCS noch nicht genügend gut untersucht worden, damit sie in der Praxis zuverlässig eingesetzt werden kann.
Bei Studien von Teasdale et al. (1979) und Sacco et al. (1990) wurde als Gold Standard die GOS beigezogen, wobei verschiedene Werte als Cut-off-Punkt eingesetzt wurden.

Responsivität (Empfindlichkeit)

Keine Literatur dazu gefunden

Beurteilung

Diagnostik/Befund	**empfohlen**
Behandlungsplanung	**nicht empfohlen**
Ergebnis/Verlauf	**nicht empfohlen**
Prognose	**empfohlen**

Bemerkungen

Schwierigkeiten gibt es bei Kindern (v.a. jünger als 3 Jahre), bei Querschnittgelähmten, desorientierten Menschen oder Locked-In-Syndromen. Für die pädiatrischen Patienten wurde die „Pediatric Glasgow Coma Scale" entwickelt.
1996 ist eine Untersuchung der Gütekriterien (psychometrischen Eigenschaften) der GCS im Journal of Clinical Epidemiology veröffentlicht worden, wobei die Sensitivität, die Reliabilität und die Validität (mit Einschränkungen) durchwegs positiv abgeschnitten haben (Prasad 1996).

Literatur

Literatursuche: Highwire, PubMed; 12/2004

Crosby L, Parsons LC. Clinical neurologic assessment tool : development and testing of an instrument to index neurologic status. Heart Lung. 1989;18 (2):121-9.
Gill MR, Reiley DG, Green SM. Interrater reliability of Glasgow Coma Scale scores in the emergency department. Ann Emerg Med. 2004; 43(2):215-23.
Heard K, Bebarta VS. Reliabity of the Glasgow Coma Scale for the emergency department evaluation of poisoned patients. Hum Exp Toxicol 2004; 23(4):197-200.
Ingersoll GL, Leyden DB. The Glasgow Coma Scale for patients with head injuries. Crit Care Nurse. Sep 1987; 7(5): 26-32.
Juarez VJ, Lyons M. Interrater reliability of the Glasgow Coma Scale. J Neurosci Nurs. 1995; 27 (5): 283-6.

Langfitt TW, Gennarelli TA, Obrist WD, Bruce DA, Zimmerman RA. Prospects for the future in the diagnosis and management of head injury: pathophysiology, brain imaging, and population-based studies. Clin Neurosurg. Jan 1982; 29: 353-76.

Prasad K. The Glasgow Coma Scale: A Critical Appraisal of Ist Clinimetric Properties., J Clin Epidemiol. 1996; 49 (7) : 755-63.

Teasdale G, Knill-Jones R, van der Sande J. Observer variability in assessing impaired consciousness and coma. J Neurol Neurosurg Psychiatry. 1978; 41: 602-10.

Sacco RL, Van Gool R, Hauser WA. Nontraumatic coma: Glasgow Coma score and coma etiology as predictors of 2-week outcome. Arch Neurol. 1990; 47: 1181-1184.

Stanczak DE, White JG, Gouview WD, Moehle KA, Daniel M, Novack T, Long CJ. Assessment of level of consciousness following severe neurological insult. A comparison of the psychometric qualities of the Glasgow Coma Scale and the Comprehensive Level of Consciousness Scale. J Neurosurg. 1984; 60(5): 955-60.

Teasdale G, Jennett B. Assessment of coma and impaired consciousness. A practical scale. Lancet. Jul 1974; 2(7872): 81-4.

Teasdale G, Parker L, Murray G, Jennett B. On comparing series of head injured patients. Acta Neurochir Suppl. Jan 1979; 28(1): 205-8.

Glasgow Coma Scale (GCS)

Name: _____ Geburtsdatum: _____

	Datum/Zeit:	Score												
Augen	spontan offen	4												
	auf Anruf offen	3												
	auf Schmerz offen	2												
	geschlossen	1												
Bewusstsein	orientiert	5												
	desorientiert	4												
	Wortsalat	3												
	unartikulierte Laute	2												
	nicht ansprechbar	1												
Motorik	führt Befehle aus	6												
	gezielte Abwehr	5												
	ungezielte Abwehr	4												
	beugt auf Schmerz	3												
	streckt auf Schmerz	2												
	keine Reaktion	1												
	Total													

Bewusstsein: Koma-Remissions-Skala (KRS)

Testbeschreibung

Die KRS ist ein bewährtes Instrument zur Verlaufsbeurteilung von Koma-Patienten. Dabei werden Reaktionen auf unterschiedliche Reize getestet, so Reaktionen auf akustische, visuelle und taktile Reize sowie nach beliebigen Reizen die Erweckbarkeit, die Aufmerksamkeit und die motorische resp. sprechmotorische Antwort.

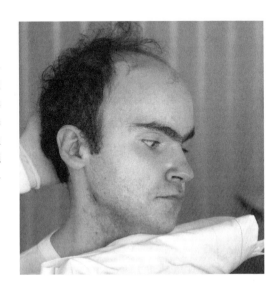

ICF-Klassifikation

Körperfunktionen	
1. Erweckbarkeit/ Aufmerksamkeit	b 1100 Bewusstseinszustand
	d 115 zuhören
	b 167 Kognitiv-sprachliche Funktionen
	b 114 Funktionen der Orientierung
2. Motorische Antwort	b 750 Funktionen der motorischen Reflexe, ausgelöst durch spezifische Stimuli
	b 755 Funktionen der unwillkürlichen Bewegungsreaktionen
	b 760 Funktionen der Kontrolle von Willkürbewegungen
3. Reaktion auf akustischen Reize	b 1560 Auditive Wahrnehmung
	b 750 Funktionen der motorischen Reflexe, ausgelöst durch spezifische Stimuli
	b 755 Funktionen der unwillkürlichen Bewegungsreaktionen
	b 760 Funktionen der Kontrolle von Willkürbewegungen
4. Reaktionen auf visuelle Reize	b 1561 Visuelle Wahrnehmung
	b 2152 Funktionen der externen Augenmuskeln

5. Reaktion auf taktile Reize	b 1564 Taktile Wahrnehmung
	d 120 Andere bewusste sinnliche Wahrnehmungen (ertasten)
6. Sprechmotorische Antwort	b 167 Kognitiv-sprachliche Funktionen

Praktikabilität

Patientengruppe
Koma-Patienten

Zeitaufwand
15 min

Kosten
keine

Ausbildung
1 Stunde

Praktische Durchführung
Die sechs verschiedenen Bereiche werden einzeln getestet, beobachtet sowie die Werte notiert. Als Hilfsmittel wird eine Knack-Frosch oder ein ähnliches Hilfsmittel benötigt.

Format
Funktionelle Leistung

Skalierung
Ordinalskala zwischen 0 bis 3 resp. 0 bis 6
Totalscore zwischen 0 und 24 Punkten

Subskalen
keine

Reliabilität (Zuverlässigkeit)

keine Angaben

Validität (Gültigkeit)

keine Angaben

Responsivness (Empfindlichkeit)

keine Angaben

Beurteilung

Diagnostik/Befund	empfohlen[1]
Behandlungsplanung	nicht empfohlen
Ergebnis/Verlauf	empfohlen[1]
Prognose	empfohlen[1]

Bemerkungen

1) obwohl Gütekriterien nicht abgeklärt

Die KRS ist ein bewährtes und akzeptiertes Instrument zur Beurteilung des Verlaufes nach einem Koma. Leider sind die Gütekriterien noch nicht untersucht worden, was so bald als möglich erfolgen sollte.
Die KRS gibt es bisher nur auf deutsch und wird auch nur im deutschsprachigen Raum angewendet.
Es besteht eine modifizierte KRS als reine Zustandsbeschreibung ohne Quantifizierung (Mues 1995).

Literatur

Literatursuche: Highwire, PubMed, 01/2005

Bundesarbeitsgemeinschaft medizinisch-beruflicher Rehabilitations-Zentren

Bundesarbeitsgemeinschaft medizinisch-beruflicher Rehabilitations-Zentren. Koma-Remissions-Skala, Phase II - Empfehlungen der Arbeitsgemeinschaft Neurologische-Neurochirurgische Frührehabilitation. Heft 8, 2.Auflage, 1994.

Lippert-Gruner M, Wedekind C, Ernestus RI, Klug N. Early rehabilitative concepts in therapy of the comatose brain injured patients. Acta Neurochir Suppl. 2002; 79 : 21-3.

Mues G. Beurteilungsmöglichkeiten von Bewusstsein anhand von Skalen. Intensiv. 1995; 3: 8-13.

Stepan C, Binder H, Haidinger G. Die Problematik der klinischen Verlaufsbeurteilung von Patienten mit Apallischen Syndrom (AS) anhand von Rehabilitationsskalen – eine Übersicht. Journal für Neurologie, Neurochirurgie und Psychiatrie. 2004; 5 (3): 14-22.

Von Wild K, Janzik HH: Neurologische Frührehabilitation. München: Zuckerschwerdt-Verlag. 1990.

Koma-Remissions-Skala (KRS)

Name: _____ Geburtsdatum: _____.
Beginn des Komas: _____ Ende des Komas: _____

	Datum				
	Untersucher (Kürzel)				

1. Erweckbarkeit/ Aufmerksamkeit (auf beliebigen Reiz)

Aufmerksamkeit für 1 min. oder länger	5				
Verweilen am Reiz (> 5 sec.)	4				
Hinwendung zum Reiz	3				
Augenöffnen spontan	2				
Augenöffnen auf Schmerzreize	1				
Keine	0				

2. Motorische Antwort (6 Pte von der Gesamtsumme abziehen, falls tetraplegisch)

Spontanes Greifen (auch im Liegen)	6				
Gezielte Abwehr auf Schmerzreize	5				
Körper-Halte-Reaktion erkennbar	4				
Ungezielte Abwehr auf Schmerz (vegetativ oder spastisches Muster)	3				
Beugesynergien	2				
Strecksynergien	1				
Keine	0				

3. Reaktion auf akustischen Reiz (z.B. vertraute Stimme, Musik, auch scharfes Geräusch z.B. Knackfrosch) (3 Pte. von der Gesamtsumme abziehen, falls taub)

Erkennt vertraute Stimme, Musik, usw.	3				
Augenöffnen, Kopfwenden, ev. Lächeln	2				
Vegetative (Schreck-)Reaktionen	1				
Keine	0				

4. Reaktionen auf visuelle Reize (4 Punkte abziehen, falls blind)

Erkennt Bilder, Personen, Gegenstände	4					
Verfolgt gezielt Bilder, Personen oder Gegenstände	3					
Fixiert Bilder, Personen oder Gegenstände	2					
Gelegentliches, zufälliges Anschauen	1					
Keine	0					

5. Reaktionen auf taktile Reize

Erkennt durch Betasten/ Fühlen	3					
Tastet spontan, greift gezielt (wenn "blind"), jedoch ohne Sinnverständnis	2					
Auf passive Berührung nur vegetative Reaktion	1					
Keine	0					

6. Sprechmotorische Antwort
   (Trachealkanülträger = 3, wenn über Lippenmotorik, Sprachlaute/ Buchstaben erkennbar)

Mind. 1 verständlich artikuliertes Einzelwort	3					
Unverständliche (unartikul.) Äusserungen oder Laute	2					
Stöhnen, Schreien, Husten (emotional, vegetativ getönt)	1					
Keine Phonation, keine Artikulation hör- oder erkennbar	0					

Erreichte Punkte						
für diesen Patienten maximal erreichbare Punktzahl (von 24)						

Neurologischer Schaden in der Akutphase nach CVI: National Institute of Health Stroke Scale (NIH-SS)

Testbeschreibung

Die NIH-SS ist eine standardisierte Messmethode neurologischer Funktionen zur Erhebung des Outcomes nach akutem Schlaganfall. Die Skala wird verwendet um die Erholung der Patienten mit einem akuten ischämischen Insult bei konventioneller Therapie zu untersuchen, indem verschiedene neurologische Ausfälle quantifiziert werden. Die 15 bewerteten Bereiche sind sehr stark an den neurologischen Status angelehnt. Die NIH-SS wird vor allem in den USA als Verlaufsinstrument von wissenschaftlichen Studien eingesetzt.
Seit 2000 gibt es auch eine modifizierte NIH-SS, die schon sehr gut untersucht worden ist (Lyden et al. 2001).

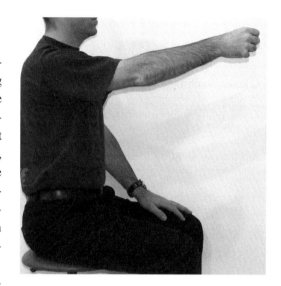

ICF-Klassifikation

Körperfunktionen

1a. Bewusstseinsgrad	b 1100 Bewusstseinszustand
1b. Bewusstseinsgrad-Fragen	b 1140 Orientierung (zeitlich)
	b 11420 Orientierung zum eigenen Selbst
1c. Bewusstseinsgrad-Befehle	b 167 Kognitiv-sprachliche Funktionen
2. Augenbewegungen	b 2152 Funktionen der externen Augenmuskeln
3. Gesichtsfeld	b 2101 Das Gesichtsfeld betreffende Funktionen
4. Motorik des Gesichts	b 730 Funktionen der Muskelkraft
5. Motorik des linken/rechten Arms	b 730 Funktionen der Muskelkraft

6. Motorik des linken/rechten Beines	b 730 Funktionen der Muskelkraft
7. Ataxie	b 760 Funktionen der Kontrolle von Willkürbewegungen
8. Sensibilität	b 1564 Taktile Wahrnehmung
9. Sprache	b 167 Kognitiv-sprachliche Funktionen
10. Dysarthrie	b 320 Artikulationsfunktionen
11. Neglekt	nicht definiert in der ICF

Praktikabilität

Patientengruppe
CVI

Zeitaufwand
15 Minuten

Kosten
keine

Ausbildung
ca. 2 Stunden

Praktische Durchführung
Bewertung entsprechend den Kriterien nach den jeweiligen Instruktionen und/ oder Beobachtungen

Format
Funktionelle Leistung

Skalierung
Ordinalskaliert, mit 3 resp. 4 verschiedenen Stufen
Minimum: 0 Punkte, Maximum: 36 Punkte
Je höher der Wert, umso schwerer die Folgen des Schlaganfalls

Subskalen
keine

Reliabilität (Zuverlässigkeit)

Innerhalb der Studie von Brott et al. (1989) wurde von einer guten Intertester-Reliabilität (kappa von 0.69) und einer ebenfalls guten Test-Retest-Reliabilität (kappa von 0.66 bis 0.77) berichtet, wobei die Reliabilität für die einzelnen Bereiche unterschiedlich ausfiel.

Goldstein et al. (1989) ermittelten bei ihrer Multizenter-Studie mit 20 Patienten eine moderate Intertester-Reliabilität.

In einer Studie von Lyden et al. (1994) wird eine deutliche Verbesserung der Reliabilität erreicht, wenn bei der Schulung Videosequenzen verwendet werden.

Goldstein et al. (1997) untersuchten die Reliabilität der NIH-SS von „Nicht-Neurologen", wobei auch bei Nicht-Neurologen (Ärzte und Pflegepersonal) eine hohe Reliabilität erreicht wurde. Auch diese Studie betonte die Wichtigkeit der Schulung (mit und ohne Video).

Die unterschiedlichen Resultate betr. Reliabilität von Brott und Goldstein lassen sich durch die unterschiedlichen Sample-Grössen, der angewendeten Version (Original versus modifizierte Form) und die Berufserfahrung der einzelnen Rater begründen (D'Olhaberriaque et al. 1996).

Validität (Gültigkeit)

In der systematische Review von Duncan et al. (2000) wird die NIH-SS als ein für Schlaganfall-Patienten valides und reliables Assessment beschrieben.

Bei der Untersuchung von Muir et al. (1996) wurden verschiedene Assessments verglichen, wobei die NIH-SS mit der besten prädiktiven Validität abschnitt. Ein Score von 13 Punkten gibt mit einer guten prädiktiven Validität an, ob Patienten selbständig werden können oder unselbständig bleiben werden.

Die meisten Empfehlungen betr. Validität beziehen sich auf die Studie von Brott et al. (1989), in der die Validität je nach untersuchten Bereich als unterschiedlich gut bezeichnet wurde.

Responsivität (Empfindlichkeit)

Die Responsivität wurde für die modifizierte Version untersucht, hingegen nicht für die Originalversion.

Beurteilung

Diagnostik/Befund	empfohlen
Behandlungsplanung	nicht empfohlen
Ergebnis/Verlauf	empfohlen
Prognose	empfohlen

Bemerkungen

Die NIH-SS ist ein globaler Skore, primär für die Akutphase und nicht spezifisch für die Physiotherapie. Er ist geeignet für die Messung des neurologischen Schadens in der Akutphase nach CVI und als Outcome-Instrument auf Ebene Körperfunktionen. Die NIH-SS ist heute international anerkannt und wird häufig bei Studien in der Akutphase nach CVI eingesetzt. Die Validität ist nicht sehr breit untersucht worden. Die meisten Autoren beziehen sich auf Brott et al. (1989). Dieser Kritikpunkt könnte mit zukünftigen Untersuchungen noch verbessert werden.

Die modifizierte Version der NIH-SS liegt auf deutsch vor, die Originalversion noch nicht (Mumenthaler et al. 2002).

Literatur

Literatursuche: PubMed, HighWire, 01/2005

Brott T, Adams HP, Olinger CP, Marler JR, Barsan WG, Biller J, Spilker J, Holleran R, Eberle R, Hertzberg V. Measurement of acute cerebral infarction: a clinical examination scale. Stroke. 1989; 20; 864-70.

D'Olhaberriague L, Litvan I, Mitsias P, Mansbach HH. A Reappraisal of Reliability and Validity Studies in Stroke. Stroke. 1996; 27: 2331-6.

Duncan PW, Jorgensen HS, Wade DT. Outcome Measures in Acute Stroke Trials: A Systematic Review and Some Recommendations to Improve Practice. Stroke. 2000; 31: 1429-38.

Goldstein LB, Bertels C, Davis J.N. Interrater reliability of the NIH Stroke scale. Archives of Neurology. June 1989; 46 (6): 660-2.

Goldstein LB, Samsa GP. Reliability of the National Institutes of Health Stroke Scale: Extension to Non-Neurologists in the Context of a Clinical Trial. Stroke. 1997; 28: 307-10.

Lyden P, Brott T, Tilley B, Welch KM, Mascha EJ, Levine EC, Grotta J, Marler J. Improved reliability of the NIH Stroke Scale using video training. NINDS TPA Stroke Study Group. Stroke. 1994; 23: 2220-26.

Lyden P, Lu M, Levine SR, Brott TG, Broderick J, NINDS rtPA Stroke Study Group. A Modified National Institutes of Health Stroke Scale for Use in Stroke Clinical Trials – Preliminary Reliability and Validity. Stroke. June 2001; 32: 1310-17.

Muir KW, Weir CJ, Murray GD, Povey C, Leeds KR. Comparison of Neurological Scales and Scoring Systems for Acute Stroke Prognosis. Stroke. 1996; 27: 1817-20.

Mumenthaler M, Mattle H. Neurologie, Thieme 2002, 11. überarbeitete und erweiterte Auflage.

National Institute of Health Stroke Scale (NIH-SS)

Name: _____ Geburtsdatum: _____

Nr.	Datum:					
1a	Bewusstseinsgrad					
1b	Bewusstseinsgrad-Fragen					
1c	Bewusstseinsgrad-Befehle					
2	Augenbewegungen					
3	Gesichtsfeld					
4	Motorik des Gesichts (Fazialisparese)					
5a	Motorik des linken Arms					
5b	Motorik des rechten Arms					
6a	Motorik des linken Beines					
6b	Motorik des rechten Beines					
7	Ataxie					
8.	Sensibilität					
9	Sprache					
10	Dysarthrie					
11	Neglekt					
	TOTAL					

Manual National Institute of Health Stroke Scale (NIH-SS)

Quelle: Neurologie, Mumenthaler M. Mattle H. Thieme 2002, 11. überarbeitete und erweiterte Auflage

1a. Bewusstseinsgrad
0   wach, genau antwortend
1   somnolent (durch geringe Stimulation weckbar)
2   soporös (benötigt wiederholte Stimulation um aufmerksam zu werden, oder ist lethargisch und reagiert auf starke oder schmerzhafte Stimulationen mit gezielten Bewegungen)
3   Koma (antwortet nicht oder nur mit motorischen Reflexen oder automatischen Antworten)

1b. Bewusstseinsgrad-Fragen
Fragen nach dem aktuellen Monat und dem Alter des Patienten (keine Hilfestellung, nur erste Antwort zählt)
0   beide Antworten richtig
1   eine Antwort richtig oder Patient kann nicht sprechen wegen Dysarthrie oder Intubation
2   keine Antwort richtig oder aphasischer Patient oder stuporöser Patient

1c. Bewusstseinsgrad-Befehle
Augen öffnen und schliessen lassen, dann öffnen und schliessen der nicht betroffenen Hand (falls Hand nicht gebraucht werden kann, soll ein anderer Befehl ausgeführt werden; falls Patient Befehl nicht versteht, Pantomime benutzen)
0   beide Befehle richtig ausgeführt
1   einen Befehl richtig ausgeführt
2   keinen Befehl richtig ausgeführt

2. Augenbewegungen
Nur horizontale Bewegungen testen; nur willkürlicher oder reflektorischer, aber kein kalorischer Tester
0   keine Blicklähmung
1   partielle Blickparese (abnormal bei beiden Augen, aber Besserung bei okulozephalem Manöver oder abnormal bei einem Auge)
2   starke Abweichung oder komplette Blickparese beider Augen

3. Gesichtsfeld
Alle Quadranten testen
0   normal oder monokulare Blindheit ohne Gesichtsfelddefizit des anderen Auges
1   Quadrantenanopsie
2   komplette Hemianopsie
3   Blindheit (auch kortikale Blindheit)

4. Motorik des Gesichts (Fazialisparese)
Patient soll lachen, danach die Augen schliessen (bei Patienten, welche die Befehle nicht verstehen, Pantomime benutzen oder auf die Symmetrie der Grimassen bei Schmerzreizen achten)
- **0** normale, symmetrische Bewegung
- **1** geringe Parese (glatte Nasolabialfalte, Asymmetrie beim Lachen)
- **2** komplette oder fast komplette Parese der unteren Gesichtshälfte
- **3** komplette Parese im unteren und oberen Gesichtsbereich

5a. Motorik des linken Arms
Linker Arm für 10 sec. bei 90° im Sitzen oder bei 45° im Liegen halten
- **0** Kein Absinken in 10 sec.
- **1** Absinken nach weniger als 10 sec., aber ohne die Unterlage zu berühren
- **2** Patient kann den Arm halten, aber nicht vollständig extendieren oder der Arm sinkt nieder und berührt die Unterlage
- **3** Keine Anstrengung gegen die Schwerkraft möglich
- **4** Keine Bewegung möglich (Plegie)
- **x** Nicht beurteilbar

5b. Motorik des rechten Arms
Rechter Arm für 10 sec. bei 90° im Sitzen oder bei 45° im Liegen halten
Kein Absinken in 10 sec.
- **0** Absinken nach weniger als 10 sec., aber ohne die Unterlage zu berühren
- **1** Patient kann den Arm halten, aber nicht vollständig extendieren oder der Arm sinkt nieder und berührt die Unterlage
- **2** Keine Anstrengung gegen die Schwerkraft möglich
- **3** Keine Bewegung möglich (Plegie)
- **x** Nicht beurteilbar

6a. Motorik des linken Beines
Linkes Bein für 5 sec. bei 30° im Liegen halten
- **0** Kein Absinken in 5 sec.
- **1** Absinken nach weniger als 5 sec., aber ohne die Unterlage zu berühren
- **2** Partielle Überwindung der Schwerkraft (Patient kann das Bein halten, aber nicht vollständig extendieren oder das Bein sinkt nieder und berührt die Unterlage)
- **3** Keine Überwindung der Schwerkraft möglich
- **4** Keine Bewegung möglich (Plegie)
- **x** Nicht beurteilbar

6b. Motorik des rechten Beines
Rechtes Bein für 5 sec. bei 30° im Liegen halten
- **0** Kein Absinken in 5 sec.

1 Absinken nach weniger als 5 sec., aber ohne die Unterlage zu berühren
2 Partielle Überwindung der Schwerkraft (Patient kann das Bein halten, aber nicht vollständig extendieren oder das Bein sinkt nieder und berührt die Unterlage)
3 Keine Überwindung der Schwerkraft möglich
4 Keine Bewegung möglich (Plegie)
x Nicht beurteilbar

7. Ataxie
Beidseits Finger-Nasen- und Fersen-Schienbein-Versuch bei geöffneten Augen testen; nicht testen bei unvollständiger Wachheit, Verständnisproblemen oder Plegie
0 Keine Ataxie oder Plegie
1 Vorhanden in einer Extremität
2 Vorhanden in 2 oder mehr Extremitäten
x Nicht beurteilbar

8. Sensibilität
Prüfung unter Verwendung eines spitzigen Holzstäbchens; falls Patient aphasisch oder soporös Verwendung von schmerzhaften Stimuli; Prüfung an Gesicht, Stamm, Armen und Beinen
0 Normal
1 Partieller Verlust (Patient bemerkt Berührung auf der betroffenen Seite weniger als auf der gesunden Seite oder Patient bemerkt eine Berührung, aber nicht die Spitze auf der betroffenen Seite oder Patient reagiert nur auf schmerzhaften Stimulus
2 Schwerer oder völliger Verlust (Pat. bemerkt die Berührung nicht)

9. Sprache
0 Normal
1 Milde bis mässige Aphasie (Paraphasien, Wortverwechslungen), Kommunikation möglich
2 Schwere Aphasie, Kommunikation weitgehend unmöglich
3 Stumm, globale Aphasie

10. Dysarthrie
0 Normale Artikulation
1 Milde bis mässige Dysarthrie (einzelne Wörter verwaschen)
2 Nahezu unverständlich oder schlecht
x Nicht beurteilbar

11. Neglekt
0 Kein Neglekt (alle Patienten, die beidseits etwas wahrzunehmen scheinen)
1 Neglekt in einer Modalität (z.B. visuell oder taktil) oder Hemineglekt
2 Kompletter Neglekt oder Hemineglekt in mehr als einer Modalität (nimmt die eigene Hand nicht wahr oder orientiert sich nur zu einer Seite)

Neurologischer Schaden nach CVI: European Stroke Scale (ESS)

Testbeschreibung

Die European Stroke Scale wurde entwickelt zur Messung von therapeutischem Effekt und für Messungen in Studien v.a. bei Patienten mit einem Insult der A. cerebri media. Die 14 Items sollen spezifisch für diese Gruppe sein und Resultate für das Outcome liefern. Die Items umfassen den Bewusstheitsgrad, Verständnis, Sprechen, Gesichtsfeld, Blick, Bewegungen des Gesichts, Arm halten in Position, aktive Armbewegungen, Extension Handgelenk, Fingerkraft, Halten des Beines in einer Position, Flexion des Beines, Dorsalextension des Fusses, Gang.

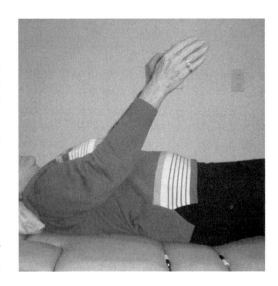

ICF-Klassifikation

Körperfunktionen

1.	Bewusstsein	b 1100 Bewusstseinszustand
2.	Verständnis	b 1670 Das Sprachverständnis betreffende Funktionen
3.	Sprache	b 1671 Das sprachliche Ausdrucksvermögen betreffende Funktionen
4.	Gesichtsfeld	b 1671 Das sprachliche Ausdrucksvermögen betreffende Funktionen
5.	Blick folgen	b 2152 Funktionen der externen Augenmuskeln
6-13	Bewegungen von Gesicht, Beine, Arme	b 730 Funktionen der Muskelkraft
		b 760 Funktionen der Kontrolle von Willkürbewegungen
14.	Gang	d 450 Gehen
		b 770 Funktionen der Bewegungsmuster beim Gehen
		e 1201 Hilfsmittel zur Unterstützung der Mobilität (Gehhilfen)
		e 1151 Hilfsmittel im täglichen Leben (Orthesen)
		e 340 Persönliche Hilfs- und Pflegepersonen

Praktikabilität

Patientengruppe
CVI v.a. Insult A. cerebri media

Zeitaufwand
15 Minuten
Durchschnitt 8,2 Minuten (Hantson et al. 1994)

Kosten
Keine

Ausbildung
2 Stunden

Praktische Durchführung
Instruktion der Aufgaben (verbal/ vormachen/ passiv erfahren lassen) oder Beobachten und Beurteilung anhand der Kriterien.

Format
Funktionelle Leistung

Skalierung
Ordinalskalierung, Punktezahl von 0 bis 100

Subskalen
14 Subskalen für die verschiedenen Funktionen, wobei von den erreichbaren Punktzahlen her eine Gewichtung besteht.

Reliabilität (Zuverlässigkeit)

Intratester-Reliabilität von 0.65 - 1.00 der einzelnen Items (Hantson et al. 1994).
Intertester-Reliabilität von 0.62 - 0.85 der einzelnen Items.
Für den ganzen Test liegt ein Cronbach alpha Koeffizient von 0.92 vor (Hantson et al. 1994).

Für die deutsche Version 0.79 (Berger et al. 1999).
In einer Uebersichtsarbeit wird die ESS aufgrund dieser guten Resultate der Reliabilität zur Anwendung empfohlen (D`Olhaberriague et al. 1996).

Validität (Gültigkeit)

Parallele Validitäten: Korrelationen von 0.95 zwischen ESS und MCANS (MCA neurological Scale), 0.93 zwischen ESS und Canadian Neurological Scale, 0.94 zwischen ESS und Scandinavian Stroke Scale, 0.84 zwischen ESS und Barthel-Index (Hantson et al. 1994). Es bestehen Zusammenhänge zu MRI Untersuchungen (Neumann-Haefelin et al. 1999).
Voraussagevalidität, der R2-Wert der ESS für das Outcome nach 8 Monaten war zwischen 0.45 bis 0.79, ESS-Motor-Score von 0.51 bis 0.81 (Hantson et al. 1994). Patienten mit einem ESS-Wert < 60, die nach frühen Zeichen eines zerebralen Infarktes mittels intravenöser Thrombolyse behandelt wurden, hatten ein erhöhtes Risiko einer intrazerebralen Blutung (Li et al. 2003).

Responsivität (Empfindlichkeit)

keine Angaben

Beurteilung

Diagnostik/Befund	empfohlen[1)]
Behandlungsplanung	nicht empfohlen
Ergebnis/Verlauf	empfohlen[1)]
Prognose	empfohlen[1)]

Bemerkungen

Ein globaler Score, primär für die Akutphase. Nicht spezifisch für Physiotherapie, deshalb für die Behandlungsplanung nicht empfohlen.

1) Die NIH-SS (siehe Seite 216) ist vergleichbar mit der ESS und misst ebenfalls den neurologischen Schaden in der Akutphase nach CVI. Die NIH-SS ist heute international anerkannt, weit verbreitet und wird bei zahlreichen Studien als Messinstrument eingesetzt. Es wird empfohlen, anstelle der ESS die NIH-SS zu verwenden.

Literatur

Literatursuche: PubMed; 02/2005

Berger K, Weltermann B, Kolominsky-Rabas P, Meves S, Heuschmann P, Bohner J, Neundorfer B, Hense HW, Buttner T. The reliability of stroke scales. The german version of NIHSS, ESS and Rankin scales. Fortschr Neurol Psychiatr. 1999;Feb67(2):81-93.

D`Olhaberriague L, Litvan I, Mitsias P, Mansbach HH. A Reappraisal of reliability and validity studies in stroke. Stroke. 1996;27:2331-2336.

Hantson L, De Weerdt W, De Keyser J, Diener HC, Franke C, Palm R, Van Orshoven M, Schoonderwalt H, De Klippel N, Herroelen L. The European Stroke Scale. Stroke. 1994;Nov25(11):2215-9.

Neumann-Haefelin T, Wittsack HJ, Wenserski F, Siebler M, Seitz RJ, Modder U, Freund HJ. Diffusion- and perfusion-weighted MRI. The DWI/PWI mismatch region in acute stroke. Stroke. 1999;Aug30(8):1591-7.

Li D, Lei YN. Risk factors for intracerebral hemorrhage after intravenous thrombolysis in acute cerebral infarction. Zhongguo Wei Zhong Bing Ji Jiu Xue. 2003;Oct15(10):631-3.

European Stroke Scale (ESS)

Quelle: Berger K, Weltermann B, Kolominsky-Rabas P, Meves S, Heuschmann P, Bohner J, Neundorfer B, Hense HW, Buttner T. The reliability of stroke scales. The german version of NIHSS, ESS and Rankin scales. Fortschr Neurol Psychiatr. 1999;Feb67(2):81-93.

	Datum:				
Bewusstseinslage					
Verständnis					
Sprache					
Gesichtsfeld					
Blick					
Gesichtsbewegungen					
Armhalteversuch					
Armhebung					
Strecken des Handgelenkes					
Fingerkraft					
Beinhalteversuch					
Beinbeugung					
Dorsalflexion des Fusses					
Gang					
TOTAL (Maximal 100 Punkte)					

Manual European Stroke Scale (ESS)

Quelle: Berger K, Weltermann B, Kolominsky-Rabas P, Meves S, Heuschmann P, Bohner J, Neundorfer B, Hense HW, Buttner T. The reliability of stroke scales. The german version of NIHSS, ESS and Rankin scales. Fortschr Neurol Psychiatr. 1999;Feb67(2):81-93.

Bewusstseinslage

Wach, unmittelbar reagierend	10
Benommen, kann jedoch durch geringe Reize veranlasst werden, zu antworten oder Anweisungen zu befolgen	8
Bedarf wiederholter Reize, um aufmerksam zu sein, oder ist lethargisch oder umdämmert; Bewegungen nur auf starke oder schmerzhafte Reize	6
Kann durch keine Reize geweckt werden, zeigt aber gezielte Abwehrbewegungen auf Schmerzreize	4
Kann durch keine Reize geweckt werden, zeigt jedoch Dezerebrationsmuster auf Schmerzreize	2
Kann durch keine Reize geweckt werden, zeigt keine Reaktion auf Schmerzreize	0

Verständnis

Geben Sie dem Patienten mündlich die folgenden Anweisungen
Wichtig: Die Bewegungen nicht vormachen
  1. *Strecken Sie ihre Zunge heraus*
  2. *Legen Sie Ihren Finger auf Ihre Nase*
  3. *Schliessen Sie Ihre Augen*

Patient führt alle drei Anweisungen aus	8
Patient führt nur zwei oder eine Anweisung aus	4
Patient führt keine Anweisungen aus	0

Sprache

Der Untersucher führt mit dem Patienten ein Gespräch („Wie fühlen Sie sich? Haben Sie gut geschlafen? Wie lange sind Sie im Krankenhaus?")

Normale Sprache	8
Leichte Wortfindungsstörungen, Gespräch ist möglich	6
Schwere Wortfindungsstörungen. Gespräch ist schwierig	4
Nur Ja- oder Nein- Antworten	2
Stumm	0

Gesichtsfeld

Der Untersucher steht auf Armlänge entfernt und vergleicht das Gesichtsfeld des Patienten, indem er einen Finger aus der Peripherie nach innen bewegt. Der Patient soll die Pupille des Untersuchers fixieren. Das nicht untersuchte Auge wird dabei jeweils geschlossen.

Normal	8
Gesichtsfeldausfall	0

Blick

Der Untersucher hält den Kopf des Patienten. Der Patient wird gebeten, dem Finger des Untersuchers mit den Augen zu folgen. Der Untersucher beobachtet die Augenstellung zunächst in Ruhe und danach das volle Bewegungsausmass, indem er den Zeigefinger von links nach rechts und umgekehrt bewegt.

Normal	8
Augen in Mittelstellung, Blickwendung nur zu einer Seite möglich	4
Augen nach lateral abgewichen, Rückkehr zur Mittellinie möglich	2
Augen nach lateral abgewichen, Rückkehr zur Mittellinie unmöglich	0

Gesichtsbewegungen

Der Untersucher beobachtet den Patienten während dieser redet und lacht – hinsichtlich asymetrischer Anhebungen eines Mundwinkels oder Abflachens den Nasolabialfalte. Nur die Muskeln der unteren Gesichtshälfte werden bewertet.

Normal	8
Parese	4
Plegie	0

Armhalteversuch

Der Untersucher bittet den Patienten die Augen zu schliessen und hebt dessen Arme so an, dass diese in einem Winkel von 45 Grad zur Unterlage und die Handflächen zueinander weisen. Der Patient wird gebeten, diese Stellung für 5 Sekunden zu halten, nachdem der Untersucher die Arme losgelassen hat. Nur die Betroffene Seite wird bewertet.

Arm bleibt für 5 Sek. in dieser Position	4
Arm bleibt für 5 Sek. in dieser Position, aber die betroffene Hand proniert	3
Arm sinkt vor Ablauf von 5 Sek. ab, wird aber in einer tieferen Position gehalten	2
Arm kann in keiner Position gehalten werden, versucht aber gegen die Schwerkraft anzuwirken	1
Arm fällt	0

Armhebung

Der Arm des Patienten ruht neben dem Bein in Neutralposition (Handflächen zum Oberschenkel). Bitten sie den Patienten, den ausgestreckten Arm auf 90° zu heben.

Normal	4
Ausgestreckter Arm, Bewegung nicht vollständig	3
Gebeugter Arm	2
Geringfügige Bewegungen	1
Keine Bewegung	0

Strecken des Handgelenkes
Der Patient wird mit unterstütztem Unterarm untersucht, Arm in Pronation entspannt. Die Hand wird dabei nicht gestützt. Der Patient wird aufgefordert, die Hand im Handgelenk zu strecken.

Normal (vollständiger, isolierter Bewegungsablauf, ohne Kraftminderung)	8
Vollständiger, isolierter Bewegungsablauf, Kraft vermindert	6
Bewegungsablauf nicht isoliert und/oder nicht vollständig	4
Geringfügige Bewegung	2
Keine Bewegung	0

Fingerkraft
Bitten Sie den Patienten an beiden Händen mit Daumen und Zeigefinger möglichst starke Pinzettengriffe zu machen, die Zug widerstehen. Ueberprüfen Sie die Stärke der Griffe, indem Sie an der geschlossenen „Pinzette" jeder hand mit einem Finger ziehen.

Seitengleiche Kraft	8
Verminderte Kraft an der betroffenen Seite	4
Pinzettengriffe auf der betroffenen Seite nicht möglich	0

Beinhalteversuch
Der Untersucher hebt das betroffene Bein des Patienten so, dass es in der Hüfte um 90 Grad gebeugt ist und der Unterschenkel parallel zur Unterlage gehalten wird. Der Patient wird gebeten, die Augen zu schliessen und das Bein ohne Unterstützung für 5 Sek. zu halten

Bein bleibt für 5 Sek. in dieser Position	4
Bein sinkt innerhalb von 5 Sek. in eine Zwischenposition ab	2
Bein sinkt innerhalb von 5 Sek., jedoch nicht schlagartig bis auf die Unterlage ab	1
Bein fällt schlagartig auf die Unterlage	0

Beinbeugung
Der Patient liegt mit ausgestreckten Beinen auf dem Rücken. Der Untersucher bittet den Patienten, das Bein in der Hüfte und Knie zu beugen.

Normal	4
Bewegung gegen Widerstand, verminderte Kraft	3
Bewegung gegen Schwerkraft	2
Geringfügige Bewegungen	1
Keine Bewegung	0

Dorsalflexion des Fusses
Der Patient hält das Bein ausgestreckt. Der Untersucher bittet den Patienten, den Fuss im Sprunggelenk vollständig anzuwinkeln.

Normal (Bein ausgestreckt, vollständiger Bewegungsablauf, keine Kraftminderung)	8
Bein ausgestreckt, vollständiger Bewegungsablauf, verminderte Kraft	6
Bein ausgestreckt, Bewegungsablauf nicht vollständig oder Knie gebeugt oder Fuss in Supinationstellung	4
Geringfügige Bewegungen	2
Keine Bewegung	0

Gang

Normal	10
Verändertes Gangbild und/ oder Einschränkung von Gehstrecke/ Geschwindigkeit	8
Patient kann mit Hilfsmitteln gehen	6
Patient kann mit Unterstützung von einer oder mehreren Personen gehen	4
Patient kann nicht gehen, aber mit Unterstützung stehen	2
Patient kann weder gehen noch stehen	0
Summe max.	100

Spastizität: Modified Ashworth Scale (MAS)

Testbeschreibung

Der Test erfasst den geschwindigkeitsabhängigen Widerstand gegen passive Bewegung, eines von vielen Merkmalen bei Patienten mit einer Läsion des Zentralnervensystems. Eine Läsion des Zentralnervensystems hat viele andere Merkmale, die hier nicht erfasst werden.

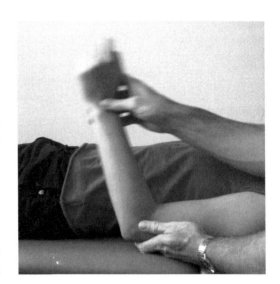

0 = Normal
1 = Leichter Widerstand am Ende oder Anfang (="catch"), in 1 Richtung
1+ = Leichter Widerstand über <50% des Bewegungsausmasses (range of motion = ROM)
2 = Deutlicher Widerstand über >50% vom ROM, volle ROM möglich
3 = Starker Widerstand, passive ROM erschwert
4 = Teilweise ROM eingeschränkt

ICF-Klassifikation

Körperfunktionen

                     b 735 Muskeltonus
                     b 750 Motorische Reflexe

Praktikabilität

Patientengruppe
Patienten mit Spastizität

Zeitaufwand
1 Minute

Kosten
keine

Ausbildung
½ Stunde, einmalige Instruktion, Differenzierung gegenüber Rigidität und Gegenhalten.

Praktische Durchführung
Bei der passiven Bewegung wird der geschwindigkeitsabhängige Widerstand beurteilt.

Format
Passive Bewegung

Skalierung
0-4

Subskalen
keine

Reliabilität (Zuverlässigkeit)

Ungenügend, insgesamt unterschiedliche Studienresultate. Ellbogen: Kendall's tau Intra-Class Correlation 0.847 ($p < .001$, Bohannon et al. 1987a) und in einer anderen Studie 0.567 (Blackburn et al. 2002). Übereinstimmung (Inter- und Intra-Beurteiler) für Ellbogen, Handgelenk und Knieflexoren ist gut bis sehr gut (gewichteter Kappa 0.73-0.96). Für die Plantarflexoren mässig bis gut (0.45-0.64, Gregson et al. 2000)
Es gibt eine Weiterentwicklung der MAS, wobei die Geschwindigkeit (V) standardisiert wird, die so genannte V-MAS. Diese scheint bei Paraplegikern eine gute Reliabilität zu haben (Smith et al. 2002).
Fosang et al. (2002) vergleichen bei Kindern mit Zerebralparese die MAS mit einer, mir nicht bekannten Modified Tardieu Scale (Tardieu et al. 1954 und 1959), die besser abschnitt als die MAS.

Validität (Gültigkeit)

Die Kriterienvalidität wurde bestätigt, es besteht eine gute Korrelation mit dem ‚Pendulum-Test', wobei das Gelenk von einer Maschine mit unterschiedlichen Geschwindigkeiten bewegt wird und das Ausmass der geschwindigkeitsabhängigen Zunahme vom Widerstand (=Definition Spastizität) erfasst wird (Katz et al. 1992).

Die Frage ist, bei welchen Patienten man die MAS sinnvoll als Ergebnisparameter benützen kann. Spastizität korreliert mit Schwäche der gleichen Muskelgruppe, und nicht mit der willkürlichen Kraft der Antagonisten (Bohannon et al. 1987b). Ein weiteres Phänomen, das die Benützung der MAS als Ergebnisparameter einschränkt ist, dass Spastizität kein lineares Phänomen ist. Nach einer Hemiplegie kommt es anfänglich parallel zu einer Zunahme der Spastizität und Willküraktivität (positive Korrelation). Bei weiterer Erholung nehmen die Willküraktivität und Koordination weiter zu, währenddem die Spastizität abnimmt (negative Korrelation). Da Spastizität kein lineares Phänomen ist, ist die Erfassung als Verlaufsparameter ungeeignet (Gowland et al. 1993, Twitchell 1954). Die Korrelation mit dem Auftreten von einschiessenden Spasmen ist schlecht. Offenbar beruhen diese zwei Symptome auf unterschiedlichen Mechanismen (Bohannon et al. 1987a).

Responsivität (Empfindlichkeit)

Ungenügend.

Beurteilung

Diagnostik/Befund	empfohlen
Behandlungsplanung	teilweise empfohlen
Ergebnis/Verlauf	nicht empfohlen
Prognose	nicht empfohlen

Bemerkungen

Eine (Ab- oder) Zunahme der Spastizität kann nicht eindeutig als (Fort- oder) Rückschritt bezeichnet werden. Die Interpretation einer veränderten Spastizität ist nur im individuellen Kontext des jeweiligen Patienten möglich. In der Vergangenheit wurde der Spastizität viel grössere Bedeutung beigemessen, wobei Spastizität zu oft als negativ betrachtet wurde. Insbesondere knapp gehfähige Patienten verlieren jedoch ihre Gehfähigkeit, wenn die Spastizität gesenkt wird.

Man findet zwei verschiedene Skalierungen der Modified Ashworth Scale. Beide bestehen aus 6 Stufen. Im einen Fall sind sie 0, 1, 2, 3, 4, 5; im anderen 0, 1, 1+, 2, 3, 4. Die Definitionen der einzelnen Stufen entsprechen sich in ihrer Steigerung (0 = 0, 1 = 1, 1+ = 2, 2 = 3, 3 = 4, 4 = 5).

Die Spastizität ist wegen der Nicht-Linearität und der geringen Sensitivität ungeeignet als Ergebnismessung. Meistens ist die Prüfung der Aktivitäten oder der motorischen Kontrolle (Chedoke Mc Master Stroke Assessment) sinnvoller.

Die Korrelation zwischen Abnahme der Spastizität und Verbesserung der Aktivität ist gering.

Studien zur Entwicklung von Messungen der Spastizität beschreiben als besondere Probleme die wechselnde Ausprägung im Laufe der Zeit und in unterschiedlichen Muskelgruppen.

Die durchgeführten Studien untersuchten homogene Patientengruppen ohne Komorbidität. Im klinischen Alltag treffen wir oft Patienten die gleichzeitig auch Bewegungseinschränkungen und Rigidität aufweisen.

Literatur

Literatursuche: PubMed, 04/2005

Ashburn A. Physical assessment for stroke patients. Physiotherapy. 1982; 68 (4); 109-13.

Blackburn M, van Vliet P, Mockett SP. Reliability of measurements obtained with the modified Ashworth scale in the lower extremities of people with stroke. Phys Ther. 2002 Jan;82(1):25-34.

Bohannon RW, Smith MB Interrater reliability of a modified Ashworth scale of muscle spasticity. Phys Ther. 1987a, 67 (2): 206-207.

Bohannon RW, Larkin P., Smith MB, Horton MG Relationship between static muscle strength deficits and spasticity in stroke patients with hemiparesis. Phys Ther. 1987b; 67 (7): 1068-71.

Fosang AL, Galea MP, McCoy AT, Reddihough DS. Story I. Measures of muscle and joint performance in the lower limb of children with cerebral palsy. Dev Med Child Neurol. 2003 Oct;45(10):664-70.

Gowland C, Stratford P, Ward M, Moreland J, Torresin W, Van Hullenaar S, Sanford J, Barreca S, Vanspall B, Plews N. Measuring physical impairment and disability with the Chedoke-McMaster Stroke Assessment. Stroke. 1993 Jan;24(1):58-63.

Gregson JM, Leathley MJ, Moore AP, Smith TL, Sharma AK, Watkins CL. Reliability of measurements of muscle tone and muscle power in stroke patients. Age Ageing. 2000 May;29(3):223-8.

Katz RT, Rovai GP, Brait C and Rymer WZ. Objective quantification of spastic hypertonia: correlation with clinical findings. Arch Phys Med Rehabil 1992; 73 (4): 339-47.

Priebe MM, Sherwood AM, Thornby JI, Kharas NF, Markowski J. Clinical assessment of spasticity in spinal cord injury: a multidimensional problem. Arch Phys Med Rehabil. 1996 Jul;77(7):713-6.

Smith AW, Jamshidi M, Lo SK. Clinical measurement of muscle tone using a velocity-corrected modified Ashworth scale. Am J Phys Med Rehabil. 2002 Mar;81(3):202-6.

Tardieu G, Shentoub S, Delarue R. A La Recherche díune Technique de Mesurede la Spasticitè. Revue Neurologique. 1954; 91(2): 143-144.

Tardieu G, Rondot P, Dalloz JC, Mensch-Dechenne J, Monfraix C. The Stretch Reflex in Man: A Study of Electromyography and Dynamometry (Strain Gauge) Contribution to Classification of the Various Types of Hypertonus in C.P. Cerebral Palsy Bull. 1959; 7: 14-17.

Twitchell TE. The restoration of motor function following hemiplegia in man. J Neurophysiol. 1954; 17: 239-52.

Muskelkrafttest: Manuelle Muskelfunktionsprüfung

Testbeschreibung

Der erstmals 1943 vom British Medical Research Council (MRC) publizierte Test erfasst die Fähigkeit eines Muskels sich zu kontrahieren, bis hin zur maximalen Kraft gegen Widerstand. Er soll das Vorliegen, die Verteilung und den Schweregrad von Lähmungen nach peripheren und zentralen Nervenverletzungen aufdecken. Der Muskelkrafttest wurde oftmals überarbeitet sowie von anderen Autoren veröffentlicht. Bekannt sind die Synonyme Muskelfunktionstest (MFT) und manueller Muskeltest (MMT), teilweise ist der Test auch unter den Eigennamen der Autoren wie z.B. Kendall, Daniels and Worthingham etc. bekannt.

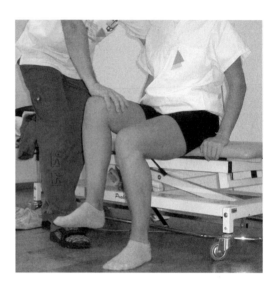

ICF-Klassifiktation

Körperfunktionen

b 7300 Kraft isolierter Muskeln oder Muskelgruppen

Praktikabilität

Patientengruppe
Patienten mit, durch Erkrankung, Verletzung oder Ruhigstellung verursachter Muskelschwäche.

Zeitaufwand
Pro Muskel ca. 2 Min., Gesamtmuskelstatus 45 Minuten

Kosten
Keine

Ausbildung
Acht Stunden, es bedarf sehr guter Kenntnisse der Testmethodik. Die Grundkenntnisse der physiotherapeutischen Grundausbildung genügen meist nicht um die Tests originalgetreu durchzuführen.

Praktische Durchführung
Pat. wird aufgefordert einen Muskel, ohne oder gegen die Schwerkraft bis zu maximalem Widerstand, anzuspannen.

Format
Aktives Kontrahieren und Bewegen

Skalierung
Ordinalskala 0 – 5
0 = Keine Kontraktion sicht- oder fühlbar
1 = sicht- oder tastbare Kontraktion
2 = Bewegung bei Ausschaltung der Schwerkraft möglich
3 = Bewegung gegen Schwerkraft möglich
4 = Bewegung gegen Schwerkraft und Widerstand möglich
5 = normal

Die Skalierung wurde von diversen Autoren adaptiert und zudem noch das erforderliche Bewegungsausmass definiert (Noreau et al. 1998).
0   Keine Muskelkontraktion
1   sicht- oder tastbare Muskelkontraktion
1,5 Bewegung bei Ausschaltung der Schwerkraft mit teilweisem Bewegungsausmass
2   Bewegung bei Ausschaltung der Schwerkraft mit vollem Bewegungsausmass
2,5 Bewegung gegen Schwerkraft mit teilweisem Bewegungsausmass
3   Bewegung gegen Schwerkraft mit vollem Bewegungsausmass
3,5 Bewegung gegen leichtem Widerstand mit vollem Bewegungsausmass
4   Bewegung gegen moderaten Widerstand möglich
4,5 Muskel arbeitet gegen starken Widerstand aber noch nicht völlig normal
5   Normale Muskelkraft

Subskalen
Summenscores z.B. für die oberen- oder unteren Extremitäten.

Reliabilität (Zuverlässigkeit)

Intratester-Reliabilität:
Bei Schlaganfallpatienten für die Flexoren und Extensoren von Ellbogen, Hand-, Knie und Fussgelenk wurde eine sehr gute Intratester-Reliabilität von 0.70-0.96 (Gregson et al. 2000).
Für die intrinsischen Handmuskeln bei Patienten mit Neuropathien war die Korrelation 0.71-0.96 (Brandsma et al. 1995).
Die Evaluation von 36 Knaben mit Muskeldystrophie durch sechs Physiotherapeuten zeigte eine gute Korrelation der manuellen Muskeltestresultate (ICC = 0.80 - 96). Die Autoren empfehlen die Testmethode zur Anwendung in klinischen Studien, vorausgesetzt die Untersucher führen die Tests nach vorgängigem Training standardisiert durch (Barr et al. 1991).
Bei einer Untersuchung von 18 Muskelgruppen, 16 davon bilateral, bei 102 Knaben mit Muskeldystrophie im Alter zwischen 5 und 15 Jahren wurde die Zuverlässigkeit der Muskeltestresultate mit Hilfe von Cohens Kappa analysiert. Die Werte variierten zwischen 0.65 und 0.93 für einzelne Muskelgruppen, wobei bei proximalen Muskeln die besseren Werte erzielt wurden. Weiter zeigte sich, dass die Bewer-

tung unter Aufhebung der Eigenschwere am zuverlässigsten möglich war (0.80 – 0.99). Die Autoren schlussfolgern, dass die Zuverlässigkeit von manuellen Muskeltests gegeben ist, wenn diese vom gleichen Untersucher ausgeführt werden (Florence et al. 1992).

Zu ähnlichen Resultaten kommt eine Studie von 32 Patienten mit Muskeldystrophie des Schultergürtels, wobei 18 Muskelgruppen getestet wurden. Cohens Kappa betrug 0.81 – 0.98 für die Intratester-Reliabilität. Die Autoren empfehlen die standardisierte Testmethodik als zuverlässig (Personius et al. 1994).

Intertester-Reliabilität:
Die Zuverlässigkeit der Testmethodik wird auf Grund der Resultate einer Studie mit 11 Physiotherapeuten, die bei 110 Patienten den M. trapezius und dem M. glutaeus medius testeten, bezweifelt. Nur zwischen 50 und 60% der Therapeuten kamen zur gleichen Beurteilung (Frese et al. 1987).

Die Untersuchung mittels manueller Muskeltests bei Patienten mit Nacken- und radikulären Schmerzen zeigte nur eine mässige Intertester-Reliabilität (Viikari-Juntura 1987). Studien bei Patienten mit Muskeldystrophie zeigten hingegen eine Intertester-Reliabilität von 0.90 (ICC) (Barr et al. 1991) und 0.50 und 1.00 (Cohens Kappa) (Personius et al. 1994).

In einem Vergleich von quantitativer Muskelkrafttestung (QMT) und manuellen Muskeltests (MMT) bei 12 Kindern mit Muskeldystrophie zeigte sich eine deutlich bessere Reliabilität der QMT. Wiederholte Schulung der Untersucher in MMT war nötig um einen Korrelation > 0.75 zu erreichen. Die Autoren empfehlen wegen der einfacheren Durchführung und der besseren Reliabilität QMT in klinischen Studien als Messinstrument zu verwenden (Escolar et al. 2001).

Bei Kindern mit Duchenne Muskeldystrophie an 18 Muskelgruppen ergab die Berechnung mittels Cohen`s weighted Kappa: Zwischen den Muskelgruppen 0.65-0.93 (wobei die proximalen Muskeln höhere Werte aufweisen), innerhalb der Muskelgrade 0.80-0.99. (wobei höhere Werte für die Grade <3) (Florence et al. 1992). Bei einer anderen Gruppe von Kindern mit Duchenne Muskeldystrophie betrug ICC >0.75 für Schulterabduktion, Ellbogen- und Hüftflexion, Knieextension und Fuss Dorsalextension (Escolar et al. 2001).

Bei 72 Patienten mit Lepra, bei denen allen eine gesicherte motorische Schwäche aufgrund mindestens einer Nervenläsion vorlag, war die allgemeine Intertester-Zuverlässigkeit gut oder sehr gut (Kappa = 0.61 – 1.00). Wurden jedoch die Werte 0 (keine Kontraktion) und 5 (normale Kraft) von der Analyse ausgeschlossen, so zeigte sich eine schlechte Übereinstimmung (Kappa = 0.55 - 0.88). Die Autoren vermuten, dass eine gezielte Ausbildung der Untersucher in der Testmethodik die Zuverlässigkeit verbessern könnte (Brandsma et al. 1998).

Durch Messungen an 14 Muskeln der oberen Extremität bei 41 Patienten betrug der mediane Kappa-Wert der Übereinstimmung 0.54 (0.25 – 0.72). Bei dieser Arbeit wurde auch ein signifikanter Zusammenhang von Muskelkraft und weiteren Symptomen wie Schmerz und Taubheitsgefühl festgestellt (Jepsen et al. 2004).

Für die intrinsischen Handmuskeln bei Patienten mit Neuropathien betrug die Korrelation 0.72-0.93 (Brandsma et al. 1995).

Validität (Gültigkeit)

Parallele Validität: Für M. quadrizeps femoris wurde eine hohe Korrelation (0.79 resp. 0.74) zu apparativer isometrischer Kraftmessung bei verschiedenen Impairments ermittelt (Bohannon 1986, Germer 1999). Bei Osteoarthritis wurde eine tiefe Korrelation von 0.24 festgestellt (Hayes 1992). Für sechs Muskelgruppen der oberen Extremität bei Patienten mit Para- oder Tetraplegie wurden variable Korrelationen zu Myometrie und Cybex erreicht ($0.26<r<0.67$ resp. $0.50<r<0.95$), wobei v.a. Werte >3 nicht genügend sensitiv erfasst werden können (Noreau et al. 1998). Ein Vergleich von manuellen Muskeltests und Kraftmesszellen zeigte bei beiden Messverfahren sehr gute Korrelationen der Messresultate (Wadsworth et al. 1987).

Konstruktvalidität: Der Test wurde grundsätzlich entwickelt, um bei Kriegsverletzten zu bestimmen, ob Zeichen der Innervation bestehen. Für diese Patientengruppe schien der Test valide (Differenzierung Wert 0 – 1, bei peripherer Nervenläsion Wert 0 schlechte Prognose, ab Wert 1 ist eine Regeneration möglich) (British medical research council 1943).

Für Patienten mit Läsionen der oberen Motoneurone ist der Test nicht ausreichend valide, es wurden deshalb andere Testverfahren entwickelt (Demeurisse 1980).

Da nicht jeder Muskel gleich gegen die Schwerkraft arbeiten muss (vergleiche Plantarflexoren des Fusses und z.B. die Rückenstrecker), hat die Skalierung offensichtlich keinen direkten funktionellen Zusammenhang.

Responsivität (Empfindlichkeit)

Die schlechte Zuverlässigkeit bzw. Reliabilität, insbesondere bei Werten >3, macht die Messung ungeeignet für die Verlaufskontrolle (Noreau et al. 1998). Für die Knieextensoren wird beschrieben, dass eine Veränderung unter 25% nicht erfasst werden kann (Beasley 1961). In einem Vergleich von verschiedenen Muskeltests für Patienten mit amyotropher Lateralsklerose zeigte die manuelle Muskeltestung die beste Übereinstimmung und beste Empfindlichkeit progressive Schwäche zu erfassen und wird deswegen von den Autoren zur Anwendung empfohlen (ALS-Study-Group 2003).

Beurteilung

Befund	empfohlen[1]
Behandlungsplanung	empfohlen
Ergebnis/Verlauf	teilweise empfohlen
Prognose	empfohlen

Bemerkungen

1) v.a. für Patienten mit peripherer- oder Querschnittlähmung

Der MRC-Muskeltest kann zum Auffinden der betroffenen Muskulatur bzw. der peripheren Nervenläsion oder einer radikulären Beteiligung sehr aufschlussreich sein (Wade 1992) und findet ebenfalls Anwendung bei der klinischen Klassifizierung einer Querschnittlähmung (Klassifikation nach der American Spinal Injury Association).

Veränderungen bei Kraftwerten >3 können nicht genügend zuverlässig erfasst werden.

Als Verlaufskontrolle kann er weniger empfohlen werden:

- Die Skalierung kann nur grobe Veränderungen erfassen, und der Test ist nicht genügend sensitiv, um Verbesserungen im Verlauf einer Rehabilitation zu erfassen.
- Auf funktioneller Ebene sind andere Kraftmessmethoden aussagekräftiger, um Veränderungen zu erfassen. So ist z.B. die erforderliche Kraft für das Aufstehen vom Sitz auch abhängig von den Körperproportionen und vom Gewicht (Jette et al. 1999).
- Bei tiefen Werten ist die Validität noch akzeptabel, bei Werten >3 aber ungenügend (Noreau et al. 1998).
- Die Reliabilität quantitativer Messmethoden ist höher (Escolar et al. 2001).

Für Verlaufsmessungen wird deshalb empfohlen, eine Kraftmesszelle zu verwenden oder bei der Hand den Faustschluss mit dem speziell dafür entwickelten JAMAR zu messen.

Literatur

Literatursuche: PubMed; 08/2005

Barr AE, Diamond BE, Wade CK, Harashima T, Pecorella WA, Potts CC, Rosenthal H, Fleiss JL, McMahon DJ. Reliability of testing measures in Duchenne or Becker muscular dystrophy. Arch Phys Med Rehabil. 1991 Apr;72(5):315-9.

Beasley WC. Quantitative muscle testing: principles and applications to research and clinical services. Arch Phys Med Rehabil. 1961;42:398-425.

Bohannon R. Manual muscle test scores and Dynamometer test scores of knee extension strength. Arch Phys Med Rehabil. 1986; 67 June: 390-392.

Brandsma JW, Schreuders TA, Birke JA, Piefer A, Oostendorp R. Related Articles, Manual muscle strength testing: intraobserver and interobserver reliabilities for the intrinsic muscles of the hand. J Hand Ther. 1995 Jul-Sep;8(3):185-90.

Brandsma JW, Van Brakel WH, Anderson AM, Kortendijk AJ, Gurung KS, Sunwar SK. Intertester reliability of manual muscle strength testing in leprosy patients. Lepr Rev. 1998 Sep;69(3):257-66.

British medical research council. Aids to the investigation of peripheral nerve injuries 4th. Edition. W.B. Saunders: 2000.

British medical research council. Aids to the investigation of peripheral nerve injuries. Her majesty`s stationary office, London. 1943.

Date ES, Gray LA. Electrodiagnostic evidence for cervical radiculopathy and suprascapular neuropathy in shoulder pain. Electromyogr Clin Neurophysiol 1996; 36 (6):333-9.

Demeurisse G. Motor evaluation in vascular hemiplegia. Eur Neurol. 1980; 19: 382-89.

Escolar DM, Henricson EK, Mayhew J, Florence J, Leshner R, Patel KM, Clemens PR. Clinical evaluator reliability for quantitative and manual muscle testing measures of strength in children. Muscle Nerve. 2001 Jun;24(6):787-93.

Florence JM, Pandya S, King WM, Robison JD, Baty J, Miller JP, Schierbecker J, Signore LC. Intrarater reliability of manual muscle test (Medical Research Council scale) grades in Duchenne's muscular dystrophy. Phys Ther. 1992 Feb;72(2):115-22.

Frese E, Brown M, Norton BJ. Clinical reliability of manual muscle testing. Middle trapezius and gluteus medius muscles. Phys Ther. 1987 Jul;67(7):1072-6.

Germer E. Manuelle Widerstandstests und Umfangsmessen als Beurteilungskriterien für Muskelkraft. Manuelle Therapie. 1999;3:14-20.

Great Lakes ALS Study Group. A comparison of muscle strength testing techniques in amyotrophic lateral sclerosis. Neurology. 2003;61:1503-1507.

Gregson JM, Leathley MJ, Moore AP, Smith TL, Sharma AK, Watkins CL. Reliability of measurements of muscle tone and muscle power in stroke patients. Age Ageing. 2000 May;29(3):223-8.

Hayes KW. Reliability of hand-held dynamometer and its relationship with manual muscle testing in patients with osteoarthritis in the knee. JOSPT. 1992;16:145-149.

Hayes KC, Wolfe DL, Hsieh JT, Potter PJ, Krassioukov A, Durham CE. Clinical and electrophysiologic correlates of quantitative sensory testing in patients with incomplete spinal cord injury. Arch Phys Med Rehabil 2002; 83 (11):1612-9.

Jepsen J, Laursen L, Larsen A, Hagert CG. Manual strength testing in 14 upper limb muscles: a study of inter-rater reliability. Acta Orthop Scand. 2004 Aug;75(4):442-8.

Jette DU, Slavin MD, Andres PL, Munsat TL. The relationship of lower-limb muscle force to walking ability in patients with amyotrophic lateral sclerosis. Phys Ther. 1999 Jul;79(7):672-81.

Kendall FP. Muskeln Funktionen und Tests. Gustav Fischer Verlag 1998.

Lundstrom R. Neurological diagnosis--aspects of quantitative sensory testing methodology in relation to hand-arm vibration syndrome. Int Arch Occup Environ Health 2002; 75 (1-2):68-77.

Matsumoto M, Fujimura Y, Toyama Y. Usefulness and reliability of neurological signs for level diagnosis in cervical myelopathy caused by soft disc herniation. J Spinal Disord 1996; 9 (4):317-21.

Mummenthaler M, Mattle H. Grundkurs Neurologie. Stuttgart: Georg Thieme Verlag; 2002.

Noreau L, Vachon J. Comparison of three methods to assess muscular strength in individuals with spinal cord injury. Spinal cord. 1998;36:716-723.

Personius KE, Pandya S, King WM, Tawil R, McDermott MP. Facioscapulohumeral dystrophy natural history study: standardization of testing procedures and reliability of measurements. The FSH DY Group. Phys Ther. 1994 Mar;74(3):253-63.

Viikari-Juntura E. Interexaminer reliability of observations in physical examinations of the neck. Phys Ther 1987; 67 (10):1526-32.

Wade DT. Measurement in neurological rehabilitation. Oxford University press. 1992.

Muskelkraft: Kraftmesszelle

Testbeschreibung

Die isometrische Muskelkraftmessung mit einer Kraftmesszelle ist eine einfache, wenig Zeit beanspruchende, quantitative Methode. Sie wurde mangels bestehender geeigneter Methoden am Universitätsspital Zürich entwickelt und wird zur Anwendung in der täglichen Praxis, wie auch in der klinischen Forschung an Patienten mit Erkrankungen des Bewegungsapparates empfohlen (Huber et al. 1997).

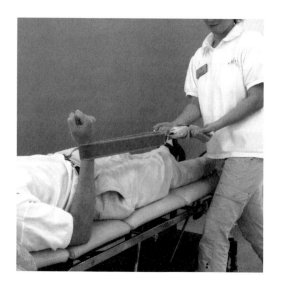

ICF Klassifikation

Körperfunktionen	
	b 7300 Kraft isolierter Muskeln oder von Muskelgruppen

Praktikabilität

Patientengruppe
Für Patienten mit Erkrankungen des Bewegungsapparates empfohlen

Zeitaufwand
Pro Muskelgruppe einige Minuten

Kosten
1'000.-- – 1'200.-- SFr

Ausbildung
Kenntnis der verschiedenen Tests bezüglich Testdurchführung, Ausgangstellungen und Instruktion

Praktische Durchführung
Der Patient spannt in der definierten Ausgangsstellung die zu testende Muskelgruppe gleichmässig während einiger Sekunden (max. 5 Sek.) gegen die Kraftmesszelle maximal an. Der Tester hält dabei die Kraftmesszelle so,

dass es zu keiner Bewegung kommt und dass das Messgerät im rechten Winkel zum untersuchten Körperteil angebracht wird. Nach einem Probeversuch wird der Test pro Muskelgruppe 2 x wiederholt. Das bessere Messresultat der beiden Versuche wird notiert (Stoll et al. 2002).

Format
Muskelkraftmessung

Skalierung
0 – 50 kp.

Subskalen
Keine

Reliabilität (Zuverlässigkeit)

Die Reliabilität der Kraftmesszelle wurde in einer Studie an 7 Patienten mit stabiler Polymyositis und Dermatomyosits untersucht. Dazu massen drei verschiedene Untersucher unabhängig voneinander 13 Muskelgruppen. Die Intratester- und Intertester-Korrelation war hoch und für alle Muskelgruppen signifikant (Stoll et al. 1995).
In einer weiteren Studie untersuchten fünf Physiotherapeuten 19 gesunde Probanden. Die Intertester-Reliabilität erwies sich als genügend (r = 0.7 – 0.8) bis gut (r > 0.8) für die meisten Muskelgruppen. Einzig für die Halswirbelsäulenextensoren, Sprunggelenksextensoren und Hüftflexoren war die Intertester-Reliabilität < 0.7 (Huber et al. 1997).

Validität (Gültigkeit)

Zur Bestimmung von Normdaten der maximalen isometrischen Muskelkraft wurden 290 gesunde Frauen im Alter zwischen 20 und 82 Jahren und 253 Männer im Alter zwischen 21 und 79 Jahren getestet. Die Messungen ergaben, dass die Kraft in allen Muskelgruppen mit zunehmendem Alter abnimmt. Der re/li Unterschied sowie derjenige zwischen Männern und Frauen konnte ebenfalls dokumentiert werden (Stoll et al. 2000). Diese Normdaten erlauben eine Beurteilung von Patienten mit Muskelschwäche, wie sie zum Beispiel bei Nervenkompressionssyndromen vorkommt. Bei der rheumatoiden Arthritis korrelierte der Muskelkraftindex signifikant mit der Greifkraft, mit dem Larsen Röntgen Score (Usuren) und mit der Behinderung. Korrelationen der Kniemuskelkraft zeigten sich mit dem „timed get up and go test" und dem „functional reach" (Bischoff et al. 2001; Stucki et al. 1994). Die Muskelkraft der Beine kann ein Sturzrisiko zum Teil voraussagen (Bischoff et al. 2001).

Responsivität (Empfindlichkeit)

keine Angaben.

Beurteilung

Diagnostik/Befund	empfohlen
Behandlungsplanung	empfohlen
Ergebnis/Verlauf	teilweise empfohlen[1]
Prognose	teilweise empfohlen[2]

Bemerkungen

1) Die beschriebene Methode zeigt eine gute Praktikabilität, Reliabilität und Validität. Leider konnten keine Studien zur Verlaufsempfindlichkeit dieses Messinstrumentes gefunden werden. Bei allen Kraftmessungen spielt die Tagesform und vor allem die momentane Motivation der Probanden eine wichtige Rolle. So fand (Delitto 1990) eine SD von 20% bei isokinetischen Kraftmessungen der Rumpfmuskulatur. Deswegen wird auch bei der Kraftmesszelle empfohlen, nur Veränderungen die grösser als 20% des Ausgangswertes sind, als echte Veränderungen zu interpretieren.
2) Eine gewisse prädiktive Validität für das Sturzrisiko konnte gezeigt werden.

Literatur

Literatursuche: 08/2002

Bischoff HA, Conzelmann M, Lindemann D, Singer-Lindpaintner L, Stucki G, Vonthein R, Dick W, Theiler R, Stahelin HB. Self-reported exercise before age 40: influence on quantitative skeletal ultrasound and fall risk in the elderly. Arch Phys Med Rehabil. 2001; 82 (6):801-6.

Delitto D. Trunk muscle testing. In: Amundsen L.R., Muscle strength testing: instrumented and non-instrumented systems. New York: Churchill Linvingstone; 1990.

Huber E, Stoll T, Ehrat B, Wäckerlin B, Hofer H, Seifert B, Stucki G. Zuverlässigkeit und Normperzentilen einer neuen isometrischen Muskelkraftmethode. Physiotherapie. 1997 (6):1-8.

Stoll T, Bruhlmann P, Stucki G, Seifert B, Michel BA. Muscle strength assessment in polymyositis and dermatomyositis evaluation of the reliability and clinical use of a new, quantitative, easily applicable method. J Rheumatol. 1995; 22 (3):473-7.

Stoll T, Huber E, Seifert B, Michel BA, Stucki G. Maximal isometric muscle strength: normative values and gender-specific relation to age. Clin Rheumatol. 2000; 19 (2):105-13.

Stoll T, Huber E, Seifert B, Stucki G, Michel BA. Isometric Muscle Strength Measurement. Stuttgart: Thieme; 2002.

Stucki G, Schonbachler J, Bruhlmann P, Mariacher S, Stoll T, Michel BA. Does a muscle strength index provide complementary information to traditional disease activity variables in patients with rheumatoid arthritis? J Rheumatol. 1994; 21 (12):2200-5.

Handkraft: JAMAR Dynamometer

Testbeschreibung

Die Messung der Handkraft wurde bereits 1956 von Kirkpatrick untersucht. Er verglich je ein Handkraftmessgerät mit pneumatischem Prinzip, mit Federprinzip und mit hydraulischem Prinzip. Abschliessend beurteilte der Autor, dass nur das hydraulische System (Jamar Dynamometer) in der Lage sei, Kraft zu messen (Kirkpatrick 1956). Seither hat die Messung der Handkraft mittels der Jamar-Dynamometrie grosse Verbreitung gefunden. Sie wurde in der Folge auch zur Validierung neuer Handkraftmessgeräte verwendet (Beaton et al. 1995; Shechtman et al. 2003; Shechtman et al. 2005; Stephens et al. 1996a; Stephens et al. 1996b). Es existieren inzwischen Normwerte für verschiedene Bevölkerungsgruppen (Bao et al. 2005; Ho et al. 2000; Mathiowetz et al. 1985; Mathiowetz et al. 1986).

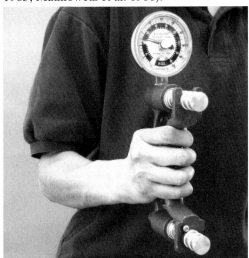

ICF Klassifikation

Körperfunktionen

b 730 Muskelkraft

Praktikabilität

Patientengruppe
Patienten mit Pathologien der oberen Extremitäten

Zeitaufwand
5 - 15 Minuten

Kosten
ca. 500.—

Ausbildung
Instruktion über den Gebrauch des Messgeräts, lesen der 2 Skalen (kp und lbs) und Auswertung anhand der Normentabelle

Praktische Durchführung
Sitzende Position, Oberarm am Körper, Ellbogen 90 Grad gebeugt, Vorderarm bezüglich Pronation/ Supination in Neutralstellung, Handgelenk in 0-30 Grad Extension. Die Handkraft wird in 5 verschiedenen Griffdistanzen gemessen. Es gibt verschiedene Ausführungen der Messung: a) Der Patient führt mit der dominanten, dann mit der adominanten Hand 3 Versuche auf der 2. Griffdistanz des Jamar durch. Daraus wird der Mittelwert errechnet. b) Wechselnd je 3 Versuche mit dominanter/ adominanter Hand auf jeder der 5 Griffdistanzen. Errechnet werden wiederum die Mittelwerte der verschiedenen Griffdistanzen. Weiter wird beurteilt ob die Verteilung der Mittelwerte die zu erwartende physiologische Kurvenform zeigt.

Format
Funktionelle Messung

Skalierung
Kg, lbp

Subskalen
Mittelwerte pro Stufe (Normstufe = 2). Variationskoeffizient

Reliabilität (Zuverlässigkeit)

Mathiowetz fand bei einer Reliabilitätstudie, bei der 27 Ergotherapiestudentinnen beteiligt waren, eine sehr hohe Intratester-Reliabilität (0.996 - 0.999) und eine hohe Intertester-Reliabilität (r=0.822 – 0.915) (Mathiowetz et al. 1984). Eine weitere Studie zur Intratester-Reliabilität des Jamar-Dynamometers wurde bei 33 gesunden Probanden durchgeführt (Hamilton et al. 1994). Dabei wurden vier verschiedene Messmethoden angewandt. 1. Wert eines Versuchs, 2. Durchschnitt von zwei Versuchen, 3. Durchschnitt von drei Versuchen, 4. Höchster Wert von drei Versuchen. Es wurde für alle Methoden eine akzeptable Reliabilität gefunden. Deswegen sahen sich die Autoren nicht in der Lage, eine spezielle Methode zu empfehlen. Eine weitere Studie zur Intertester-Reliabilität, durchgeführt bei 38 Patienten mit Handverletzungen fand eine Korrelation von > 0.87 (ICC) (MacDermid et al. 1994).

Validität (Gültigkeit)

Schmidt beurteilte in seiner Studie über die Messung der Handkraft das Jamar-Dynamometer als akzeptabelstes Messgerät (Schmidt et al. 1970).
Die Übereinstimmung der Handkraftmessungen mittels Jamar-Dynamometer und anderen Geräten (parallele Validität) wurde in verschiedenen Studien bei gesunden Probanden, wie auch bei Patienten mit Pathologien der oberen Extremität, untersucht. Dabei zeigten sich immer gute Übereinstimmungen. Jamar versus Isometric Strength Testing Unit (ISTU) an 26 Gesunden sowie an 40 Handverletzten: ICC= 0.95, $p<0.05$ resp. ICC= 0.89, $p<0.05$ (Robertson et al. 1993). Jamar versus BTE work simulator bei 14 gesunden Probanden: ICC= 0.87, $p<0.05$ (Beaton et al. 1995). Der Tekdyne-Dynamometer korrelierte gut mit dem Jamar-Dynamometer in kontrollierten Belastungssituationen (Stephens et al. 1996b) bei gesunden Probanden ($r = 0.975$) wie auch bei Patienten mit Pathologien der oberen Extremität ($r = 0.871$) (Stephens et al. 1996a). Zwischen den Messresultaten des Jamar- and Rolyan- Dynamometers zeigten sich keine signi-

fikanten Unterschiede (ICC 0.90 – 0.97) (Mathiowetz 2002).
Zur Überprüfung der Hypothese, dass die Messwerte eines Jamar-Dynamometers bei submaximaler Anstrengung eine grössere Variabilität als bei maximaler Anstrengung aufweisen, wurden 32 gesunde Probanden in einem Intervall von vier bis fünf Wochen getestet. Die Probanden wurden aufgefordert, zuerst maximal, dann submaximal zu drücken. Die Analyse der Messresultate zeigte jedoch keine zuverlässigen Hinweise auf submaximale Anstrengung (De Smet et al. 2003). Zum gleichen Resultat kam eine weitere Untersuchung bei 22 gesunden Probanden. Diese wurden aufgefordert, zuerst maximal, dann submaximal zuzudrücken. Die Analyse der Testresultate zeigte auch in dieser Studie keine signifikanten Unterschiede. Die Autoren schlussfolgerten, dass es möglich sei, konsistente submaximale Werte zu erreichen (Ashford et al. 1996). Mit dem Ziel die Validität des Variationskoeffizienten als Indikator für submaximalen Effort zu untersuchen, wurden 27 gesunde Frauen im Alter zwischen 20 und 25 Jahren gemessen. Diese wurden aufgefordert, maximalen und submaximal anzuspannen. Es zeigte sich, dass der Variationskoeffizient bei maximaler Anstrengung signifikant kleiner war (p=0.0001). Dabei fand sich allerdings eine grosse Überlappung der Testresultate, so dass die Sensitivität dieses Tests sehr klein ausfiel. Die Autoren beurteilten den Variationskoeffizienten somit als nicht valide Methode zur Identifikation von submaximalem Effort bei gesunden Probanden (Dvir 1999).

Responsivität (Empfindlichkeit)

Eggenberger erwähnt in einer Literaturrückschau über Messgeräte für die oberen Extremitäten, dass die Verlaufsempfindlichkeit der Greifkraft in erster Linie von der Intratester-Reliabilität abhängig ist. Diese ist bei dieser gut standardisierten Methode hoch (Eggenberger 2001).

Beurteilung

Diagnostik/Befund	teilweise empfohlen[1]
Behandlungsplanung	empfohlen
Ergebnis/Verlauf	empfohlen
Prognose	nicht anwendbar

Bemerkungen

1) Die Messmethode ist zur Beurteilung der Handkraft sehr gut geeignet. Die Validität der Beurteilung von submaximalem Effort konnte nicht bewiesen werden.

Literatur

Literatursuche: PubMed; 08/2005

Ashford RF, Nagelburg S, Adkins R. Sensitivity of the Jamar Dynamometer in detecting submaximal grip effort. J Hand Surg. 1996; 21 (3):402-5.

Bao S, Silverstein B. Estimation of hand force in ergonomic job evaluations. Ergonomics. 2005; 48 (3):288-301.

Beaton DE, O'Driscoll SW, Richards RR. Grip strength testing using the BTE work simulator and the Jamar dynamometer: a comparative study. Baltimore Therapeutic Equipment. J Hand Surg. 1995; 20 (2):293-8.

De Smet L, Londers J. Repeated grip strength at one month interval and detection of voluntary submaximal effort. Acta Orthop Belg. 2003; 69 (2):142-4.

Dvir Z. Coefficient of variation in maximal and feigned static and dynamic grip efforts. Am J Phys Med Rehabil. 1999; 78 (3):216-21.

Eggenberger. Messinstrumente zur Beurteilung der oberen Extremität, eine Review. Physiotherapie. 2001; (6):14-25.

Hamilton A, Balnave R, Adams R. Grip strength testing reliability. J Hand Ther. 1994; 7 (3):163-70.

Ho RW, Chang SY, Wang CW, Hwang MH. Grip and key pinch strength: norms for 15- to 22-year-old Chinese students. Zhonghua Yi Xue Za Zhi. 2000; 63 (1):21-7.

Kirkpatrick JE. Evaluation of grip loss. Calif Med. 1956; 85 (5):314-20.

MacDermid JC, Kramer JF, Woodbury MG, McFarlane RM, Roth JH. Interrater reliability of pinch and grip strength measurements in patients with cumulative trauma disorders. J Hand Ther. 1994; 7 (1):10-4.

Mathiowetz V. Comparison of Rolyan and Jamar dynamometers for measuring grip strength. Occup Ther Int. 2002; 9 (3):201-9.

Mathiowetz V, Kashman N, Volland G, Weber K, Dowe M, Rogers S. Grip and pinch strength: normative data for adults. Arch Phys Med Rehabil. 1985; 66 (2):69-74.

Mathiowetz V, Weber K, Volland G, Kashman N. Reliability and validity of grip and pinch strength evaluations. J Hand Surg. 1984; 9 (2):222-6.

Mathiowetz V, Wiemer DM, Federman SM. Grip and pinch strength: norms for 6- to 19-year-olds. Am J Occup Ther. 1986; 40 (10):705-11.

Robertson LD, Mullinax CM, Brodowicz GR, Miller RA, Swafford AR. The relationship between two power-grip testing devices and their utility in physical capacity evaluations. J Hand Ther. 1993; 6 (3):194-201.

Schmidt RT, Toews JV. Grip strength as measured by the Jamar dynamometer. Arch Phys Med Rehabil. 1970; 51 (6):321-7.

Shechtman O, Davenport R, Malcolm M, Nabavi D. Reliability and validity of the BTE-Primus grip tool. J Hand Ther. 2003; 16 (1):36-42.

Shechtman O, Gestewitz L, Kimble C. Reliability and validity of the DynEx dynamometer. J Hand Ther. 2005; 18 (3):339-47.

Stephens JL, Pratt N, Michlovitz S. The reliability and validity of the Tekdyne hand dynamometer: Part II. J Hand Ther. 1996a; 9 (1):18-26.

Stephens JL, Pratt N, Parks B. The reliability and validity of the Tekdyne hand dynamometer: Part I. J Hand Ther. 1996b; 9 (1):10-7.

Sensibilität: Oberflächensensibilität

Testbeschreibung

Die Prüfung der Oberflächensensibilität ist ein Teil der neurologischen Untersuchung. Generelles Ziel der Sensibilitätsprüfung ist die genaue Abgrenzung eines eventuellen Sensibilitätsausfalls nach Lokalisation und Ausdehnung, wobei gleichzeitig eine Identifizierung der betroffenen sensiblen Qualitäten sowie eine Unterscheidung nach zentraler, radikulärer oder peripher-neurogen bedingter Störung gelingen sollte. Die Prüfung der Sensibilität erfordert Zeit, Geduld und gute Mitarbeit des Patienten (Mummenthaler et al. 2002).

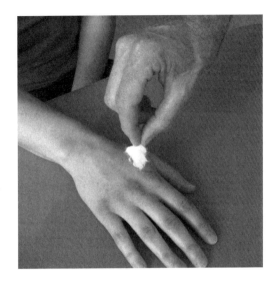

ICF Klassifikation

Körperfunktionen

b 265 Tastsinn (Einschliesslich: Taubheitsgefühle, Berührungsunempfindlichkeit (Anästhesie), Kribbelparästhesien, Missempfindungen (Parästhesien), Überempfindlichkeiten (Hyperästhesien)

Praktikabilität

Patientengruppe
Patienten mit Verdacht auf Sensibilitätsausfälle

Zeitaufwand
5 Minuten

Kosten
keine

Ausbildung
Kenntnisse der Dermatome und der Untersuchungstechnik

Praktische Durchführung
Der Patient sollte die Augen schliessen. Das Berührungsempfinden (Ästhesie) wird durch leichtes Berühren einzelner Körperstellen geprüft, z. B. mit Hilfe einer Feder, eines weichen Stück Papiers oder eines Fingers des Un-

tersuchers. Meistens genügt die Differenzierung nach vermindertem (Hypästhesie) oder aufgehobenem Berührungsempfinden (Anästhesie) (Mumenthaler et al. 2002).

Format
Klinische Untersuchung

Skalierung
Beschreibung der betroffenen Körperareale (Hypästhesie oder Anästhesie).

Subskalen
Keine

Reliabilität (Zuverlässigkeit)

In einer konventionellen neurologischen Untersuchung von 52 Patienten mit Nackenschmerzen und radikulären Ausfällen zeigte die Sensibilitätsprüfung eine gute Intertester-Reliabilität (Viikari-Juntura 1987).

Validität (Gültigkeit)

33 Patienten mit einem Impingement Syndrom der Schulter wurden auf eine mögliche Nervenwurzelbeteiligung untersucht. Bei 11 Patienten konnte dies elektrodiagnostisch bestätigt werden. Nur 4 dieser Patienten zeigten positive Befunde in der neurolgischen Untersuchung (Oberflächensensibilität, Kraftverlust, Reflexe) (Date et al. 1996).
Matsumoto et al. führten eine retrospektive Analyse der neurologischen Zeichen (Sehnenreflexe, Stumpf-Spitzempfinden, Muskelschwäche, Sensibilitätsverminderung der Hände) von 106 Patienten mit zervikaler Myelopathie auf Grund einer monosegmentalen Diskushernie durch. Das Ziel dieser Untersuchung war, die Sensivität und Spezifität der neurologischen Zeichen für die Identifikation des betroffenen Segmentes zu bestimmen. Es zeigte sich, dass Stumpf-Spitzempfinden und Muskelschwäche weder sensitiv noch spezifisch waren. Sensibilitätsverlust war mässig sensitiv und spezifisch. Die beste Sensivität und Spezifität wurde für die Sehnenreflexe gefunden, wobei diese immer noch schlechter waren als die Summe der neurologischen Zeichen. Die Autoren empfehlen die neurologischen Zeichen immer umfassend zu prüfen (Matsumoto et al. 1996).
Um den Grad der Übereinstimmung, zwischen verschiedenen Messparametern der erhaltenen sensorischen Funktionen bei Patienten mit Rückenmarksverletzungen zu bestimmen, wurde eine kontrollierte korrelative Studie durchgeführt. Dazu wurden 33 Patienten mit unvollständiger Rückenmarksverletzung und 14 gesunde Probanden mittels quantitativer Sensibilitätsprüfung (QSP) (Empfindungsschwelle für Temperatur und Vibration) und Berührungsempfindlichkeit (leichte Berührung, spitz/stumpf) untersucht. Dabei zeigte sich eine niedrige Korrelation zwischen den beiden Messmethoden (Kappa = 0,05-0,44). Die Autoren schlussfolgern, dass die niedrige Übereinstimmung wahrscheinlich sowohl den Messeinschränkungen beider Methoden als auch den verschiedenen neuroanatomischen und neuropathologischen Faktoren zuzuschreiben ist. QSP klassifizierte eine grössere Anzahl von Patienten als beeinträchtigt. Daraus kann auf eine bessere Sensitivität geschlossen werden (Hayes et al. 2002).
Lundstrom (2002) hinterfragt kritisch die diagnostische Fähigkeit der Sensibilitätsprüfung zur Identifikation eines Arm-/ Hand-Vibrationssyndroms, da diese von verschiede-

nen Variablen und auch von der Testmethodik abhängig ist. Es soll zuerst die Reliabilität, Validität und Empfindlichkeit der verschiedenen Methoden evaluiert werden, bevor sie zur Diagnostik von neuen Erkrankungen angewendet wird (Lundstrom 2002).

Responsivität (Empfindlichkeit)

Keine Angaben

Beurteilung

Diagnostik/Befund	**teilweise empfohlen**[1]
Behandlungsplanung	**teilweise empfohlen**[1]
Ergebnis/Verlauf	**teilweise empfohlen**[1]
Prognose	**nicht anwendbar**

Bemerkungen

1) Es wurden auffallend wenig Artikel über die Reliabilität und Validität, und keine Studien über die Verlaufsempfindlichkeit der Sensibilitätsprüfung gefunden. Dies erstaunt umso mehr, da diese Untersuchungstechnik in der neurologischen Untersuchung seit langem routinemässig angewendet wird. In Anbetracht nur einer gefundenen Studie über die Reliabilität der Sensibilitätsprüfung, den Hinweisen auf eine nur mässige Sensivität und Spezifität und den zurückhaltenden Empfehlungen bezüglich der Diagnostik von arbeitsverursachten Erkrankungen empfiehlt die IGPNR die Sensibilitätsprüfung nicht isoliert, sondern nur als eine Komponente der neurologischen Untersuchung zu verwenden. Es sollten weitere Untersuchungen zu den wissenschaftlichen Gütekriterien dieser Untersuchungsmethode durchgeführt werden.

Literatur

Literatursuche: PubMed; 04/2005

Date ES, Gray LA. Electrodiagnostic evidence for cervical radiculopathy and suprascapular neuropathy in shoulder pain. Electromyogr Clin Neurophysiol. 1996; 36 (6):333-9.

Hayes KC, Wolfe DL, Hsieh JT, Potter PJ, Krassioukov A, Durham CE. Clinical and electrophysiologic correlates of quantitative sensory testing in patients with incomplete spinal cord injury. Arch Phys Med Rehabil. 2002; 83 (11):1612-9.

Lundstrom R. Neurological diagnosis--aspects of quantitative sensory testing methodology in relation to hand-arm vibration syndrome. Int Arch Occup Environ Health. 2002; 75 (1-2):68-77.

Matsumoto M, Fujimura Y, Toyama Y. Usefulness and reliability of neurological signs for level diagnosis in cervical myelopathy caused by soft disc herniation. J Spinal Disord. 1996; 9 (4):317-21.

Mumenthaler M, Mattle H. Grundkurs Neurologie. Stuttgart: Georg Thieme Verlag; 2002.

Viikari-Juntura E. Interexaminer reliability of observations in physical examinations of the neck. Phys Ther. 1987; 67(10):1526-32.

Lage- und Bewegungssinn

Testbeschreibung

Für den Lage- und Bewegungssinn werden ebenfalls die Ausdrücke Propriozeption und Tiefensensibilität verwendet. Beim Lagesinn wird die Fähigkeit getestet, eine Gelenkstellung zu erkennen, beim Bewegungssinn (Kinästhesie) hingegen wird getestet, ob der Proband die Bewegung erkennt.

Störungen des Lage- und Bewegungssinnes gehören zu den klinischen Zeichen von Hinterstrangschädigungen wie auch Astereognosie, 2-Punkte-Diskrimination, Vibrationssinn und positives Rombergsches Zeichen (Duus 1995).

Die Untersuchungen des Lagesinnes führen historisch weit bis Ende des 19. Jahrhunderts zurück (Freeman et al. 2002). Der grundlegende Test findet auch heute noch Anwendung (Gilman 2005). Eine grosse Vielfalt an weiteren Testverfahren die sich diverser Apparaturen und Messinstrumenten bedienen, sind entwickelt worden (Marks 1998). Die Korrelation der verschiedenen Messungen, z.B. zur Propriozeption des Kniegelenkes ist gering, da je nach Testanordnung andere funktionelle Attribute der Propriozeption beschrieben werden (Grob et al. 2001). In der Literatur wird der Zusammenhang von verminderter Sensorik und funktioneller Fähigkeit kontrovers diskutiert. So wurde z.B. festgestellt, das die Propriozeption von Knie und Fussgelenk keinen Einfluss auf die Gehfähigkeit wohl aber auf die Faktoren Gehgeschwindigkeit und Schrittlänge hat (Lin 2005).

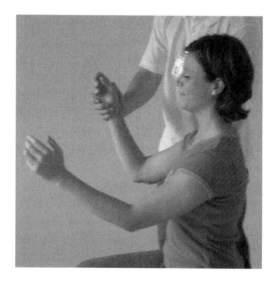

ICF-Klassifikation

Körperfunktionen

b260 Die Propriozeption betreffende Funktionen

Praktikabilität

Patientengruppe
Patienten, bei denen ein Verdacht auf Beeinträchtigung der Tiefensensibilität besteht.

Zeitaufwand
5 Min

Kosten
keine

Ausbildung
Praktische Erfahrung und Eichung verbessern die Intertester-Reliabilität

Praktische Durchführung
Die Grosszehe (als Beispiel) wird zwischen Daumen und Zeigefinger medial und lateral mit möglichst wenig Druck gehalten. Die Zehe wird langsam aufwärts bewegt und dann ruhig gehalten – der Patient soll nun die Bewegungsrichtung angeben (Bewegungssinn).
Eine andere geläufige klinische Testung besteht darin, dass der Tester das Gelenk in einer gewählten Stellung hält und die Testperson dasselbe Gelenk der Gegenseite in dieselbe Position bewegt. Die Tests können, je nach Fragestellung, ipsi- oder kontralateral ausgeführt werden. Es ist hierbei zu beachten, dass auch die kontralaterale Seite betroffen sein kann. In diesem Falle ist diese Methode ungeeignet.
Grundsätzlich gilt es während der Testung der Propriozeption möglichst alle anderen Stimulationen auszuschliessen. Der Patient sollte den Druck nicht spüren, die Augen geschlossen haben und bei apparativen Testverfahren auch Ohrenstöpsel oder Kopfhörer tragen. Der Test kann auf diese Art analog an allen anderen Gelenken angewendet werden.

Format
Praktischer Test

Skalierung
Grundsätzlich bestehen bei den oben genannten Methoden keine Einigkeit über das Scoringverfahren, so wird in: „…erkannt…" oder „…nicht erkannt…" bewertet oder teilweise auch die Anzahl korrekter Antworten aus fünf Versuchen gezählt (Mold et al. 2004).

Subskalen
Diverse Variationen (an verschiedenen Gelenken) möglich

Reliabilität (Zuverlässigkeit) und Validität (Gültigkeit)

Zu den einfachen oben genannten Tests gibt es wenige Angaben.
Bei einer Gruppe von 34 Patienten mit Diabetes konnte gezeigt werden, dass mit dieser einfachen Methode keine Unterschiede bezüglich des Lagesinnes des Fussgelenkes gemessen werden konnten. Die kleinste wahrnehmbare Bewegungsgeschwindigkeit konnte allerdings bei Patienten mit distaler sensorischer Neuropathie mittels einer Vorrichtung gemessen und erfasst werden (Simoneau et al. 1996).
Bei Schlaganfallpatienten zeigte eine Messskala mit vier Ausprägungen eine schwache Intertester-Reliabilität (Lincoln et al. 1998).
Es gibt viele Untersuchungen zur Prüfung mit diversen Apparaten. Der Lagesinn bei Schlaganfallpatienten wurde am Handgelenk geprüft, indem das Handgelenk eines Patienten „eingestellt" wurde und die Person die Stellung mit der anderen Hand imitieren musste. Dabei zeigt sich bei gesunden Personen ein Fehler bis 11°. Grössere Fehler können als pathologisch

betrachtet werden. Die Reliabilität dieser Methode ist sehr gut (Carey et al. 1996). Bei gesunden Probanden konnten am Schultergelenk bei Messungen mit einem Inklinometer sehr gute Resultate bezüglich der Inter- und Intratester-Reliabilität erzielt werden (Dover et al. 2003). Die Messung der Propriozeption des Fussgelenkes bei gesunden Probanden zeigte im Vergleich von vier verschieden Messmethoden (Bewegungsempfinden, aktive Positionsreproduktion, Geschwindigkeitsreproduktion und Drehmomentreproduktion) bei allen eine gute Reliabilität der ICC von 0.79 bis 0.95 (Deshpande et al. 2003).

Messungen mit einem Elektrogoniometer zeigten eine gute Reliabilität bei geriatrischen Patienten ($P < 0.03$). Es wurde auch festgestellt, dass Propriozeption im Alter abnimmt und der Abbau mit Training abgeschwächt werden kann (Petrella et al. 1997).

Ein weiteres Instrument, das mittels eines Potentiometers die Bewegungswinkelveränderung misst, zur Messung der Propriozeption des Fussgelenkes zeigt bei fünf verschiedenen Messungen eine sehr gute Reliabilität, zudem konnten altersbedingte Unterschiede aufgezeigt werden. Es konnten aber sturzgefährdete Patienten nicht von sicheren Individuen unterschieden werden (You 2005).

Bei Patienten mit zervikaler Myelopathie haben Messungen der Propriozeption des Kniegelenks gezeigt, dass diese im Vereich zu einer Kontrollgruppe signifikant vermindert sind (Takayama et al. 2005).

Responsivität (Empfindlichkeit)

Es wird beschrieben, dass an den Fingergelenken Bewegungen von einem Grad und an den Zehen Bewegungen von drei Grad erkannt werden sollten (Gilman 2005).

Der Schwellenwert für das Bewegungsempfinden liegt bei zwei Grad pro Minute bei den Fingergelenken (Marks 1998). Am Knie liegt er bei fünf Grad pro Minute (Clark et al. 1979).

Beurteilung

Diagnostik/Befund	teilweise empfohlen
Behandlungsplanung	teilweise empfohlen
Ergebnis/Verlauf	teilweise empfohlen
Prognose	teilweise empfohlen

Bemerkungen

Als Outcome-Messung scheint die Propriozeption nicht sinnvoll zu sein, da der Zusammenhang zu Aktivitäten kontrovers diskutiert wird. Im Rahmen des Befundes ist die Prüfung des Erkennens der Bewegungsrichtung teilweise sinnvoll. Bei einigen Krankheitsbildern ist der Lagesinn aber weniger sensitiv, wie z.B. bei Verdacht auf Polyneuropathie, als die Prüfung des Vibrationssinnes. Bei Patienten mit einer Hemiplegie scheint die Prüfung der Sensibilität der Hand (Stereognosie) sinnvoller zu sein.

Die Propriozeption kann mit diversen Messapparaturen gemessen werden um die Regeneration der Propriozeption zu dokumentieren. Zudem ergeben sich hierbei diagnostische Hinweise auf die Läsion.

Bettruhe reduziert bei gesunden Personen den Lagesinn (Okamoto et al. 1997).

Literatur

Literatursuche: PubMed, 08/2005

Carey LM, Oke LE, Matyas TA. Impaired limb position sense after stroke: a quantitative test for clinical use. Arch Phys Med Rehabil. 1996; Dec77(12):1271-8.

Clark FJ, Horch KW, Bach SM, Larson GF. Contributions of cutaneous and joint receptors to static-knee position sense in man. Journal of Neurophysiology. 1979;42:877-888.

Deshpande N, Connelly DM, Culham EG, Costigan PA. Deshpande Reliability and validity of ankle proprioceptive measures. Arch Phys Med Rehabil. 2003;Jun 84(6):883-9.

Dover G, Powers ME. Journal of Athletic Training. 2003;38(4):304-310.

Duus P. Neurologisch-topische Diagnostik. Thieme 1995:23.

Freeman C, Okun MS. Origins of the sensory examination in neurology. Semin Neurol. 2002; Dec22(4):399-408.

Gilman S. Joint position sense and vibration sense: anatomical organisation and assessment. J Neurol Neurosurg Psychiatry. 2002; Nov73(5):473-7.

Grob KR, Kuster MS, Higgins SA, Lloyd DG, Yata H. Lack of correlation between different measurements of proprioception in the knee. J Bone Joint Surg Br. 2002; May84(4):614-8.

Lin SI. Motor function and joint position sense in relation to gait performance in chronic stroke patients. Arch Phys Med Rehabil. 2005; Feb 86(2):197-203.

Lincoln NB, Jackson JM, Adams SA. Reliability and revision of the Nottingham Sensory Assessment for stroke patients. Physiotherapy. 1998;84 8:358-365.

Marks R. The evaluation of joint position sense. New Zealand Journal of Physiotherapy. 1998;26 (3):20-28.

Mold JW, Vesely SK, Keyl BA, Schenk JB, Roberts M. the prevalence, predictors, and consequences of peripheral sensory neuropathy in older Pateints. J Am Board Fam Pract. 2004;17:309-18.

Petrella RJ, Lattanzio PJ, Nelson MG.Effect of age and activity on knee joint proprioception. Am J Phys Med Rehabil. 1997; May-Jun 76(3):235-41.

Simoneau GG, Derr JA, Ulbrecht JS, Becker MB, Cavanagh PR. Diabetic sensory neuropathy effect on ankle joint movement perception. Arch Phys Med Rehabil. 1996;May 77(5):453-60.

Takayama H, Muratsu H, Doita M, Harada T, Yoshiya S, Kurosaka M. Impaired joint proprioception in patients with cervical myelopathy. Spine. 2005; Jan1 30(1):83-6.

Okamoto Y, Sekiya N, Miyashita S, Asada H, Yano Y, Morishima K, Yamamoto T, Goto S, Suzuki Y, Gunji A. Effects of 20 days horizontal bed rest on kinesthesia during knee flexion and two-point discrimination in skin of young subjects. J Gravit Physiol. 1997;Jan4(1):S91-4.

You SH. Joint Position Sense in Elderly Fallers: A Preliminary Investigation of the Validity and Reliability of the SENSERite Measure. Arch Phys Med Rehabil. 2005;86:346-52.

Sensibilität bei Querschnittlähmung: American Spinal Injury Association (ASIA) Standard Neurological Classification of Spinal Cord Injury[1]

Testbeschreibung

Klinische Standarduntersuchung für die Beurteilung des neurologischen Defizits nach Querschnittlähmung. Geprüft wird neben der Sensibilität auch die Funktion der Kennmuskeln. Die Berührungs- und die Schmerzsensibilität werden dermatombezogen untersucht. Je nach Beeinträchtigung werden die Werte 0, 1 oder 2 zugeordnet.

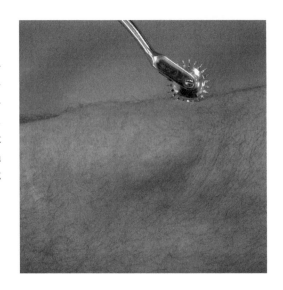

ICF-Klassifikation

Körperfunktionen

    b 265 Funktionen des Tastens (Tastsinn)
    b 280 Schmerz

Praktikabilität

Patientengruppe
Patienten mit Querschnittlähmung

Zeitaufwand
20 Minuten

Kosten
keine

Ausbildung
Einführung ca. 3 Stunden

Praktische Durchführung
Die Hautoberfläche des Patienten wird dermatombezogen berührt (Ästhesie) bzw. mit einer Nadel geprüft, ob spitz von stumpf unterschieden werden kann (Algesie).

Format
Klinische Untersuchung

Skalierung
Summenscore aus allen Dermatomen (0-112)

Subskalen
Jedes einzelne Dermatom wird beurteilt:
0 = keine Sensibilität
1 = Sensibilität verändert
2 = Sensibilität normal

Reliabilität (Zuverlässigkeit)

Zwei Ärzte und zwei Physiotherapeuten untersuchten 23 Patienten. Der Kappa-Wert für die Übereinstimmung betrug für „pin prick" (Algesie): 0-0.83 und für „light touch" (Ästhesie): 0-1. Insgesamt wird die Intertester-Reliabilität als schwach bezeichnet (Jonsson et al. 2000).
Eine Überprüfung der Intertester-Reliabilität, bei der 15 Personen zwei verschiedene Quiz zu beantworten hatten, die je 5 Fallbeispiele beinhalteten, zeigte eine Übereinstimmung des Sensibilitätsniveaus von 71-93% (Priebe et al. 1991).

Validität (Gültigkeit)

8/9 Patienten mit einer Querschnittlähmung, die initial keine Muskelfunktion, aber Schmerz- und Berührungsempfindung hatten, erholten sich bis zur Gehfähigkeit. Dagegen erholten sich nur 2/18 vergleichbare Patienten, die aber keine Schmerzempfindung hatten (Crozier et al. 1991).
97/114 (85%) Segmente, die keine Willkürmotorik aber erhaltene Schmerzempfindung zeigten, erholten sich innerhalb 30 Monaten bis zum Kraftgrad ≥ 3. Dagegen zeigten nur 6/479 (1.3%) Segmente ohne erhaltene Schmerzempfindung diese Erholung der Motorik (Tetraplegie: n=35, Paraplegie: n=24). Dieser Befund war statistisch signifikant (Chi-Quadrat Test: $p<0.0001$, Poynton et al. 1997).

Responsivität (Empfindlichkeit)

keine Angaben

Beurteilung

Diagnostik/Befund	empfohlen
Behandlungsplanung	nicht empfohlen
Ergebnis/Verlauf	nicht empfohlen
Prognose	empfohlen

Literatur

Literatursuche: PubMed, 04.11.2004

American Spinal Injury Association (ASIA). http://www.asia-spinalinjury.org/home/index.html.

Jonsson M, Tollback A, Gonzales H, Borg J. Inter-rater reliability of the 1992 international standards for neurological and functional classification of incomplete spinal cord injury. Spinal Cord. 2000;38:675-9.

Priebe MM, Waring WP. The interobserver reliability of the revised American Spinal Injury Association standards for neurological classification of spinal injury patients. Am J Phys Med Rehabil. 1991;70:268-70.

Crozier KS, Graziani V, Ditunno JF Jr, Herbison GJ. Spinal cord injury: prognosis for ambulation based on sensory examination in patients who are initially motor complete. Arch Phys Med Rehabil. 1991;72:119-21.

Poynton AR, O'Farrell DA, Shannon F, Murray P, McManus F, Walsh MG. Sparing of sensation to pin prick predicts recovery of a motor segment after injury to the spinal cord. J Bone Joint Surg Br. 1997;79:952-4.

Stereognosie: Subskala vom Nottingham Sensory Assessment

Testbeschreibung

Der Stereognosie Test ist ein Bestandteil des Nottingham Sensory Assessment. Stereognosie ist besonders relevant für die Handfunktion. Formerkennung (Stereognosie): die Fingerspitzen werden ohne visuelle Kontrolle aktiv oder passiv über unterschiedliche Gegenstände geführt. Bei ungenügender aktiver Motorik des Patienten bewegt der Therapeut die Finger des Patienten passiv, möglichst so wie er dies aktiv tun würde. Bei Unsicherheit wird ein Gegenstand mehrmals angeboten. Der Patient muss den Gegenstand zuverlässig erkennen. Der Gesamtskore wird aus der Anzahl erkannter Gegenstände errechnet.

Die 10 Objekte sind:
1. Kleine Münze (1 SFr., 1 €)
2. Grössere Münze (2 SFr., 2 €)
3. Kugelschreiber
4. Bleistift
5. Kamm
6. Schere
7. Schwamm
8. Stoff
9. Tasse
10. Glas

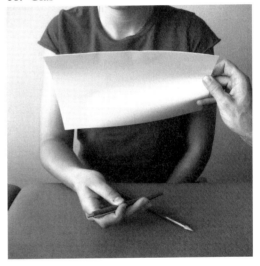

ICF-Klassifikation

Körperfunktion

b 156 Taktile Wahrnehmung
Die Körperfunktion der taktilen Wahrnehmung wird erfasst indem die Fingerspitzen ohne visuelle Kontrolle aktiv (d440, feinmotorische Aktivitäten der Hand) oder passiv Gegenstände ergreifen und ertasten

Praktikabilität

Patientengruppe
CVI

Zeitaufwand
5 Minuten

Kosten
keine

Ausbildung
2 Stunden

Praktische Durchführung
Siehe Testbeschreibung. Der Patient kann verbal den Gegenstand benennen oder nach dem ertasten aus den Gegenständen auswählen.

Format
Praktischer Test

Skalierung
Pro Gegenstand: erkannt oder nicht erkannt.

Subskalen
keine

Reliabilität (Zuverlässigkeit)

Kappa Werte waren mehrheitlich zufriedenstellend (Gaubert et al. 2000)

Validität (Gültigkeit)

Korrelation von Stereognosie und Handfunktion im Alltag (Han et al. 2002). Somatosensorische Probleme hängen mit einem schlechteren FIM Score zusammen (Han et al. 2002).

Responsivität (Empfindlichkeit)

Nicht untersucht. Die Studie von Yekutiel weist darauf hin dass Unterschiede erfasst werden können. Hier liegt noch ein Gebiet für eine einfache, kleine Studie brach.

Beurteilung

Diagnostik/Befund	empfohlen
Behandlungsplanung	empfohlen
Ergebnis/Verlauf	teilweise empfohlen
Prognose	empfohlen

Bemerkungen

Ist es sinnvoll Sensibilität als Ergebnis zu messen? Verbesserung der Sensibilität der Hand ist vor allem dann relevant, wenn es zu einer Verbesserung der Handfunktion im Alltag kommt. Man evaluiert deshalb an erster Stelle die Behandlungseffektivität in einer Aktivität, zum Beispiel mit dem Nine Hole Peg Test oder einem anderen Handtest. Trotzdem kann es sinnvoll sein die Sensibilität zu messen, und zwar, wenn wir Behandlungsmassnahmen zur Verbesserung der Sensibilität evaluieren wollen.
Bettruhe reduziert sogar bei gesunden Personen den Lagesinn (Okamoto et al. 1997). Carey schrieb 1995 eine grosse Review und überlegte sich welche Assessments bei Patienten mit einem CVI am sinnvollsten sind in Zusammenhang mit Handfunktion. Es gibt eine enorme Anzahl Tests für Sensibilität: leichte Berührung, 2-Punkt-Diskrimination, warm-kalt Unterscheidung, Schmerz, Vibrationssinn und viele andere. Diese Tests wurden mehrheitlich

für Patienten mit anderen Diagnosen entwickelt und sind für die medizinische Diagnostik von Bedeutung. Die funktionellen Konsequenzen sind jedoch aus der Vielzahl von Tests schwer abzuleiten.

Für die Handfunktion bei Patienten mit einem CVI scheinen Form- und Oberflächenerkennung die wichtigste Information zu geben. Carey hat standardisierte Oberfläche mit unterschiedlichen Rillenabständen evaluiert. Diese Oberflächen werden nicht „abgegriffen" und verändern sich deshalb nicht, im Gegensatz zu Oberflächen z.B. aus Stoff und Gummi.

Gesunde Personen können durch Training ihre Sensibilität verbessern (Chandhok et al. 2002). Sensibilität kann auch bei Patienten mit einem CVI durch Behandlung verbessert werden wie Yekutiel und Carey bereits 1993 zeigten. Yekutiel behandelte Patienten mit einem CVI in dem er sie ohne visuelle Kontrolle Gegenstände aktiv und passiv abtasten und manipulieren liess, wobei er jeweils Gegenstände anbot, die gerade identifiziert werden konnten. Überrascht hat mich, dass eine operative Verbesserung der Handstellung bei Kinder mit CP die Stereognosie verbessert hat (Dahlin et al. 1998).

Lagesinn am Handgelenk, wobei die Person die Stellung mit der anderen Hand imitieren muss, zeigt bei gesunden Personen einen Fehler bis 11°. Grössere Fehler können als pathologisch betrachtet werden (Carey et al. 1996).

2-Punkte Diskrimination (2PD) ist am meisten verbreitet zur Erfassung der Sensibilität in den Fingerspitzen nach peripheren Nervenläsionen und operativen Eingriffen. Bei Patienten mit CP ist die Diagnosestellung einer beeinträchtigten Sensibilität mit der 2PD sensitiver möglich als mit der Stereognosis (Bolanos et al. 1989). Die 2PD ist bei gesunden Personen reliabel genug um Unterschiede von 2 mm zu erfassen (Finnell et al. 2004). Bei Patienten mit einer später erworbenen ZNS-Läsion ist die Messung weniger relevant.

Auch die Messung der leichten Berührung wird am meisten angewendet bei Patienten mit peripheren Problemen und diabetischer Neuropathie. Semmes-Weinstein Filamente geben einen Druck mit standardisierter Intensität (Rozental et al. 2000).

Literatur

Literatursuche: PubMed, 04/2005

Bolanos AA, Bleck EE, Firestone P, Young L. Comparison of stereognosis and two-point discrimination testing of the hands of children with cerebral palsy. Dev Med Child Neurol. 1989 Jun;31(3):371-6.

Carey LM, Matyas TA, Oke LE. Evaluation of impaired fingertip texture discrimination and wrist position sense in patients affected by stroke: comparison of clinical and new quantitative measures. J Hand Ther. 2002 Jan-Mar;15(1):71-82.

Carey LM, Oke LE, Matyas TA. Impaired limb position sense after stroke: a quantitative test for clinical use. Arch Phys Med Rehabil. 1996 Dec;77(12):1271-8.

Carey, LM. Somatosensory loss after stroke. Crit Rev Phys and Reh Med. 1995;7(1):51-91.

Carey LM, Matyas TA, Oke LE. Sensory loss in stroke patients: effective training of tactile and proprioceptive discrimination. Arch Phys Med Rehabil. 1993 Jun;74(6):602-11.

Chandhok PS, Bagust J. Differences between the cutaneous two-point discrimination thresholds of chiropractic students at different stages in a 5-year course. J Manipulative Physiol Ther. 2002 Oct;25(8):521-5.

Dahlin LB, Komoto-Tufvesson Y, Salgeback S. Surgery of the spastic hand in cerebral palsy. Improvement in stereognosis and hand function after surgery. J Hand Surg [Br]. 1998 Jun;23(3):334-9.

Dannenbaum RM, Michaelsen SM, Desrosiers J, Levin MF. Development and validation of two new sensory tests of the hand for patients with stroke. Clin Rehabil. 2002 Sep;16(6):630-9.

Finnell JT, Knopp R, Johnson P, Holland PC, Schubert W. A calibrated paper clip is a reliable measure of two-point discrimination. Acad Emerg Med. 2004 Jun;11(6):710-4.

Gaubert CS, Mockett SP. Inter-rater reliability of the Nottingham method of stereognosis assessment. Clin Rehabil. 2000 Apr;14(2):153-9.

Han L, Law-Gibson D, Reding M. Key neurological impairments influence function-related group outcomes after stroke. Stroke. 2002 Jul;33(7):1920-4

Lincoln N.B., Jackson J.M., Adams S.A. Reliability and revision of the Nottingham Sensory Assessment for stroke patients. Physiotherapy. 1998; 84, 8: 358-365

Okamoto Y, Sekiya N, Miyashita S, Asada H, Yano Y, Morishima K, Yamamoto T, Goto S, Suzuki Y, Gunji A. Effects of 20 days horizontal bed rest on kinesthesia during knee flexion and two-point discrimination in skin of young subjects. J Gravit Physiol. 1997 Jan;4(1):S91-4

Rozental TD, Beredjiklian PK, Guyette TM, Weiland AJ. Intra- and interobserver reliability of sensibility testing in asymptomatic individuals. Ann Plast Surg. 2000 Jun;44(6):605-9.

Winward CE, Halligan PW, Wade DT. The Rivermead Assessment of Somatosensory Performance (RASP): standardization and reliability data. Clin Rehabil. 2002 Aug;16(5):523-33.

Yekutiel M and Guttman E. A controlled trial of the retraining of the sensory function of the hand in stroke patients. J Neurol Neurosurg Psychiatry. 1993;56:241-4.

Neglekt: Beobachtung bei Aktivitäten
Catherine Bergego Scale (CBS)

Testbeschreibung

Der Test beobachtet inwiefern Neglekt die Alltagsaktivitäten einschränkt. Er erfasst sensorische und motorische Aspekte in verschiedenen Raumbereichen.

Ein Neglekt ist eine einseitige Vernachlässigung von Körper und Raum, die wahrscheinlich durch eine Störung der Raumrepräsentation im Gehirn verursacht wird.

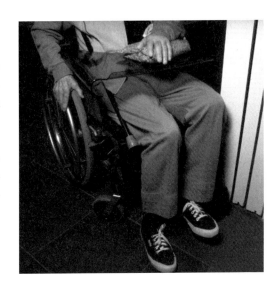

ICF-Klassifikation

In der ICF kommt der Begriff Neglekt nicht vor. Die zugeordneten ICF-Begriffen entsprechen nicht eindeutig dem Neglekt.

Körperfunktion

b 156 Funktionen der Wahrnehmung, insbesondere b 1565 Räumlich visuelle Wahrnehmung

b 114 Funktion der Orientierung

Der Neglekt wird bei der Beobachtung folgender Aktivitäten erfasst:

sich waschen (d510), Körperpflege (d520), sich kleiden (d540), essen (d550), gehen (d450), Rollstuhl fahren (sich unter Verwendung von Geräten fortbewegen, d465)

Praktikabilität

Patientengruppe
CVI mit Neglekt (siehe Bemerkungen)

Zeitaufwand
5 Minuten für das Ausfüllen, vorher Beobachtung des Patienten bei den ADL oder erfragen bei Begleitperson

Kosten
keine

Ausbildung
2 Stunden

Praktische Durchführung
Beobachtung des Patienten bei den 10 ADL (siehe Testformular für eine ausführliche Beschreibung) und Beurteilung gemäss Skalierung, eventuell Fremdbeobachtung.

Format
Funktioneller Test

Skalierung
0 = kein Neglekt
   Kein Unterschied in der Beachtung der linken und rechten Seite
1 = leichter Neglekt
   Zuerst wird immer auf der rechten Seite gesucht. Dann wird zögernd und langsam die linke Seite exploriert. Gelegentliche Auslassungen links.
2 = mittelmässiger Neglekt
   Auslassungen und Zusammenstösse auf der linken Seite finden fast immer statt.
3 = starker Neglekt
   Der Patient kann die linke Seite überhaupt nicht explorieren.

Subskalen
10 ADL: Gesichtspflege, sich anziehen, Essen, den Mund reinigen, Schauen, Zuhören, Aufmerksamkeit für Körperteile, Zusammenstösse bei der Fortbewegung, den Weg finden und persönliche Gegenstände finden

Reliabilität (Zuverlässigkeit)

Die Intertester-Reliabilität wurde untersucht bei 206 Patienten mit einer medianen Dauer nach CVI von 11 ± 14 Wochen. Die Kappawerte der einzelnen Items waren sehr gut (7 Items > 0.8), gut (2 Items >0.6) und mässig (1 Item: 0.59,). Die Intertester-Reliabilität war sehr gut, Spearman Rho = 0.96 (Azouvi et al. 1995).

Validität (Gültigkeit)

Die Beobachtung der ADL ist sehr empfindlich, um Neglekt zu erfassen, besser als ‚Papier und Bleistift'-Tests. Die Ergebnisse korrelieren gut mit den anerkannten neuropsychologischen Tests (Kriterienvalidität) und mit dem Barthel Index (Bergego et al. 1995, Azouvi et al. 2002). Principal Component Analysis, Rasch-Analyse und Faktoranalyse zeigten, dass alle Items auf dem gleichen Konstrukt beruhen (Konstruktvalidität). Die Items haben einen sehr unterschiedlichen Schwierigkeitsgrad und tragen deshalb alle dazu bei, unterschiedliche Ausprägungen des Neglekts zu erfassen. Die prognostische Validität der Skala wurde bisher nicht untersucht.

Responsivität (Empfindlichkeit)

Bei Test-Retest betrug die SD 1.47. Somit können Unterschiede von 4 oder mehr Punkten als wirkliche Veränderung interpretiert werden (Azouvi 2005, persönliche Kommunikation).

Beurteilung

Diagnostik/Befund	empfohlen
Behandlungsplanung	empfohlen
Ergebnis/Verlauf	empfohlen
Prognose	teilweise empfohlen

Bemerkungen

Die Patientengruppe (Azouvi et al. 1996) hatte eine Hemiplegie seit 19 Wochen (Range 3 Wochen - 6 Jahre) und einen Barthel Index von 56/100 (SD 24, Range 15-100). Patienten, die zeitlich und örtlich nicht orientiert waren, wurden ausgeschlossen. Ich denke der Test ist nur geeignet für Patienten, die die meisten der beschriebenen ADL mindestens teilweise selbst ausführen können. In der Literatur und im Test wird immer über Patienten mit einer Hemiplegie links gesprochen. Obwohl in den publizierten Studien Patienten mit einer Hemiplegie links untersucht wurden, kann der Test meines Erachtens in der Rehabilitation bedenkenlos bei Patienten mit einem Neglekt bei Hemiplegie rechts verwendet werden.

Anosognosie, fehlende Krankheitseinsicht, wird bei Patienten mit Neglekt oft beobachtet. Eine Möglichkeit zur Erfassung und Quantifizierung der Anosognosie wird von Azouvi et al. (2003) vorgeschlagen. Der Patient und eine Fachperson füllen unabhängig das Assessment aus. Die Differenz der Scores wird betrachtet. Das Ausmass der Unterschätzung durch den Patienten kann als Mass der Anosognosie betrachtet werden. Patienten mit einem Score von 11-20 unterschätzten ihre Probleme im Schnitt um 7 Punkte, und solche mit einem Score von 21-30 um 16 Punkte.

Die Beobachtung bei den ADL mit diesem Test ist empfindlicher als die meisten einzelnen neuropsychologischen Tests. Eine Erklärung dafür ist, dass dieser Test viele Aspekte des Neglekt beinhaltet. Bezüglich der Raumbereiche, welche unterschiedlich betroffen sein können, werden sowohl der Körper selbst als auch der Raum ausserhalb des Körpers beobachtet. Weiter werden sowohl sensorische (akustisch und visuell) als auch motorische Aspekte des Neglekt abgedeckt. Für die Planung und Verlaufskontrolle in der Rehabilitation ist der Test deshalb meines Erachtens sehr wertvoll.

Literatur

Literatursuche: PubMed, 04/2005

Azouvi PH., Marchal F., Samuel C., Morin L., Renard C., Louis-Dreyfus A., Jokic C., Wiart L., Pradat-Diehl P., Deloche G., Bergego C.. Functional consequences and awareness of unilateral neglect: Study of an evaluation scale. Neuropsychological Rehabilitation. 1996;6:133–50.

Azouvi P, Samuel C, Louis-Dreyfus A, Bernati T, Bartolomeo P, Beis JM, Chokron S, Leclercq M, Marchal F, Martin Y, De Montety G, Olivier S, Perennou D, Pradat-Diehl P, Prairial C, Rode G, Sieroff E, Wiart L, Rousseaux M. Sensitivity of clinical and behavioural tests of spatial neglect after right hemisphere stroke. J Neurol Neurosurg Psychiatry. 2002; 73(2), 160-166.

Azouvi P, Olivier S, De Montety G, Samuel C, Louis-Dreyfus A, Tesio L. Behavioral assessment of unilateral neglect: study of the psychometric properties of the Catherine Bergego Scale. Arch Phys Med Rehabil. 2003;84(1), 51-57.

Bergego C, Azouvi P, Samuel C, Marchal F, Louis-Dreyfus A, Jokic C, Morin L, Renard C, Pradat-Diehl P, Deloche G. Validation d'une échelle d'évaluation fonctionnelle de l'héminégligence dans la vie quotidienne: l'échelle CB. Annales de Réadaptation et de Médecine Physique. 1995;38:183–9.

Leclercq M, Marchal F, Martin Y, de Montety G, Olivier S, Perennou D, Pradat-Diehl P, Prairial C, Rode G, Siéroff E, Wiart L, Rousseaux M. Sensitivity of clinical and behavioural tests of spatial neglect after right hemisphere stroke. J Neurol Neurosurg Psychiatry. 2002;73:160–166.

Samuel C, Louis-Dreyfus A, Kaschel R. Rehabilitation of very severe unilateral neglect by visuo-spatio-motor cueing: Two single-case studies. Neuropsychological Rehabilitation. 2000;10:385–99.

Neglekt im Alltag (Catherine Bergego Scale)

Name: _____ Geburtsdatum: _____ Datum: _____

Betroffene Seite: links/ rechts[1)]

1.	Vergisst auf der linken/ rechten Seite das Gesicht zu versorgen (rasieren/waschen/eincremen)	0	1	2	3
2.	Hat Schwierigkeiten beim richtigen Anziehen des linken/ rechten Ärmels oder Schuhs	0	1	2	3
3.	Vergisst beim Essen die linke/ rechte Seite vom Teller	0	1	2	3
4.	Vergisst nach dem Essen die linke/ rechte Seite vom Mund zu reinigen	0	1	2	3
5.	Hat Mühe nach links/ rechts zu schauen	0	1	2	3
6.	Vergisst Körperteile links/ rechts (Bsp.: den linken Arm auf den Rollstuhltisch legen, den linken Fuss auf die Fussplatte platzieren)	0	1	2	3
7.	Bemerkt Geräusche von links/ rechts oder Personen, die einem von links/ rechts ansprechen, nicht.	0	1	2	3
8.	Beim Gehen oder Rollstuhlfahren treten Zusammenstösse auf mit Personen oder Gegenständen (Möbel, Türrahmen) auf der linken/ rechten Seite	0	1	2	3
9.	Hat in einer bekannten Umgebung, zum Beispiel im Rehabilitationszentrum, Mühe nach links/ rechts den Weg zu finden	0	1	2	3
10.	Hat Mühe im Badzimmer oder im Zimmer persönliche Gegenstände zu finden, wenn diese sich auf der linken/ rechten Seite befinden	0	1	2	3

TOTAL (0-30, Normal = 0) ....

Neglekt	*Definition*
0 = kein	Kein Unterschied in der Beachtung der linken und rechten Seite
1 = leicht	Zuerst wird immer auf der rechten/ linken Seite gesucht. Dann wird zögernd und langsam die linke/ rechte Seite exploriert. Gelegentliche Auslassungen links/ rechts.
2 = mittelmässig	Auslassungen und Zusammenstösse auf der linken/ rechten Seite finden fast immer statt.
3 = stark	Der Patient kann die linke/ rechte Seite überhaupt nicht explorieren.

1) Die Originalversion untersucht nur Patienten mit einer Hemiplegie links.
Übersetzung: Jan Kool, Klinik Valens, 7317 Valens, nichtvalidierte deutsche Fassung
Quelle: Azouvi P, Olivier S, De Montety G, Samuel C, Louis-Dreyfus A, Tesio L. Behavioral assessment of unilateral neglect: study of the psychometric properties of the Catherine Bergego Scale. Arch Phys Med Rehabil. 2003; 84(1):51-57

Pusher-Symptomatik: Klinische Skala für Contraversive Pusher-Symptomatik (SCP)

Testbeschreibung

Die Klinische Skala für Contraversive Pusher-Symptomatik wurde von Karnath et al. (2000) zur Diagnostik von Patienten mit Pusher-Symptomatik entwickelt und ausführlich beschrieben (2001). Bewertet werden jeweils drei Verhaltensmerkmale von Patienten im Sitzen mit Bodenkontakt der Füsse und im Stehen: die spontan eingenommene Körperposition, den Einsatz der nichtgelähmten Extremität und das Verhalten bei passiver Korrektur.

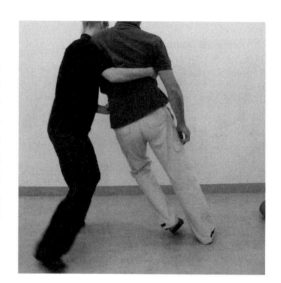

ICF-Klassifizierung

Körperfunktion

    b 180 Die Selbstwahrnehmung und die Zeitwahrnehmung betreffende Funktionen

    b 755 Funktionen der unwillkürlichen Bewegungsreaktionen

Die Pushersymptomatik wird bei der Beobachtung folgender Aktivitäten erfasst

Position halten   d 4153 In sitzender Position verbleiben

    d 4154 In stehender Position verbleiben

Praktikabilität

Patientengruppe
Patienten nach Schlaganfall mit Verdacht auf contraversive Pusher-Symptomatik

Zeitaufwand
20 Minuten

Kosten
keine

Ausbildung
2 Stunden

Praktische Durchführung
Die Patienten werden im Sitzen mit Bodenkontakt der Füsse und im Stehen beobachtet. Bewertet werden drei Verhaltensmerkmale: die spontan eingenommene Körperposition, den Einsatz der nicht gelähmten Extremitäten (Abduktion und Extension) sowie das Verhalten bei passiver Korrektur. Zur Untersuchung des letzten Punktes führt der Untersucher den Patienten mit einer Hand am Brustbein und der anderen Hand am Rücken in Höhe der Brustwirbelsäule. Die Instruktion an den Patienten lautet: "Ich bewege Sie seitlich, lassen Sie diese Bewegung bitte zu".

Format
Funktionelle Leistung

Skalierung
Ordinalskala (Werte 0 – 1, teilweise Zwischenwerte von 0.25, 0.5, 0.75)

Subskalen
Sitzen, Stehen

Reliabilität (Zuverlässigkeit)

keine Angaben

Validität (Gültigkeit)

Die Skala bewertet typische Eigenschaften der Pusher-Symptomatik (Inhaltliche Validität). Eine Pusher-Symptomatik wird diagnostiziert, wenn bei jedem der drei Verhaltensmerkmale mindestens ein addierter Score von Sitzen und Stehen von 1 erreicht wird (Karnath et al. 2001). Dies sind erst Erfahrungswerte und wurden noch nicht in einer Studie bestätigt.
Karnath et al. (2000) zeigten, dass bei Patienten mit Pusher-Symptomatik übereinstimmend in CT- oder MRI-Untersuchungen eine Läsion des posterolateralen Thalamus vorliegt.
Pedersen et al. (1996) zeigten in einer Unterstudie der Kopenhagener Schlaganfallstudie, dass Patienten mit einem Pusher-Syndrom im Durchschnitt 3,6 Wochen länger ($p < .0001$) als Patienten ohne Pusher-Symptomatik brauchen, bis sie Ihr funktionelles Endergebnis erreichten (Prädiktive Validität). Karnath et al. (2002) zeigten bei zwölf Patienten mit Pusher-Symptomatik gemessen mit der SCP, dass sich das Verhalten nach 6 Monaten Follow-up fast vollständig zurückgebildet hatte.

Beurteilung

Diagnostik/Befund	empfohlen
Behandlungsplanung	nicht empfohlen
Ergebnis/Verlauf	teilweise empfohlen[1]
Prognose	empfohlen[2]

Bemerkungen

1) Es liegen noch keine Werte über Reliabilität und Responsivität vor. Es ist anzunehmen, dass diese Skala für Verlaufsmessungen eingesetzt werden kann. Wie bei anderen Assessments ist aber eine Schulung im Team notwendig.
2) Patienten mit Pusher-Symptomatik haben durchschnittlich 3,6 Wochen länger, bis sie Ihr Endergebnis erreicht haben.

Literatur

Literatursuche: PubMed, 08/2005

Pedersen PM, Wandel A, Jorgensen HS, Nakayama H, Raaschou HO, Olsen TS. Ipsilateral pushing in stroke: incidence, relation to neuropsychological symptoms, and impact on rehabilitation. The Copenhagen Stroke Study. Arch Phys Med Rehabil. 1996 Jan;77(1):25-8.

Karnath HO, Ferber S, Dichgans J. The origin of contraversive pushing: evidence for a second graviceptive system in humans. Neurology. 2000 Nov 14;55(9):1298-304.

Karnath HO, Brotz D, Gotz A. Klinik, Ursache und Therapie der Pusher-Symptomatik. Nervenarzt. 2001 Feb;72(2):86-92.

Karnath HO, Johannsen L, Broetz D, Ferber S, Dichgans J. Prognosis of contraversive pushing. J Neurol. 2002 Sep;249(9):1250-3.

Pusher-Symptomatik
Klinische Skala für Contraversive Pusher-Symptomatik (SCP)

Name_____ Geburtsdatum_____ Station_____

Untersuchungsdatum: _____ Diagnose_____

Beh. Arzt_____ Beh. PT_____

			Sitzen	Stehen

(A) Spontan eingenommene Körperposition

		Sitzen	Stehen
Wert 1	= Ausgeprägte Lateralneigung mit Fallen	☐	☐
Wert 0.75	= Ausgeprägte Lateralneigung ohne Fallen	☐	☐
Wert 0.25	= Geringe Lateralneigung ohne Falltendenz	☐	☐
Wert 0	= Unauffällig	☐	☐

Total (Max.=2): _____

(B) Einsatz der nicht-gelähmten Extremitäten (Abduktion & Extension)

		Sitzen	Stehen
Wert 1	= Bereits spontan in Ruhe	☐	☐
Wert 0.5	= Erst beim Positionswechsel	☐	☐
	(z.B. beim Umsetzen vom Bett in den Rollstuhl)	☐	☐
Wert 0	= Unauffällig	☐	☐

Total (Max.=2): _____

(C) Verhalten bei passiver Korrektur*

		Sitzen	Stehen
Wert 1	= Auftreten von Widerstand	☐	☐
Wert 0	= Kein Auftreten von Widerstand	☐	☐

Total (Max.=2): _____

*Der Untersucher führt den Patient mit einer Hand am Brustbein und der anderen Hand am Rücken in Höhe der Brustwirbelsäule. Die Instruktion an den Patienten lautet: "Ich bewege Sie seitlich, lassen Sie diese Bewegung bitte zu".

© D. Brötz, H.-O. Karnath

Tremor: Fahn Tremor Rating Scale (FTRS)

Testbeschreibung

Die Fahn Tremor Rating Scale (FTRS) bewertet das Ausmass vom Tremor und wurde von Fahn et al. 1988 ursprünglich für Parkinson entwickelt. Der Test wird auch bei essentiellem Tremor und Ataxie verwendet. Die FTRS besteht aus verschiedenen Teilen: Ein Teil bewertet den Tremor von Kopf, Rumpf und den beiden oberen Extremitäten. Der weiterer Teil bewertet den Tremor bei Aktivitäten der Hand.

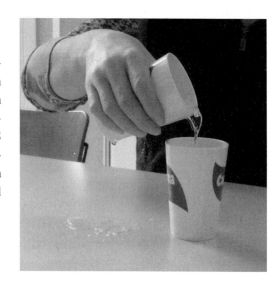

ICF-Klassifikation

Körperfunktion	
	b 760 Funktionen der Kontrolle von Willkürbewegungen
	b 765 Funktionen von unwillkürlichen Bewegungen
	insbesondere b 7651 Tremor
Aktivitäten	
	d 440 Feinmotorischer Handgebrauch
	d 445 Hand- und Armgebrauch

Praktikabilität

Patientengruppe
Patienten mit Tremor bei Parkinson (Fahn et al. 1988), essentiellem Tremor und Patienten mit Ataxie zum Beispiel bei Multipler Sklerose (Hooper et al. 1998)

Zeitaufwand
1 Minute für einen Körperabschnitt, 10-15 Minuten für umfassende Beurteilung

Kosten
keine

Ausbildung
1 Stunde

Praktische Durchführung
Der Tremor wird in Ruhe, bei funktionellen Aktivitäten und bei zielorientierten Aufgaben mit den allgemeinen Kriterien des FTRS bewertet. Der Patient wird aufgefordert, eine kleine und eine grosse Spirale zu zeichnen (vormachen: von innen nach aussen, etwa 4 Umdrehungen, Durchmesser 6 oder 15 cm). Es werden beide Hände geprüft. Zuerst wird die weniger stark betroffenen Hand getestet. Die Ausführung wird mit den spezifischen Kriterien für diese Aufgabe bewertet.
Die Linien der Spirale sollen sich nicht kreuzen. Es werden beide Hände geprüft, Beginn mit der weniger stark betroffenen, ohne dass die Hand oder der Arm aufgestützt wird.
Eine Tasse aus Hartplastik (8 cm) wird bis 1 cm unter den Rand mit Wasser gefüllt. Der Patient muss das Wasser von einer in die andere Tasse giessen. Jede Hand wird einzeln geprüft.

Format
Funktionelle Leistung

Skalierung
Ordinalskala

Allgemeine Kriterien FTRS
1 kein Zittern
2 leicht, kann intermittierend sein
3 mässige Amplitude, kann intermittierend sein
4 ausgeprägte Amplitude
5 heftige Amplitude

Kriterien für die Aufgabe „Spirale zeichnen"
0 kein Zittern
1 Leichtes Zittern; Linien kreuzen sich gelegentlich
2 Mässiges Zittern; Linien kreuzen sich häufig
3 Grosse Schwierigkeiten beim Lösen der Aufgabe; viele Fehler
4 Kann die Zeichnung nicht ergänzen

Kriterien für die Aufgabe "Wasser giessen"
0 normales Giessen
1 schüttet/ giesst vorsichtiger als eine Person ohne Zittern, aber kein Wasser wird verschüttet
2 verschüttet wenig Wassermenge (bis 10% der Totalmenge)
3 verschüttet beträchtliche Wassermenge (10% - 50%)
4 unfähig, Wasser zu giessen ohne das meiste davon zu verschütten

Subskalen
Insgesamt 24 Items mit einem Skore von 0-4 Punkten. 4 Subskalen für Tremor in Kopf (4 Items), Rumpf (4 Items), linke und rechte obere Extremität (je 5 Items), 1 Subskala für Aktivitäten (6 Items).

Reliabilität (Zuverlässigkeit)

Hooper et al. (1998) untersuchten in einer Studie die Intra- und Intertester-Reliabilität bei 10 Patienten mit Multipler Sklerose (durchschnittliche Zeitdauer seit Erkrankung 11 Jahre, Durchschnittsalter 40 Jahre). Eine Videoaufnahme wurde von folgenden Aktivitäten aufgenommen: (1) in Ruhe in angelehntem Sitzen und/ oder in Rückenlage, (2) Durchführen von spezifischen zielorientierten Bewegungen wie Bewegungen des Kopfes um nach links und rechts zu schauen, Trinken aus einer Tasse (durch Patient und Untersucher gehalten), beibehalten einer Position der oberen Extremität und Durchführen von Intentionsbewegungen und des Finger-Nase-Versuchs, (3) Versuch zu einem nicht unterstützten Sitzen für 60 Sekunden, nicht unterstütztem Stehen von 10 Sekunden und 10 Meter gehen, (4) Zeichnen einer Spirale, (5) Wasser von einer Tasse in die andere giessen und (6) mit der Hand schreiben und eine Karte drehen (Jebsen Test).

Für die Intratester-Reliabilität bewertete eine Untersucherin im Abstand von 3 Monaten die Videoaufnahmen mit dem FTRS. Der Intratester-Koeffizient (Spearman Korrelationskoeffizient) erreichte hohe bis ausgezeichnete Werte von r = .85 - .99 (Kopftremor .85 - .97; rechte obere Extremitäten .93 - .99; linke obere Extremität .81 - .99; Aufgaben für obere Extremitäten .81 – 1) mit Ausnahme der Bewertung des Rumpftremors (r = .64 - .93).

Für die Intertester-Reliabilität wurden die Videoaufnahmen von 8 Untersuchern bewertet. Die Werte (Durchschnitt der Spearman's Korrelationskoeffizienten) für Intertester-Reliabilität war mässig bis hoch und betrug zwischen .69 und .99.

Nicht erfasst mit den Videoaufnahmen wurde der Einfluss von Tagesform und emotionellem Zustand des Patienten.

Validität (Gültigkeit)

Die inhaltliche Validität in Bezug auf die Messung von Tremor und Ataxie ist dadurch gegeben, dass diese Bewegungsstörungen direkt bewertet werden. Die aktiven Messungen unterstützen die Validität für die Alltagsaktivitäten. Eine Behandlung mit deep brain stimulation verbesserte Tremor und Alltagsaktivitäten bei Patienten mit Parkinson (Bryant et al. 2004).

Feys et al. (2003) verglichen verschiedene Varianten des FNV mit funktionellen Aufgaben bei MS-Patienten mit Intentionstremor (Kriterienvalidität). Das Rating des Intentionstremors war mit der Variante 4 signifikant höher (2.95 P <.05) als bei den anderen Testbedingungen (2.27-2.4). Allerdings erreichte der FNV ohne spezifische Startposition und ohne Halten des Zeigefingers auf der Nase (Variante 1) die höchste Korrelation zu den funktionellen Aufgaben „Wassergiessen" und „Telefonhörer nehmen" (Spearmean's Rho Korrelationskoeffizient .82-.84) als die anderen drei FNV.

Responsivität (Empfindlichkeit)

keine Angaben

Beurteilung

Diagnostik/Befund	teilweise empfohlen[1]
Behandlungsplanung	teilweise empfohlen[2]
Ergebnis/Verlauf	teilweise empfohlen[3]
Prognose	nicht anwendbar

Bemerkungen

1) Tremor ist stark abhängig von Tagesform und emotionellem Zustand des Patienten sowie der Ausgangsstellung und der Aufgabe. Die Untersuchungsergebnisse sind nur im Kontext der Testsituation zu werten.

2) Ob die Physiotherapie einen anhaltenden positiven Effekt auf Tremor hat, ist nicht klar. Um wertvolle Informationen für die Behandlungsplanung zu gewinnen, sollten verschiedene Körperregionen bezüglich des Tremors beobachtet und bewertet werden.

3) Die Reliabilität ist gut bis sehr gut, besonders für die funktionellen Aufgaben. Für den gleichen Untersucher ist die Reliabilität besser als für verschiedene Untersucher. Es sind jedoch keine Angaben zur Responsivität vorhanden. Zudem ist eine Verlaufsmessung durch die Schwankungen der Tagesform, des emotionellem Zustands und die Testbedingungen erschwert.

Literatur

Literatursuche: PubMed; 12/2005

Bryant JA, De Salles A, Cabatan C, Frysinger R, Behnke E, Bronstein J. The impact of thalamic stimulation on activities of daily living for essential tremor. Surg Neurol. 2003 Jun;59(6):479-84; discussion 484-5.

Fahn S, Tolosa E, Marin C. Clinical rating scale for Tremor. In: Jankovic A, Tolosa E. Parkinson's disease and movement disorder. Munich: Urban and Schwarzenberg; 1988. p. 225-34.

Feys PG, Davies-Smith A, Jones R, Romberg A, Ruutiainen J, Helsen WF, Ketelaer P. Intention tremor rated according to different finger-to-nose test protocols: a survey. Arch Phys Med Rehabil. 2003 Jan;84(1):79-82.

Hooper J, Taylor R, Pentland B, Whittle IR. Rater reliability of Fahn's tremor rating scale in patients with multiple sclerosis. Arch Phys Med Rehabil. 1998 Sep;79(9):1076-9.

Fahn Tremor Rating Scale (FTRS)

Name: _____ Geburtsdatum: _____

	Datum						

A. Kopf

1.	Ruhe						
2.	Haltung						
3.	Aktion						
4.	Ziel						

B. Rumpf

5.	Ruhe						
6.	Haltung						
7.	Aktion						
8.	Ziel						

C. Rechte obere Extremität

9.	Ruhe						
10.	Haltung a: Arm ausgestreckt						
11.	Haltung b: Arm gebeugt						
12.	Aktion						
13.	Ziel						

D. Linke obere Extremität

14.	Ruhe						
15.	Haltung a: Arm ausgestreckt						
16.	Haltung b: Arm gebeugt						
17.	Aktion						
18.	Ziel						

E. Aufgaben obere Extremität

19.	grosse Spirale zeichnen - rechts						
20.	grosse Spirale zeichnen - links						
21.	kleine Spirale zeichnen - rechts						
22.	kleine Spirale zeichnen - links						
23.	Wasser giessen – rechts						
24.	Wasser giessen – links						

Testpositionen und Bewegungen

Der Tremor wird bei folgenden Positionen und Bewegungen beobachtet und bewertet:

Ruhe: Rückenlage; angelehnt und frei 10 Sekunden Sitzen im Stuhl mit den Händen im Schoss; Stehen

Haltung a: Sitzen im Stuhl, gestreckter Arm nach vorne gehalten

Haltung b: Sitzen im Stuhl, gebeugter Arm nach vorne gehalten

Aktion und Ziel: Bewegungen des Kopfes um nach links und rechts zu schauen; Gehen; Trinken aus einer Tasse (durch Patient und Untersucher gehalten), und Durchführen von Intentionsbewegungen und des Finger-Nase-Versuchs

Wasser giessen: Eine Tasse aus Hartplastik (8 cm) wird bis 1 cm unter den Rand mit Wasser gefüllt. Der Patient muss das Wasser von einer in die andere Tasse giessen.

Spirale zeichnen: Vormachen: von innen nach aussen, etwa 4 Umdrehungen, Durchmesser 6 oder 15 cm, ohne dass die Hand oder der Arm aufgestützt wird.

Kriterien für die Beurteilung

A-D

0 kein Zittern
1 leicht, kann intermittierend sein
2 mässige Amplitude, kann intermittierend sein
3 ausgeprägte Amplitude
4 heftige Amplitude

E ,Spirale zeichnen'

Die Linien der Spirale sollen sich nicht kreuzen.
0 kein Zittern.
1 Leichtes Zittern; Linien kreuzen sich gelegentlich.
2 Mässiges Zittern; Linien kreuzen sich häufig.
3 Grosse Schwierigkeiten, viele Fehler.
4 Kann die Figur nicht zeichnen

E "Wasser-Giessen"

- Eine Tasse aus Hartplastik (8 cm) wird bis 1 cm unter den Rand mit Wasser gefüllt. Der Patient muss das Wasser von einer in die andere Tasse giessen. Jede Hand wird einzeln geprüft.
0 normales Giessen
1 giesst vorsichtiger als eine Person ohne Zittern, aber kein Wasser wird verschüttet
2 verschüttet wenig Wassermenge (bis 10% der Totalmenge)
3 verschüttet beträchtliche Wassermenge (10% - 50%)
4 unfähig, Wasser zu giessen ohne das meiste davon zu verschütten

Intentionstremor: Finger-Nase-Versuch (FNV)

Testbeschreibung

Der Intentionstremor tritt bei willkürlicher Muskelaktivität mit zunehmender Intensität (Amplitude) bei Annäherung an das Ziel einer Bewegung auf (Mumenthaler et al. 2002). Der Intentionstremor kann mit dem Finger-Nase-Versuch (FNV) oder mit einer funktionellen Aufgabe untersucht werden, wie z.B. ein Glas Wasser umgiessen, einen Telefonhörer abheben oder eine Münze aufnehmen. Vom Finger-Nase-Versuch (FNV) bestehen mindestens vier verschiedene Versionen. Eine Variante wurde von Bickerstaff (1974) standardisiert. Der Finger-Nase-Versuch (FNV) sowie die funktionellen Aufgaben können mit der generellen bzw. der spezifischen Fahn Tremor Rating Scale (FTRS) (Hooper et al. 1998) bewertet werden. Die Gütekriterien der Fahn Tremor Rating Scale wird unter Tremor (Seite 272) beschrieben.

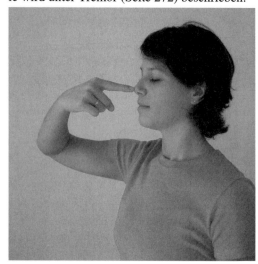

ICF-Klassifiktation

Körperfunktion

b 760 Funktionen der Kontrolle von Willkürbewegungen
b 765 Funktionen von unwillkürlichen Bewegungen
insbesondere b 7651 Tremor

Praktikabilität

Patientengruppe
Patienten mit Ataxie, z.B. Multiple Sklerose

Zeitaufwand
1 Minute

Kosten
keine

Ausbildung
½ Stunde

Praktische Durchführung
Varianten des FNV:
(1) Keine Startposition des Armes ist spezifiziert. Der Patient wird aufgefordert, mit der Spitze des Zeigefingers die Nasenspitze zu berühren.
(2) Keine Startposition ist definiert, aber die Patienten werden instruiert, den Finger für 5 Sekunden auf ihrer Nase zu halten.
(3) Die Patienten werden gefragt, den Arm während des Tests in 90° Schulterabduktion zu heben.
(4) Die Patienten werden aufgefordert, den Arm in 90° Schulterabduktion mit voller Ellbogenextension zu halten, um dann die Nase mit ihrem Finger zu berühren und diese Position für 5 Sekunden zu halten während die Schulter in 90° Abduktion bleibt (Bickerstaff 1976).

Format
funktionelle Leistung

Skalierung
Ordinalskala von 0 - 4 Punkten
Bewertung des FNV durch die allgemeinen Kriterien des FTRS
kein Tremor
5 leicht, kann intermittierend sein
6 mässige Amplitude, kann intermittierend sein
7 ausgeprägte Amplitude
8 heftige Amplitude

Subskalen
keine

Reliabilität (Zuverlässigkeit)

Feys et al. (2003) untersuchten die Intertester-Reliabilität der Finger-Nasen-Versuche (gemessen mit der Fahn TRS) bei Patienten mit Multipler Sklerose. Sie untersuchten dabei vier verschiedene Varianten des FNV mit jeweils 15 Paaren von Untersuchern. Die Intertester-Reliabilität war hoch (k = .65-.74). Die höhste Intertester-Reliabilität erreichte die Variante (1) ohne definierte Startposition und ohne Halten des Fingers auf der Nase (k = .74). Der k-Wert für die funktionellen Aktivitäten „Wassergiessen und „Telefonhörer nehmen" gemessen mit dem generellen Fahn TRS waren höher (.65-.85) als für „Münze aufnehmen" (.57). Der höchste k-Wert wurde erreicht beim „Wassergiessen" gemessen mit dem spezifischen Fahn.

Validität (Gültigkeit)

Der Finger-Nase-Versuch und Aktivitäten wie Wasser umgiessen sind Zielbewegungen bzw. Aktivitäen mit höherem Koordinationsanspruch. Bei Störungen der Koordinationsfähigkeit ist bei diesen Aktivitäten ein Intentionstremor beobachtbar (Inhaltliche Validität). Feys et al. (2003) verglichen verschiedene Varianten des FNV mit funktionellen Aufgaben bei MS-Patienten mit Intentionstremor (Kriterienvalidität). Das Rating des Intentionstremors war mit der Variante 4 signifikant höher (2.95 $P <.05$) als bei den anderen Testbedingungen (2.27-2.4). Allerdings erreichte der FNV ohne spezifische Startposition und ohne Halten des Zeigefingers auf der Nase (Variante 1) die höchste Korrelation zu den funktionellen Aufgaben „Wassergiessen" und „Telefonhörer nehmen" (Spearmean's Rho Korrelationskoeffizient .82-.84) als die anderen drei FNV.
Gagnon et al. (2004) untersuchten bei 24 Patienten mit rezessiver spastischer Ataxie die Konstruktvalidität des standardisierten Finger-

Nase-Versuches (SFNT) mit anderen Funktionstests der oberen Extremitäten. Die Resultate zeigen moderate bis gute Korrelation mit der Geschicklichkeit von Gross- und Kleinfinger (r = 0.82 – 0.84), der globalen Performance der oberen Extremität (0.74 – 0.79), der FIM (r = 0.74), der sozialen Teilhabe (r = 0.78). Die Ataxie der älteren Gruppe war signifikant schlechter als die der jüngeren Gruppe.

Bei einem Finger-Nase-Versuch nimmt die Amplitude des Tremors in der Nähe des Zieles zu, und zeigt somit das Bild des Intentionstremors deutlich. Die Fahn Tremor Rating Scale (FTRS) bewertet diesen Intentionstremor (Konstruktvalidität).

Beurteilung

Diagnostik/Befund	empfohlen[1]
Behandlungsplanung	teilweise empfohlen[2]
Ergebnis/Verlauf	nicht empfohlen
Prognose	nicht empfohlen

Bemerkungen

1) Die Beurteilung des Finger-Nase-Versuchs ohne spezifische Startposition ist geeignet, um funktionelle Relevanz zu untersuchen. Noch besser geeignet sind die funktionellen Aufgaben wie „Wasser giessen" und „Telefonhörer abnehmen" gemessen mit der spezifischen Fahn TRS. Die Variante (1) ohne definierte Startposition und ohne Halten der Fingerspitze auf der Nase zeigte eine höhere Korrelation zu zu funktionellen Aufgaben als die Varianten (2), (3) und (4)..

2) Die Variante (1) ohne definierte Startposition und ohne Halten der Fingerspitze auf der Nase zeigte die höhste Intertester-Reliabilität der vier Varianten.

Literatur

Literatursuche: PubMed, 08/2005

Bickerstaff ER. Neurological examination in clinical practice. 3rd ed. Oxford (UK): Blackwell Scientific; 1976. 205-10.

Feys PG, Davies-Smith A, Jones R, Romberg A, Ruutiainen J, Helsen WF, Ketelaer P. Intention tremor rated according to different finger-to-nose test protocols: a survey. Arch Phys Med Rehabil. 2003 Jan;84(1):79-82.

Gagnon C, Mathieu J, Desrosiers J. Standardized finger-nose test validity for coordination assessment in an ataxic disorder. Can J Neurol Sci. 2004 Nov;31(4):484-9.

Hooper J, Taylor R, Pentland B, Whittle IR. Rater reliability of Fahn's tremor rating scale in patients with multiple sclerosis. Arch Phys Med Rehabil. 1998 Sep;79(9):1076-9.

Parkinson-Syndrom: Unified Parkinson's Disease Rating Scale (UPDRS): Motorische Untersuchung

Testbeschreibung

Die UPDRS ist in sechs Abschnitte unterteilt, die sich mit den psychischen Auswirkungen der Krankheit oder der Medikamente, den ADL, den klinischen Parkinsonsymptomen (der motorischen Untersuchung), den Komplikationen der Nebenwirkungen von Medikamenten sowie der Hoehn und Yahr Scale und den ADL nach Schwab und England beschäftigten (Fahn et al. 1987). Sie stellt eine der am meisten verwendeten Assessments für grosse klinische Studien im Bereich „Parkinson/Parkinson-Syndrom" dar.

Für Physiotherapeuten relevant ist der Abschnitt „Motor Examination" der UPDRS.
Dabei werden, ausgehend von der modifizierten „Columbia Rating Scale", die klinischen Parkinsonsymptome (Art, Anzahl und Schwere der extrapyramidalen Zeichen) sowie einfache Bewegungsabläufe erfasst. Sie wird in folgende Punkte unterteilt:

Sprache, Gesichtsausdruck, Ruhetremor (Gesicht, Hände, Füsse), Aktions- oder Haltetremor der Hände, Rigor (Nacken, Arme, Beine), Fingergeschicklichkeit, Handbewegungen, Pro- Supination der Hand, Beweglichkeit der Beine, Aufstehen vom Stuhl, Körperhaltung, Gang, Haltungsstabilität, Brady- und Hypokinese des Körpers.

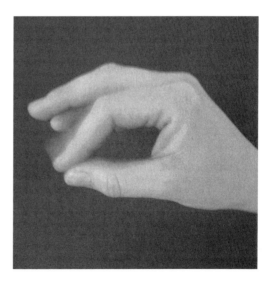

ICF-Klassifikation

Körperfunktionen

b 465 Funktionen der unwillkürlichen Bewegungen
insbesondere b 7651 Tremor

Aktivitäten

b 710 Funktionen der Gelenkbeweglichkeit

d 3350 Körpersprache einsetzen
d 330 Sprechen
d 450 Gehen
d 440 Feinmotorischer Handgebrauch
d 410 Eine elementare Körperposition wechseln

Praktikabilität

Patientengruppe
Parkinson Syndrom

Zeitaufwand
10 – 15 Minuten

Kosten
keine

Ausbildung
1 Stunde

Praktische Durchführung
Direkte Beobachtung, Untersuchung

Format
Funktionelle Leistung

Skalierung
Ordinalskala (0-4)
0 = normal
1 = gering
2 = leicht
3 = mässig
4 = deutliche Beeinträchtigung

Subskalen
Die UPDRS Motor Examination *ist* eine Subscala der UPDRS.

Reliabilität (Zuverlässigkeit)

Die Reliabilität der motorischen Untersuchung wird im Allgemeinen als sehr gut bewertet. Sie wird von Siderowf mit $r=.90$ als exzellent angegeben (Siderowf et al. 2002), wobei sie für einzelne Items etwas schlechter als für den Summenscore war.

Richards bewertet sie ebenfalls als gut (Richards et al. 1994), dort werden Werte von $r=.82$ für den Gesamt Motorscore angegeben, wobei die schlechte Übereinstimmung im Gesichtsausdruck (.07) auf die „normalen" Beweglichkeitseinschränkungen im Alter zurückgeführt werden. Richards bemerkt ergänzend, dass die extrapyramidalen Zeichen des gewählten Kollektivs relativ gering waren und ein Übertrag auf schwerer betroffene Patienten nicht verallgemeinert werden kann.

Validität (Gültigkeit)

Keine Angaben

Responsivität (Empfindlichkeit)

Keine Angaben

Beurteilung

Diagnostik/Befund:	empfohlen
Behandlungsplanung	empfohlen
Ergebnis/Verlauf	empfohlen
Prognose	nicht anwendbar

Bemerkungen

Bemerkenswert ist, dass trotz weiter Verbreitung der UPDRS keine Versuche gemacht wurden, die wissenschaftliche Qualität der Gesamtskala zu evaluieren (van Hilten et al. 1994). Dabei wird eine schlechte Einteilung der Items in der ADL Subscala und wiederkehrende Unterpunkte in der motorischen Untersuchung bemängelt. Sie schlagen vor, die Subskalen „ADL" und „motorische Untersuchung" mit jeweils 13 bzw. 14 Items auf gesamthaft acht Items zu kürzen, ohne einen Verlust an Reliabilität bzw. Validität zu verzeichnen.

Wade vertritt die Auffassung, dass die Abschnitte fünf und sechs (Hoehn and Yahr Scale, sowie die Schwab and England Score) weggelassen werden könnten, da sie keine ergänzenden Informationen zum Gesamt-Assessment liefern (Wade 1992).

Literatur

Literatursuche: PubMed; 07/2005

Fahn S, Elton R, Members of the UPDRS Development Committee: Unified Parkinson's Disease Rating Scale. In: Recent Developments in Parkinson's Disease (Edited by: Fahn S, Marsden CD, Calne DB, Goldstein M). Florham Park, NJ: Macmillan Health Care Information 1987, 2:153-304.

Richards M, Marder K, Cote L, Mayeux R: Interrater reliability of the Unified Parkinson's Disease Rating Scale motor examination. Mov Disord. 1994 Jan; 9(1):89-91

Siderowf A, McDermott M, Kieburtz K, Blindauer K, Plumb S, Shoulson I; Parkinson Study Group. Test-Retest reliability of the Unified Parkinson's Disease Rating Scale in patients with early Parkinson's disease: Results from a multicenter clinical trial. Mov Disord. 2002 Jul;17(4):758-63.

van Hilten JJ, van der Zwan AD, Zwinderman AH, Roos RA. Rating impairment and disability in Parkinson's disease: evaluation of the Unified Parkinson's Disease Rating Scale. Mov Disord. 1994 Jan;9(1):84-8.

Wade DT. Measurement in neurological rehabilitation. Oxford University Press, 1992, Oxford, p 343.

UPDRS: motorische Untersuchung

Name: _____ Geburtsdatum: _____

0 = normal 1 = gering 2 = leicht	3 = mässig 4 = deutlich		Beeinträchtigung		
	Datum:				
Sprache					
Gesichtsausdruck					
Ruhetremor					
Gesicht					
Hände		rechts			
		links			
Füsse		rechts			
		links			
Aktions-/ Haltetremor					
Hand		rechts			
		links			
Rigor					
Nacken					
Arm		rechts			
		links			
Bein		rechts			
		links			
Fingergeschicklichkeit					
		rechts			
		links			
Handbewegungen					
		rechts			
		links			
Hand Pro-Supination					
		rechts			
		links			
Beinbewegungen					
		rechts			
		links			
Aufstehen vom Stuhl					
Körperhaltung					
Gang					
Haltungsstabilität					
Brady-/ Hypokinesie des Körpers					
Gesamt			/108	/108	/108

Rigidität: Subskala der Unified Parkinson's Disease Rating Scale (UPDRS)

Testbeschreibung

Beurteilt wird der ausgelöste Widerstand bei passiver Bewegung der grossen Gelenke, welcher einer Skala zugeordnet wird.
Diese wurde zumeist aus „grösseren" Assessments zur Beurteilung von Bewegungsstörungen bei Parkinson entnommen (z.B. aus der UPDRS – der Unified Parkinson's Disease Rating Scale) (Fahn et al. 1987).

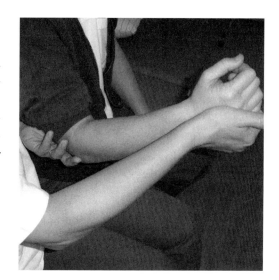

ICF-Klassifikation

Körperfunktionen	
	b 765 Funktionen der unwillkürlichen Bewegungen

Praktikabilität

Patientengruppe
Patienten mit Parkinsonsyndrom (alle Diagnosen)

Zeitaufwand
1 Minute

Kosten
keine

Ausbildung
keine

Praktische Durchführung
Beurteilt wird bei der Prüfung des Rigors die passive Bewegung der grossen Gelenke am entspannt sitzenden Patienten, wobei ein mög-

licherweise auftretendes Zahnradphänomen nicht berücksichtigt wird.
Das Ergebnis wird einer Ordinalskala zugeordnet, die in Anlehnung an die UPDRS folgende Einteilung enthält:
0   Keine Rigidität vorhanden
1   Nur leichte Rigidität bei Aktivierung oder spiegelbildliche andere Bewegungen erkennbar
2   Leichte bis mässige Rigidität
3   Deutliche Rigidität – ein volles Bewegungsausmass ist einfach erreichbar
4   Schwere Rigidität: Bewegungsausmass nur mit Schwierigkeiten erreichbar

Format
Klinische Untersuchung

Skalierung
Ordinalskala

Subskalen
Keine

Reliabilität (Zuverlässigkeit)

In der Literatur werden verschieden Angaben hinsichtlich wissenschaftlicher Gütekriterien angegeben: Diese variieren von „exzellent" (Rabey et al. 1997), über „sehr gut" (Martinez-Martin 1993) bis zu „moderat" (Richards et al. 1994).
In einer 4 stufigen Skala wurde eine deutlich schlechtere Intertester-Reliabilität festgestellt (Van Dillen et al. 1988).

Validität (Gültigkeit)

Keine Angaben

Responsivität (Empfindlichkeit)

Keine Angaben

Beurteilung

Diagnostik/Befund	teilweise empfohlen
Behandlungsplanung	teilweise empfohlen
Ergebnis/Verlauf	teilweise empfohlen
Prognose	nicht anwendbar

Bemerkungen

Aufgrund der sehr unterschiedlichen Werte für die Zuverlässigkeit des Testverfahrens wurde vorgeschlagen, diese Untersuchung mit Hilfe eines standardisierten Gerätes durchzuführen: Dabei werden bei der Testung auftretende Kräfte mit Hilfe eines Kraftsensors auf einen Computer übertragen (Prochazka et al. 1997). Die bei der Verwendung des Gerätes ermittelten Daten für Ellbogen und Handgelenk scheinen zur Quantifizierung der Rigidität deutlich besser geeignet zu sein (Patrick et al. 2001).

Aufgrund der Tatsache, dass die Zuverlässigkeit der vorhandenen Skalen sehr unterschiedlich bewertet wird und die Anwendung des genannten Kraftsensors im Alltag nicht als praktikabel erscheint, muss diskutiert werden, ob eine isolierte Messung der Rigidität im therapeutischen Rahmen sinnvoll ist.
Gegebenenfalls geben Assessments auf der Ebene Aktivität/ Partizipation eine bessere Grundlage zu Behandlungsplanung bzw. Verlauf.

Literatur

Literatursuche: PubMed, 07/2005

Fahn S, Elton R, Members of the UPDRS Development Committee: Unified Parkinson's Disease Rating Scale. In: Recent Developments in Parkinson's Disease (Edited by: Fahn S, Marsden CD, Calne DB, Goldstein M). Florham Park, NJ: Macmillan Health Care Information 1987, 2:153-304.

Rabey JM, Bass H, Bonuccelli U, Brooks D, Klotz P, Korczyn AD, Kraus P, Martinez-Martin P, Morrish P, Van Sauten W, Van Hilten B. Evaluation of the Short Parkinson's Evaluation Scale: a new friendly scale for the evaluation of Parkinson's disease in clinical drug trials. Clin Neuropharmacol. 1997 Aug;20(4):322-37.

Rabey JM, Bass H, Bonuccelli U, Brooks D, Klotz P et al.: Evaluation of the Short Parkinson's Evaluation Scale: a new friendly scale for the evaluation of Parkinson's disease in clinical drug trials. Clin Neuropharmacol. 1997 Aug;20(4):322-37.

Martinez-Martin P. Rating scales in Parkinson's disease. In: Parkinson's disease and movement disorders, 2nd ed, Jankovic J, Tolosa, Eds. Baltimore, MDWilliams and Wilkiins, 1993, 281-292.

Richards M, Marder K, Cote L, Mayeux R: Interrater reliability of the Unified Parkinson's Disease Rating Scale motor examination. Mov Disord. 1994, 9, 1. 89-91.

Van Dillen LR, Roach KE: Interrater reliability of a clinical scale of rigidity. Phys Ther. 1988 Nov; 68(11):1679-81.

Prochazka A, Bennett DJ, Stephens MJ et al. Measurement of rigidity in Parkinson's disease. Mov Disord. 1997 Jan;12(1):24-32.

Patrick SK, Denington AA, Gauthier MJ, Gillard DM, Prochazka A. Quantification of the UPDRS Rigidity Scale. IEEE Trans Neural Syst Rehabil Eng. 2001 Mar;9(1):31-41.

Schulter-Hand-Syndrom-Score (SHS)

Testbeschreibung

Braus et al. entwickelten den SHS-Score zur Evaluation und Vergleich des Schweregrades eines Schulter-Hand-Syndroms in der 1994 publizierten Studie. Der Test bewertet drei Kardinalsymptome des Schulter-Hand-Syndroms: den Schmerz, das distale Ödem und die schmerzhaft eingeschränkte Beweglichkeit der Schulter. Mit Hilfe dieses Tests untersuchte Braus bei Patienten mit Cerebrovaskulärem Insult das Auftreten und den Verlauf des Schulter-Hand-Syndroms, sowie den Einfluss von oralen Corticoiden.

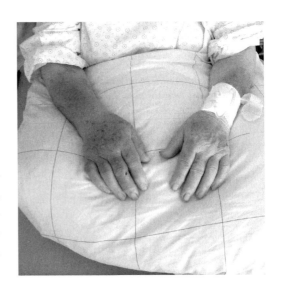

ICF-Klassifikation

Körperfunktionen	
1. Schmerz	b 280 Schmerz
2. Ödem der Hand	b 4352 Funktionen der Lymphgefässe
3./4. Schmerzfreie Beweglichkeit der Schulter in Abduktion, Aussenrotation	b 710 Funktionen der Gelenkbeweglichkeit

Praktikabilität

Patientengruppe
Patienten nach Schlaganfall

Zeitaufwand
5 Minuten

Kosten
keine

Ausbildung
1 Stunde

Praktische Durchführung
Der Schmerz und das Ödem der Hand werden nach einer vorgegebenen Skala erfragt bzw.

beurteilt. Die passive schmerzfreie Beweglichkeit der Schulter wird geprüft und anhand der vorgegebenen Skala bewertet. Unterhalb von 4 Punkten besteht Symptomfreiheit. Die Maximalpunktzahl beträgt 14 Punkte. Schwieriger wird die Interpretation, wenn die Patienten Probleme mit dem Sprachverständnis oder der Sprachproduktion haben.

Format
Klinische Untersuchung

Skalierung
Ordinalskala (Ödem, Schmerz)
Winkelgrad (schmerzfreie Schulterbeweglichkeit)

Subskalen
keine

Reliabilität (Zuverlässigkeit)

Braus et al. (1994) untersuchten im Rahmen ihrer Studie die Reliabilität des SHS-Scores bei 10 Patienten. Die Intertester-Reliabilität für zwei Untersucher bei zehn Patienten in einer randomisierten Reihenfolge war 0.93 ($p<0.001$). Die Intratester-Reliabilität für die gleichen 10 Patienten nach 24 Stunden war 0.89 ($p < 0.001$).

Validität (Gültigkeit)

Die inhaltliche Validität des Schulter-Hand-Syndrom-Scores ist durch die Bewertung der drei Kardinalsymptome des Schulterhandsyndroms, Schmerz, distales Ödem und Bewegungseinschränkung der Schulter gegeben.

Ab 8 Punkten und mehr handelt es sich um ein Schulter-Hand-Syndrom (Braus et al. 1994). Sie empfehlen bei 8 oder mehr Punkten die Verabreichung von Kortison (32 mg methylprednisolon 4x8 mg + Magenschutz, nach 14 Tagen Auschleichen über 14 Tage). Von 34 Patienten mit Schulter-Hand-Syndrom wurden 31 Patienten mit Methylprednison und Physiotherapie behandelt. Alle behandelten Patienten waren während der Hospitalisationszeit (durchschnittlich nach 10 Tagen) und auch nach 6 Monaten symptomfrei (SHS-Score < 4).

Responsivität (Zuverlässigkeit)

keine Angaben

Beurteilung

Diagnostik/Befund	empfohlen[1]
Behandlungsplanung	empfohlen
Ergebnis/Verlauf	empfohlen[2]
Prognose	empfohlen

Bemerkungen

1) Ab 8 und mehr Punkten handelt es sich um ein Schulter-Hand-Syndrom. Bei 4 und weniger Punkten sind Patienten symptomfrei (Braus et al. 1994). Ab 8 Punkten wird die Verabreichung von Methylprednison empfohlen, welches zu einer vollständigen Rückbildung des Schulter-Hand-Syndroms führt (Braus et al. 1994).

2) Die Reliabilität ist gut. Zur Responsivität sind keine Angaben vorhanden. Aus klinischer Erfahrung und den vorhandenen

wissenschaftlichen Daten können wir dieses Assessment für Verlaufsmessungen empfehlen.

Literatur

Literatursuche: PubMed, 08/2005

Braus DF, Krauss JK, Strobel J. The shoulder-hand syndrome after stroke: a prospective clinical trial. Ann Neurol. 1994 Nov;36(5):728-33.

Schulter-Hand-Syndrom Score

Name: _____ Geburtsdatum: _____

Untersucher: _____ Zuweisender Arzt/ Ärztin: _____

Diagnose/n: _____

Arm links/ rechts	Datum				
Item					
1. Sensorisch: Schmerz, Hyperalgesie					
kein — 0					
leicht — 1					
mässig — 2					
stark — 3					
heftig — 4					
spontan auftretend — 5					
2. Autonom: distales Oedem					
kein — 0					
leicht — 1					
deutlich — 2					
sehr stark — 3					
3. Schmerzfreie G/H Abduktion					
> 120 Grad — 0					
< 120 Grad — 1					
< 90 Grad — 2					
< 45 Grad — 3					
4. Schmerzfreie G/H Aussenrotation					
> 30 Grad — 0					
< 30 Grad — 1					
< 20 Grad — 2					
< 10 Grad — 3					
Total	/14	/14	/14	/14	/14

Schulter-Hand-Syndrom ab 8 Punkten
Vorschlag für orales Cortison bei SHS-Score ≥ 8 Punkten (Braus et al. 1995)

Schmerzintensität: Visuelle Analog Skala (VAS), Numerische Einschätzungsskala (engl. Numeric Rating Scale, NRS)

Testbeschreibung

Schmerz wird gemäss ICF als ein subjektives Empfinden eines unangenehmen Gefühls definiert. Die VAS/NRS verlangt vom Patienten die Intensität des Schmerzempfindens zu bewerten. Kritisiert werden diese eindimensionalen Skalen insofern, als der Schmerz als ein einfaches Phänomen dargestellt wird. Tatsächlich ist er aber das Ergebnis der Integration verschiedener Faktoren. Es ist schwierig zu beurteilen was mittels einer VAS/ NRS tatsächlich gemessen wird. Grundsätzlich ist es nur die subjektive Beurteilung des Patienten und es bleibt offen welche Einflüsse, z.B. Angst, Schmerzverhalten, die Beurteilung der Schmerzintensität mit beeinflussen (Waddell 1998; Wilkie et al. 1990).

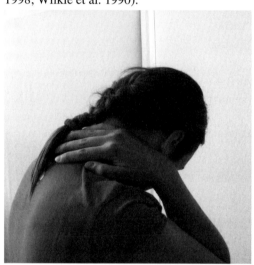

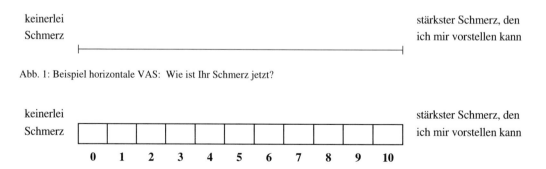

Abb. 1: Beispiel horizontale VAS: Wie ist Ihr Schmerz jetzt?

Abb. 2: Beispiel horizontale 11 Punkte NRS: Wie ist Ihr Schmerz jetzt?

ICF Klassifikation

Körperfunktionen	b 275 Schmerzempfinden

Praktikabilität

Patientengruppe
Personen mit Schmerzen

Zeitaufwand
1 Minute

Kosten
keine

Ausbildung
Kenntnisse des Messinstruments

Praktische Durchführung
Die Erklärung des Vorgehens ist einfach. Es ist wichtig, dass die Anleitung für die zu befragende Person klar und verständlich ist. Vorsichtige Anwendung ist bei älteren Personen zu empfehlen, da das Abstraktionsvermögen vermindert sein kann.

Visuelle analog Skala (Abb. 1)
Der Patient schätzt die empfundene Schmerzintensität auf einer 100 mm Linie. Der Anfang der Linie entspricht keinem Schmerz und das Ende der Linie dem stärksten vorstellbaren Schmerz. Die geschätzte Schmerzintensität wird von dem Patienten auf der Linie markiert. Der Untersucher misst nachher die Distanz zwischen dem Anfang der Linie und der Patientenmarke. Das Messresultat wird in Millimetern angegeben und entspricht der geschätzten Schmerzintensität. Um die Varianz der Schmerzen im zeitlichen Verlauf beurteilen zu können, ist es möglich Zeitangaben hinzuzufügen wie z.B. „der Schmerz im Moment", „der schlimmste und der geringste Schmerz während den letzten 7 Tagen". Es bestehen Varianten die VAS horizontal oder auch auf einer vertikalen Linie darzustellen.

Numerische Einschätzungsskala (Abb. 2)
Wie bei der VAS beurteilt der Patient die empfundene Schmerzintensität. Die Skala ist jedoch nicht offen sondern durch Zahlenwerte zwischen 0 und 10 oder 0 und 100 vorgegeben. Beginnend bei 0 = kein Schmerz und endend bei 10 resp. 100 = grösstmögliche vorstellbare Schmerzintensität. Der Patient soll die Intensität des momentanen Schmerzes in Zahlenform ausdrücken. Der Wert kann mündlich oder schriftlich ermittelt werden.

Format
Befragung

Skalierung
VAS: Es wird in Millimetern, bei 0 = kein Schmerz beginnend, gemessen. Beim Kopieren der Vorlagen ist Vorsicht geboten damit es zu keiner Verzerrung der 100mm-Linie kommt.
NRS: Die Bewertung erfolgt als eine Zahl zwischen 0 und 10 resp. 0 und 100.

Subskalen
Keine

Reliabilität (Zuverlässigkeit)

Eine Studie von Ferraz et al. (1990) untersuchte die Zuverlässigkeit von 3 Schmerzskalen, visuelle analoge Skala (VAS), numerische Einschätzungsskala (NRS) und wörtliche Einschätzungsskala (VRS) bei Patienten die Lesen und Schreiben konnten und Analphabeten mit rheumatoider Arthritis (RA). Einundneunzig Patienten wurden befragt (25 Analphabeten und 66 Alphabeten). Die Pearson Produktmoment Korrelation zwischen Erst- und Zweitbeurteilung war 0.937 für VAS, 0.963 für NRS und 0.901 für VRS in der gebildeten Gruppe und 0.712 für VAS, 0.947 für NRS und 0.820 für VRS in der analphabetischen Gruppe. Somit zeigen alle Schmerzskalen eine gute Reliabilität wobei die NRS bei beiden Gruppen die besten Werte erreichte.

Validität (Gültigkeit)

Die parallele Validität von horizontaler und vertikaler VAS wurde ermittelt. Dabei zeigte sich eine starke Korrelation zwischen den beiden Messinstrumenten. Es zeigte sich jedoch eine leichte Tendenz die Schmerzen auf einer horizontalen Linie niedriger zu werten (Scott et al. 1979). Die VAS und eine verbale Schmerzbeschreibung weisen eine Korrelation von r = 0.70 zu 0.75 auf (Downie et al. 1978). Eine nur mässige Korrelation von r = 0.38-0.46 zeigen VAS und der Finger-Dynamometer (der Finger-Dynamometer ist ein Gerät, welches den Kraftaufwand misst, den die Testperson mit der Schmerzintensität für vergleichbar hält). In der gleichen Studie zeigte sich eine starke Korrelation von r = 0.77 - 0.89 zwischen NRS und VAS (Wilkie et al. 1990). Eine Studie untersuchte die Anwendung von VAS bei Personen verschiedenen Alters. Die Ergebnisse zeigten, dass die Einschätzungen im Allgemeinen für die zwei Gruppen ähnlich waren. Die Autoren kamen zur Schlussfolgerung, dass die Verwendung von visuellen analogen Skalen in beiden Gruppen ihre Gültigkeit hat (Tiplady et al. 1998).

Patienten die am Aufnahmetag der stationären Rehabilitation ihre Schmerzintensität mit 9 oder 10 (NRS 0 - 10) beurteilten, kehrten trotz erfolgter Rehabilitation nicht mehr zur Arbeit zurück (positiv prädiktiver Wert = 1.00, negative prädiktiver Wert = 0.28) (Kool et al. 2002).

Responsivität (Empfindlichkeit)

Bei akuten Schmerzen kann eine Differenz von 13mm auf einer VAS als eine klinisch signifikante Veränderung interpretiert werden (Gallagher et al. 2001; Todd et al. 1996).

Beurteilung

Diagnostik/Befund	empfohlen[1]
Behandlungsplanung	empfohlen
Ergebnis/Verlauf	empfohlen
Prognose	teilweise empfohlen[2]

Bemerkungen

1) Theoretisch ist eine VAS empfindlicher für eine Veränderung als eine 11 Punkte NRS (0 – 10). Praktisch dürfte dieser Unterschied unwesentlich sein. Die Vorgabe von Zahlen zwischen 0 und 10 resp. 100 ermöglicht eine mündliche Befragung der

Patienten und erleichtert somit den Einsatz in der täglichen Praxis. Weiter zeigte die NRS die beste Reliabilität (Ferraz et al. 1990).

2) Die prognostische Validität für eine unveränderte Arbeitstätigkeit wurde bei Patienten mit langandauernden Schmerzen ermittelt und kann deswegen nicht direkt auf neurologische Patienten übertragen werden.

Literatur

Literatursuche: 05/2005

Downie WW, Leatham PA, Rhind VM, Wright V, Branco JA, Anderson JA. Studies with pain rating scales. Ann Rheum Dis. 1978; 37 (4):378-81.

Ferraz MB, Quaresma MR, Aquino LR, Atra E, Tugwell P, Goldsmith CH. Reliability of pain scales in the assessment of literate and illiterate patients with rheumatoid arthritis. J Rheumatol. 1990; 17 (8):1022-4.

Gallagher EJ, Liebman M, Bijur PE. Prospective validation of clinically important changes in pain severity measured on a visual analog scale. Ann Emerg Med. 2001; 38 (6):633-8.

Kool JP, Oesch PR, de Bie RA. Predictive tests for non-return to work in patients with chronic low back pain. Eur Spine J. 2002; 11 (3):258-66.

Scott J, Huskisson EC. Vertical or horizontal visual analogue scales. Ann Rheum Dis. 1979; 38 (6):560.

Tiplady B, Jackson SH, Maskrey VM, Swift CG. Validity and sensitivity of visual analogue scales in young and older healthy subjects. Age Ageing. 1998; 27 (1):63-6.

Todd KH, Funk KG, Funk JP, Bonacci R. Clinical significance of reported changes in pain severity. Ann Emerg Med. 1996; 27 (4):485-9.

Waddell G. The Back Pain revolution: Churchill Livingstone; 1998.

Wilkie D, Lovejoy N, Dodd M, Tesler M. Cancer pain intensity measurement: concurrent validity of three tools-- finger dynamometer, pain intensity number scale, visual analogue scale. Hosp J. 1990; 6 (1):1-13.

Bewegungsausmass: Goniometer

Testbeschreibung

Der Goniometer, ein Winkelmesser mit 1°-Einteilung, wird seit über 50 Jahren für die Messung des Bewegungsausschlages von Gelenken benützt. Durch die allgemein übliche Notierung mittels der Neutral-0-Methode sind die erhaltenen Resultate klar verständlich.

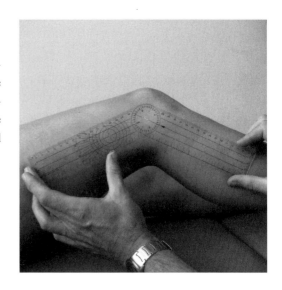

ICF Klassifikation

Körperfunktionen	
	b 710 Gelenkbeweglichkeit

Praktikabilität

Patientengruppe
Patienten mit Bewegungseinschränkungen an Gelenken

Zeitaufwand
Wenige Minuten pro Gelenk

Kosten
ca. 10 SFr

Ausbildung
2 Stunden
Kenntnisse der anatomischen Strukturen und der standardisierten Durchführung der Neutral-0-Methode (Debrunner 1971)

Praktische Durchführung
Die Arme des Goniometers werden längs der Achsen des Gelenkes angelegt. Anhand der Skala in 1°-Einteilung kann der Bewegungsausschlag im Vergleich zur definierten Nullposition abgelesen werden. Die Notierung erfolgt

unter Angabe des Gelenkes, der Bewegungsrichtungen und der jeweiligen Messdaten von der Nullposition ausgehend.

Format
Funktionelle Untersuchung.

Skalierung
Winkelgrade

Subskalen
Keine

Reliabilität (Zuverlässigkeit)

Nacken: 2 Physiotherapeuten untersuchten die aktive Lateralflexion des Nackens mittels eines modifizierten Goniometers. Die Modifikation bestand in einer durch den Drehpunkt gesteckten Heftklammer. So war eine freie Bewegung des nach unten zeigenden Goniometerarms möglich. Der andere Goniometerarm wurde längs der Nase plaziert. Der ICC für die Intratester-Reliabilität betrug > 0.90 und für die Intertester-Reliabilität > 0.86 (Pellecchia et al. 1998).

Schulter: Bei 34 Patienten mit unterschiedlichen Schulterpathologien wurde in Rückenlage bei 30° Schulterabduktion die passive Aussenrotation durch 2 Physiotherapeuten gemessen. Die Intratester-Reliabilität betrug ICC = 0.88 und 0.93, die Intertester-Reliabilität ICC = 0.80 und 0.85 (MacDermid et al. 1999). Eine weitere Studie bei 50 Schulterpatienten verwendete 2 verschieden grosse Goniometer zur Ermittlung der passiven Schulterbeweglichkeit. Die Intratester-Reliabilität (ICC = 0.87 und 0.99) war deutlich besser als die Intertester-Reliabilität (ICC = 0.26 und 0.55). Die Goniometergrösse hatte keinen Einfluss auf das Resultat (Riddle et al. 1987).

Ellbogen: Bei 38 Probanden wurden durch 5 Tester mittels 3 verschiedenen Messgeräten (Goniometer, computerisierter Goniometer, mechanisches Rotationsmessgerät) die Pronation, Supination und Ellbogenflexion, und -extension ermittelt. Die Intratester-Reliabilität war für alle 3 Messgeräte hoch, während die Intertester-Reliabilität nur für die computerisierte Messung der Ellbogenflexion- extension hoch war. Das Goniometer zeigte eine moderate Intertester Reliabilität der Ellbogenflexion-extension (Armstrong et al. 1998).
Mittels drei verschiedenen Messmethoden (digitale Fotos, Standardgoniometer, Gravitationsgoniometer) wurde durch zwei gleich erfahrene Untersucher bei 40 Probanden die aktive maximale Pronation/ Supination untersucht. Nur das Gravitationsgoniomter zeigte eine signifikante Intratester- und Intertester-Reproduzierbarkeit. Messungen des Standardgoniometers zeigten eine schlechte Reliabilität (Urban et al. 2002). Die Messung der aktiven Pronation/ Supination des rechten Unterarms bei 10 Männern und 21 Frauen mittels eines Goniometers zeigte für alle 3 angewandten Messmethoden eine akzeptierbare Zuverlässigkeit (ICC = 0.81 bis 0.97) (Gajdosik 2001).

Hand/Finger: Die Autoren untersuchten die Reliabilität des Goniometers und der Messmethode "Wire Tracing" in der Messung der Fingergelenke (MCP, PIP, DIP). Dazu führten je 20 PT und ET aus 9 verschiedenen Zentren wiederholte Messungen in 2 Gelenkspositionen bei gesunden Personen durch. Beide Messinstrumente zeigten Limitationen. Der Goniometer zeigte die bessere Reliabilität als „Wire

Tracing" und wurde deswegen empfohlen (Ellis et al. 1997).

Hüfte: Ein elektronisches Inklinometer und ein 2-Arm Goniometer wurden verwendet, um die aktive und passive Hüftbewegung in verschiedenen Körperpositionen bei 9 Probanden zu messen. Es wurden simultan 10 Messungen in kurzen Zeitabständen durchgeführt. Im Allgemeinen zeigte der Goniometer die gleiche Genauigkeit wie der Inklinometer (Bierma-Zeinstra et al. 1998).

Knie: Die Reliabilität eines Standard-Goniometers und eines Parallelogramm-Goniometers für die Messung der aktiven Knieflexion wurde bei 60 gesunden Studenten von 2 erfahrenen Testern untersucht. Es konnte kein Unterschied in der Intratester-Reliabilität beider Messmethoden gefunden werden. Diese war für kleine und grosse Gelenkswinkel gut bis exzellent (ICC = 0.85 - 0.87, resp. 0.91 - 0.96). Die Intertester-Reliabilität war mässig für kleine Gelenkswinkel (ICC = 0.43 bis 0.52) und gut bis exzellent für grosse Gelenkswinkel (ICC = 0.82 - 0.88) (Brosseau et al. 1997). Bei einem Test mit 2 Therapeuten und 30 Patienten für die Knieflexion wurde eine Intertester-Reliabilität von 0.98 ermittelt (Gogia et al. 1987).

Validität (Gültigkeit)

Beim Vergleich von Goniometermessungen der Knieflexion von 2 Therapeuten im Vergleich zu Röntgenaufnahmenmessungen bei 30 Patienten wurde eine sehr gute Korrelation (r = 0.97-0.98; ICC = 0.98-0.99) ermittelt (Gogia et al. 1987). Die parallele Validität eines Standard-Goniometers und eines Parallelogramm-Goniometers für die Messung der aktiven Knieflexion wurde bei 60 gesunden Studenten von 2 erfahrenen Testern untersucht (Brosseau et al. 1997). Weiter wurde ein Röntgenbild in 2 Positionen (kleiner und grosser Gelenkswinkel) gemacht. Es konnte kein Unterschied in der Validität der beiden Messmethoden gefunden werden. Diese war in der Messung von grossen Gelenkswinkeln besser (r = 0.73 und 0.77) als in der Messung von kleinen Gelenkswinkeln (r = 0.33 und 0.41).

Responsivität (Empfindlichkeit)

Die Standardabweichung bei den verschiedenen Gelenksmessungen wird mit zwischen 4° und 10° beschrieben (Armstrong et al. 1998; Mayerson et al. 1984; Rome et al. 1996).

Beurteilung

Diagnostik/Befund	empfohlen
Behandlungsplanung	empfohlen
Ergebnis/Verlauf	empfohlen
Prognose	nicht anwendbar

Bemerkungen

Das Goniometer ist eine einfache und praktikable Messung, die gut in der physiotherapeutischen Praxis eingesetzt werden kann. Voraussetzung für eine gute Validität und Reliabilität ist die standardisierte Durchführung der Messung. Aus den Resultaten ist ersichtlich, dass die Intratester-Reliabilität deutlich besser ist als die Intertester-Reliabilität. Deswegen wird empfohlen die Messungen immer vom selben

Therapeuten durchführen zu lassen. Die Empfindlichkeit ist gut beschrieben. Die Methode kann als Verlaufsmessung beim einzelnen Patienten verwendet werden. Dabei ist jedoch zu berücksichtigen, dass Veränderungen kleiner als 10° nicht als „echte" Veränderungen interpretiert werden dürfen.

Literatur

Literatursuche: PubMed; 08/2005

Armstrong AD, MacDermid JC, Chinchalkar S, Stevens RS, King GJ. Reliability of range-of-motion measurement in the elbow and forearm. J Shoulder Elbow Surg. 1998; 7 (6):573-80.

Bierma-Zeinstra SM, Bohnen AM, Ramlal R, Ridderikhoff J, Verhaar JA, Prins A. Comparison between two devices for measuring hip joint motions. Clin Rehabil. 1998; 12 (6):497-505.

Brosseau L, Tousignant M, Budd J, Chartier N, Duciaume L, Plamondon S, O'Sullivan JP, O'Donoghue S, Balmer S. Intratester and intertester reliability and criterion validity of the parallelogram and universal goniometers for active knee flexion in healthy subjects. Physiother Res Int. 1997; 2 (3):150-66.

Debrunner H. Gelenkmessung. DdD Tübingen, editor. Bern; 1971.

Ellis B, Bruton A, Goddard JR. Joint angle measurement: a comparative study of the reliability of goniometry and wire tracing for the hand. Clin Rehabil. 1997; 11 (4):314-20.

Gajdosik RL. Comparison and reliability of three goniometric methods for measuring forearm supination and pronation. Percept Mot Skills. 2001; 93 (2):353-5.

Gogia PP, Braatz JH, Rose SJ, Norton BJ. Reliability and validity of goniometric measurements at the knee. Phys Ther. 1987; 67 (2):192-5.

MacDermid JC, Chesworth BM, Patterson S, Roth JH. Intratester and intertester reliability of goniometric measurement of passive lateral shoulder rotation. J Hand Ther. 1999; 12 (3):187-92.

Mayerson NH, Milano RA. Goniometric measurement reliability in physical medicine. Arch Phys Med Rehabil. 1984; 65 (2):92-4.

Pellecchia GL, Bohannon RW. Active lateral neck flexion range of motion measurements obtained with a modified goniometer: reliability and estimates of normal. J Manipulative Physiol Ther. 1998; 21 (7):443-7.

Riddle DL, Rothstein JM, Lamb RL. Goniometric reliability in a clinical setting. Shoulder measurements. Phys Ther. 1987;67 (5):668-73.

Rome K, Cowieson F. A reliability study of the universal goniometer, fluid goniometer, and electrogoniometer for the measurement of ankle dorsiflexion. Foot Ankle Int. 1996; 17 (1):28-32.

Urban V, Kalberer F, Roos M, Dumont CE. Reliability of active range-of-motion measurement of the rotation in the forearm: comparison of three measurement devices. Z Orthop Ihre Grenzgeb. 2002; 140 (1):72-6.

Bewegungsausmass: Hydrogoniometer (engl: Inclinometer)

Testbeschreibung

Das Hydrogoniometer funktioniert ähnlich wie ein Kompass, dessen Nadel immer gegen Norden zeigt. Statt des magnetischen Nordens verwendet das Hydrogoniometer die Schwerkraft als Referenz und wird folglich senkrecht verwendet, während der Kompass horizontal verwendet wird. Statt einer magnetischen Nadel, besitzt das Hydrogoniometer einen zur Hälfte mit Flüssigkeit gefüllten kreisförmigen Hohlraum und ein bewegliches Zifferblatt mit einer Skala von 360 Grad.

Vor Bewegungsbeginn wird das Zifferblatt so gedreht, dass der Pfeil auf die Oberkante der Flüssigkeit zeigt (= auf Null eichen). Wird nun das Hydrogoniometer mit dem Körperteil bewegt, so kann der Bewegungswinkel am Zifferblatt abgelesen werden. Die Form des zu messenden Körperteils oder des Messortes hat deswegen keinen Einfluss auf das Messresultat.

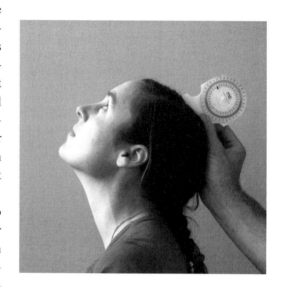

ICF Klassifikation

Körperfunktionen

b 710 Gelenkbeweglichkeit

Praktikabilität

Patientengruppe
Patienten mit Bewegungseinschränkungen der Gelenke

Zeitaufwand
Wenige Minuten pro Gelenk

Kosten
Ca. 150.- SFr

Ausbildung
1 Stunde, Kenntnisse der anatomischen Strukturen und der standardisierten Durchführung der Messmethode.

Praktische Durchführung
1. Das Goniometer in der Gelenks-Neutralstellung auf den Messstandort setzen.
2. Das Zifferblatt rotieren, bis der Pfeil auf 0 zeigt. Das Goniometer ist jetzt für das Messen des Bewegungsausmasses des gewählten Gelenks geeicht.
3. Die Bewegung wird durchgeführt.
4. In der Gelenksendstellung das Bewegungsausmass am Zifferblatt ablesen. Die äussere Skala für Bewegungen gegen den Uhrzeigersinn, die innere Skala für Bewegungen im Uhrzeigersinn verwenden.

Format
Funktionelles Bewegungsausmass

Skalierung
Winkelgrade

Subskalen
Keine

Reliabilität (Zuverlässigkeit)

In einer Literaturrückschau verschiedener Bewegungsmessgeräte für die Halswirbelsäule beurteilten die Autoren die Reliabilität des Hydrogoniometers als gut und empfehlen dieses für die Anwendung in der klinischen Untersuchung (Antonaci et al. 2000). Die Messung der zervikalen Lateralflexion sowie Flexion/ Extension zeigte bei 52 Patienten mit M. Bechterew eine gute Intratester-Reliabilität (Viitanen et al. 1998). In einer Reliabilitätstudie zur Messung des zervikalen Bewegungsausmasses mit 30 gesunden Probanden zeigte sich eine gute Intratester-Reliabilität (Flexion/Extension, r = 0.94; Lateralflexion, r = 0.92; Rotation, r = 0.89) und eine gute Intertester-Reliabilität (Flexion/Extension, r = 0.84; Lateralflexion, r = 0.82; Rotation, r = 0.81) (Hole et al. 2000). In einer vergleichenden Studie von 6 Rheumatologen die mittels einem „Gravity Inklinometer"[8] unabhängig voneinander 8 verschiedene Schulterbewegungen bei 6 Patienten mit Schulterschmerzen und Steifigkeiten massen, zeigten sich sehr unterschiedliche Korrelationen. Der Schürzengriff und die Schulterflexion zeigten die beste Intratester-Reliabilität (ICC = 0.91 resp. 0.83) und Intertester-Reliabilität (ICC = 0.80 resp. 0.72). Bezüglich den anderen Bewegungen zeigten sich niedrige Werte der Intratester-Reliabilität (ICC 0.32 – 0.43) und der Intertester-Reliabilität (ICC 0.06 – 0.29) (Hoving et al. 2002). Die Verwendung eines Hydrogoniometers zur Messung der Hüftadduktion mittels des „Ober-Tests" und des modifizierten „Ober-Tests" zeigte eine gute Intratester-Reliabilität (0.90 bzw. 0.91) (Reese et al. 2003). Der Vergleich der Intertester-Reliabilität eines Cybex Electronic Digital Inclinometer-320a und eines Hydrogoniometers bei 12 gesunden Probanden und 6 Patienten mit subakuten Kreuzschmerzen zeigte keine signifikanten Unterschiede Die Intertester-Reliabilität beider Messinstrumente, beurteilt mittels ICC, wird als akzeptabel beurteilt, wobei das Hydrogoniometer bei Patienten bessere Werte erreichte (Chiarello et al. 1993).

---

[8] *Es ist unklar ob das verwendete Messinstrument dem abgebildeten Hydrogoniometer entspricht. Es ist davon auszugehen, dass das Messprinzip demjenigen des Hydrogoniometers entspricht (Anm. des Verfassers).*

Validität (Gültigkeit)

Rondinelli fand eine niedrige Korrelation zwischen den lumbalen Flexionsmessungen mittels Hydrogoniometer und eines B-200 (Rondinelli et al. 1992). In einem Vergleich, der einerseits mittels Cervical Range of Motion (CROM) und andererseits mittels Hydrogoniometer ermittelten Bewegungen der Halswirbelsäule von gesunden Probanden zeigte sich eine gute Korrelationen bezüglich Flexion/Extension (0.80) und Laterflexion (0.79) jedoch nicht für die Rotation (-0.18) (Hole et al. 2000).

Responsivität (Empfindlichkeit)

Der durchschnittlichen Messfehler bei Flexionsmessungen der lumbalen Wirbelsäule durch erfahrene Untersucher bei gesunden Probanden betrug 8.5 Grad für die einfache Hydrogoniometer-Messung und 10.5 Grad für die Doppelmessung (Rondinelli et al. 1992).

Beurteilung

Diagnostik/Befund	teilweise empfohlen
Behandlungsplanung	teilweise empfohlen
Ergebnis/Verlauf	teilweise empfohlen
Prognose	nicht anwendbar

Bemerkungen

Die meisten Studien zum Hydrogoniometer befassen sich mit der Reliabilität der Messmethode. Untersuchungen zur Messung der Nackenbewegungen bei Gesunden und Patienten zeigten gute Werte. Es ist jedoch fraglich, ob diese Untersuchungsresultate generell auf Patienten mit neurologischen Erkrankungen übertragen werden können. Weiter muss von einem Messfehler von 10 Grad ausgegangen werden. Dieses Resultat wurde in einem kontrollierten Umfeld bei gesunden Probanden ermittelt. Es ist anzunehmen, dass bei neurologischen Patienten mit Störungen der Willkürmotorik die Messbedingungen schwieriger sind, und der Messfehler somit noch grösser ausfallen wird. Nur zwei Studien zur Validität konnten gefunden werden, wobei diejenige von Hole et al. die parallele Validität mit einem sehr ähnlichen Instrument (CROM) vergleicht. Beide Untersuchungen fanden anhand von Wirbelsäulenbewegungen statt. Zur Validität der Messresultate an den Extremitäten konnten keine Studien gefunden werden. Aus diesen Gründen kann das Hydrogoniometer nur zur Messung von zervikalen Bewegungen und bei Patienten mit intakter Willkürmotorik empfohlen werden. In der eigenen Anwendung zeigte das Hydrogoniometer auch eine sehr gute Praktikabilität bei der Messung des „Straight Leg Raise". Es konnten jedoch keine Studien zur Reliabilität und Validität dieser Messung gefunden werden.

Literatur

Literatursuche: PubMed, 02/2005

Antonaci F, Ghirmai S, Bono G, Nappi G. Current methods for cervical spine movement evaluation: a review. Clin Exp Rheumatol. 2000; 18 (2 Suppl 19):S45-52.

Chiarello CM, Savidge R. Interrater reliability of the Cybex EDI-320 and fluid goniometer in normals and patients with low back pain. Arch Phys Med Rehabil. 1993; 74 (1):32-7.

Hole DE, Cook JM, Bolton JE. Reliability and concurrent validity of two instruments for measuring cervical range of motion: effects of age and gender. Man Ther. 2000; 1 (1):36-42.

Hoving JL, Buchbinder R, Green S, Forbes A, Bellamy N, Brand C, Buchanan R, Hall S, Patrick M, Ryan P, Stockman A. How reliably do rheumatologists measure shoulder movement? Ann Rheum Dis. 2002; 61 (7):612-6.

Reese NB, Bandy WD. Use of an inclinometer to measure flexibility of the iliotibial band using the Ober test and the modified Ober test: differences in magnitude and reliability of measurements. J Orthop Sports Phys Ther. 2003; 33 (6):326-30.

Rondinelli R, Murphy J, Esler A, Marciano T, Cholmakjian C. Estimation of normal lumbar flexion with surface inclinometry. A comparison of three methods. Am J Phys Med Rehabil. 1992; 71 (4):219-24.

Viitanen JV, Kokko ML, Heikkila S, Kautiainen H. Neck mobility assessment in ankylosing spondylitis: a clinical study of nine measurements including new tape methods for cervical rotation and lateral flexion. Br J Rheumatol. 1998; 37 (4):377-81.

Umfangmessung

Testbeschreibung

Umfangmessungen können zur Erfassung von Gelenksschwellungen, Muskelatrophien oder Ödemen durchgeführt werden. Aussagekräftig ist nur ein Seitenunterschied zur nicht betroffenen Gliedmasse (Debrunner 1983). Der Umfang ist an eindeutig gekennzeichneten Stellen zu messen; sie werden am besten in festen Abständen von knöchernen Bezugspunkten angegeben.

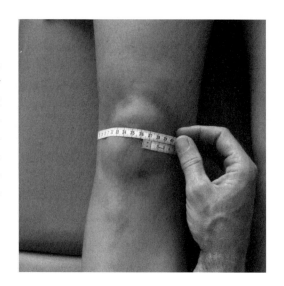

ICF Klassifikation

Körperfunktionen
s 730 Struktur der oberen Extremität
s 750 Struktur der unteren Extremität

Praktikabilität

Patientengruppe
Patienten mit Schwellung oder Muskelatrophien der Extremitäten

Zeitaufwand
wenige Minuten

Kosten
keine

Ausbildung
Kenntnisse der standardisierten Durchführung

Praktische Durchführung
Häufige gemessene Umfangsmessungen sind:
Bein:
- 5, 10, 15 cm oberhalb Kniegelenkspalt
- Kniegelenksspalt
- 15 cm unterhalb Kniegelenkspalt
- Höhe Malleolus lateralis
- Über dem Kahnbein
- Vorfussballen

Arm:
- Oberarm, Höhe vordere Achselfalte
- 15 cm oberhalb lat. Epicondylus
- Ellenbogengelenk
- 10 cm unterhalb lat. Epicondylus
- Handgelenk
- Mittelhand ohne Daumen

Format
Klinische Untersuchung

Skalierung
Zentimeter

Subskalen
Keine

Reliabilität (Zuverlässigkeit)

Whitney untersuchte die Reliabilität von Umfangmessungen an den unteren Extremitäten. Dabei wurden Messungen an verschiedenen Tagen, wie auch jeweils am Folgetag durchgeführt. Die Korrelationskoeffizienten für die Intratester-Reliabilität variierten zwischen 0.91 und 1.00. Die Autoren empfehlen Umfangmessungen, da diese, auch wenn an verschiedenen Tagen durchgeführt, noch zuverlässig sind (Whitney et al. 1995).

Mit dem Ziel, die Reliabilität der Umfangmessungen an den unteren Extremitäten zu bestimmen, untersuchten drei Physiotherapeuten neun Patienten nach vorderer Kreuzbandrekonstruktion. Die Umfangmessungen wurden an den folgenden Orten durchgeführt: 15cm unterhalb des Kniegelenkspaltes, 5, 10, und 15cm oberhalb des Kniegelenkspaltes, auf Höhe Gelenkspalt und Mitte Oberschenkel. Die Patienten wurden in Rückenlage mit gestreckten Knien mittels eines speziell konstruierten Gerätes vermessen. Auf der betroffenen, wie auch auf der nicht betroffenen Seite konnte für alle Messniveaus eine sehr gute Intratester-Reliabilität festgestellt werden (ICC = 0.82 - 1.0). Die Autoren empfehlen daher die Umfangmessungen als zuverlässiges Messverfahren bei Zuständen nach vorderer Kreuzbandrekonstruktion (Soderberg et al. 1996).

Die Reliabilität der Wasserverdrängungsmethode und einer Volumenberechnung basierend auf Umfangmessungen wurde von Megens et al. studiert. Dazu untersuchten die Autoren 25 Frauen nach axillärer Lymphknotenentfernung, die ein erhöhtes Risiko für die Entwicklung eines Lymphödems des Arms aufwiesen. Die Messungen wurden von zwei Physiotherapeuten bei der Erstuntersuchung und von einem weiteren Physiotherapeuten eine Woche später durchgeführt. Die Intratester Reliabilität beider Messmethoden war sehr gut (ICC=0.99) (Megens et al. 2001). Die Intertester-Reliabilität in der Studie von Whitney et al. betrug 0.81 - 0.98, bei Soderberg et al. 0.72 – 0.97, und bei Megens et al. =.99 (ICC).

In seiner Literaturzusammenfassung über verschiedene Messmethoden bei Lymphödemen beurteilte der Autor Umfangmessungen als einfach durchzuführen, billig, jedoch mit nur beschränkter Zuverlässigkeit (Gerber 1998).

Validität (Gültigkeit)

Die Studie von Karges et al. verglich die Messresultate der Wasserverdrängungsmethode und einer Volumenberechnung basierend auf Umfangmessungen. Dazu wurden die oberen Extremitäten von 14 Frauen mit Lymphödemen mittels eines Volumenmeters und eines Messbandes gemessen. Die Korrelation der Messresultate war sehr hoch (ICC =0.99). Es zeigte sich jedoch, dass eine durchschnittliche Differenz von 95.62 ml zwischen dem tatsächlichen Volumen und dem berechneten Volumen bestand. Die Autoren empfehlen beide Messverfahren für den klinischen Gebrauch, weisen aber explizit darauf hin, diese nicht zu mischen (Karges et al. 2003). Zu derselben Schlussfolgerung kommen Megens et al. in ihrer vergleichenden Studie des berechneten und tatsächlichen gemessenen Volumens der oberen Extremität (Megens et al. 2001). Messungen des Oberschenkelumfangs zeigten keine Korrelation mit der isokinetisch gemessenen Kraft der Knieextensoren. Diese Untersuchung wurde bei 15 Frauen mit Gonarthrose und implantierter Knietotalprothese zu drei Messzeitpunkten durchgeführt: präoperativ sowie 6 und 24 Wochen postoperativ. Es zeigte sich, dass präoperativ eine reduzierte Kraft der Kniestrecker und eine leichte Umfangverminderung der betroffenen Seite bestanden. Postoperativ war die Kraft weiterhin reduziert während die Umfangdifferenz zunahm. Die Umfangveränderungen korrelierten mit der Body Mass, nicht jedoch mit der Kraft der Knieextensoren. Die Autoren schlussfolgerten, dass die Umfangveränderungen durch die Body Mass erklärt sind und deswegen nicht für die Quantifizierung des Rehabilitationsverlaufs verwendet werden sollen (Nicolakis et al. 2000).

Responsivität (Empfindlichkeit)

Keine Angaben.

Beurteilung

Diagnostik/Befund   teilweise empfohlen[1]
Behandlungsplanung   empfohlen
Ergebnis/Verlauf   teilweise empfohlen[2]
Prognose   nicht anwendbar

Bemerkungen

1) Umfangmessungen sind zuverlässig und können für die Erfassung von Lymphödemen verwendet werden. Die Studie von Nicolakis et al. weist auf die fehlende Validität von Umfangmessungen in Bezug auf die muskuläre Funktion hin.

2) Leider konnten keine Studien zur Verlaufsempfindlichkeit dieser Messmethode gefunden werden. Die gute Zuverlässigkeit dieser Messmethode, auch über mehrere Tage hinweg, ist ein Hinweis für deren Anwendbarkeit bei Verlaufsmessungen. Es bleibt jedoch unklar welche Veränderung als wahre Veränderung interpretiert werden kann. Sicher ist, dass bei Verlaufsuntersuchungen für die Umfangmessung immer die gleiche Methode angewendet werden soll, da jede Methode für sich zwar reliabel ist, im Vergleich untereinander jedoch nur schwach valide sind.

Literatur

Literatursuche: 03/2005

Debrunner A. Orthopädische Diagnostik. In: A Debrunner, editor, translator and editor Orthopädie: Die Störungen des Bewegungsapparates in Klinik und Praxis. 1 edn. Bern: Verlag Hans Huber Bern; 1983.

Gerber LH. A review of measures of lymphedema. Cancer. 1998; 83 (12 Suppl American):2803-4.

Karges JR, Mark BE, Stikeleather SJ, Worrell TW. Concurrent validity of upper-extremity volume estimates: comparison of calculated volume derived from girth measurements and water displacement volume. Phys Ther. 2003; 83 (2):134-45.

Megens AM, Harris SR, Kim-Sing C, McKenzie DC. Measurement of upper extremity volume in women after axillary dissection for breast cancer. Arch Phys Med Rehabil. 2001; 82 (12):1639-44.

Nicolakis P, Nicolakis M, Dorotka R, Ebenbichler G, Uher E. Evaluating rehabilitation progress by measuring thigh circumference. Z Orthop Ihre Grenzgeb. 2000; 138 (6):526-9.

Soderberg GL, Ballantyne BT, Kestel LL. Reliability of lower extremity girth measurements after anterior cruciate ligament reconstruction. Physiother Res Int. 1996; 1 (1):7-16.

Whitney S, Mattocks L, Irrgang J. Reliability of lower extremity girth measurements and right- and left-side differences. J Sport Rehabil. 1995; 4:108-15.

Glossar

In diesem alphabetisch geordneten Glossar sind die wichtigsten Begriffe des vorliegenden Buches kurz erklärt. Die in den Erläuterungen <u>unterstrichenen</u> Begriffe sind Querverweise. Diese Begriffe werden im Glossar an der entsprechenden Stelle ebenfalls erklärt.

A

ADL   Abkürzung für *Activities of Daily Living*. Darunter versteht man die Aktivitäten des täglichen Lebens (ATL). Sie umfassen alle Lebensbereiche: wach sein und schlafen; sich bewegen; sich waschen und kleiden; Essen und Trinken; Ausscheiden; Körpertemperatur regulieren; atmen; für Sicherheit sorgen; Raum und Zeit gestalten, arbeiten und spielen; kommunizieren; Kind, Frau, Mann sein; Sinn finden im Werden, Sein, Vergehen (nach Juchli 1994).

Assessment   Messinstrument zur objektiven Erfassung der Funktionsfähigkeit eines Patienten. Mit Hilfe der Internationalen Klassifikation der Funktionsfähigkeit, Behinderung und Gesundheit (ICF) können Assessments eingeteilt werden in solche, welche die Körperfunktionen- und Strukturen, die Aktivitäten oder die Partizipation eines Individuums messen. Für die Untersuchung von Körperfunktionen und Körperstrukturen werden in der Regel Apparaturen wie beispielsweise Magnetresonanztomograph (MRI), Elektromyograph (EMG) oder Spirometer eingesetzt. Wird das Ausmass einer Aktivitätseinbusse gemessen, wird der Patient bei dieser Aktivität beobachtet und seine Leistung anhand physikalischer Grössen gemessen. Z.B. die zurückgelegte Distanz in Metern, die Dauer für die Durchführung von vorgegebenen Aufgaben. Die Partizipation eines Patienten wird meist mit Hilfe von Fragebogen oder strukturierten Interviews erfasst.

B

BiPAP   Abkürzung für *Biphasic Positive Airway Pressure*. Beatmungsform eines Beatmungsgerätes, bei welcher immer ein positiver Beatmungsdruck be-

	steht. Das Gerät wechselt kontinuierlich zwischen einem höheren zu einem tieferen Druckniveau. Der Patient atmet dabei selbständig.
Bodeneffekt	Vom Bodeneffekt spricht man, wenn die Skala eines Messinstruments über keine ausreichend tiefen Werte verfügt, um Patienten mit stark eingeschränkter Leistungsfähigkeit abzubilden. Die Patienten müssen erst eine bestimmte Minimalanforderung erfüllen, damit sie vom Messinstrument erfasst werden können. Siehe auch <u>Deckeneffekt</u>.

C

CD-ROM	Abkürzung für *Compact Disc Read-Only Memory*. Auf einer CD-ROM können Computerdaten dauerhaft gespeichert werden.
CIMT	Abkürzung für *Constraint Induced Movement Therapy*. Behandlungsmethode zur Funktionsverbesserung des hemiparetischen Armes. Die nicht betroffene Hand wird mit einem dicken Handschuh „unbrauchbar" gemacht und so der Gebrauch der paretischen Extremität erzwungen (auch forced use therapy).

D

Deckeneffekt	Der Deckeneffekt tritt dann ein, wenn der Umfang der Skalierung eines Messinstruments zu gering ist, um weitere Verbesserungen von Patienten abzubilden, die bereits die maximal mögliche Ausprägung zB. Punktzahl erreicht haben. Siehe auch <u>Bodeneffekt</u>.
Determinationskoeffizient	Werden zwei Assessments, die das gleiche messen, gleichzeitig angewendet und die Resultate verglichen, kann mit Hilfe des Determinationskoeffizienten eine Aussage über den Zusammenhang dieser Ergebnisse gemacht werden. Der als Determinationskoeffizient oder Bestimmtheitsmass bezeichnete Kennwert gibt an, welcher prozentuale Anteil der Varianz des einen Messresultats aufgrund des Resultats des anderen Tests erklärbar ist. Der Determinationskoeffizient ist das Quadrat des Korrelationskoeffizienten. Siehe auch <u>Korrelation</u>.
Disziplin	In der Neurorehablilitation tätige Vertreter einer Berufsgruppe. Siehe auch <u>multidisziplinär</u>.
DRG	Abkürzung für *Diagnosis Related Groups*. Klassifikationssystem, mit welchem medizinische Behandlungsfälle mit vergleichbarem Aufwand als Basis für die Vergütung von Behandlungsleistungen zusammengefasst werden (Fallkosten-Pauschalen).

E

et al   Abkürzung für *et alteri* oder *et alii*. Lateinisch für *und andere*. Meist wird bei Literaturreferenzen nur der Erstautor genannt. Mit et al. werden die weiteren Autoren zusammengefasst.

G

Gesamtscore   Einige der Assessments setzen sich aus mehreren Teilen oder Aufgaben zusammen. Der Gesamtscore ist die Summe der für die einzelnen Aufgaben erreichten Punkte. Für die Bewertung und Interpretation werden bei einzelnen Assessment neben dem Gesamtscore auch die Teilsummen thematisch ähnlicher Aufgaben betrachtet (z.B. Funtional Independence Measure). Siehe auch Subskala.

Goldstandard   Messinstrument, welches das zu messende Merkmal ohne oder mit nur minimalem Fehler misst.

Gütekriterium   Gütekriterien beschreiben den Gehalt wissenschaftlicher Qualität von Studien und Testverfahren. Im Zusammenhang mit Messinstrumenten werden die Gütekriterien unterteilt in Objektivität, Reliabilität und Validität. Die Gütekriterien von Messinstrumenten zählen zur Testtheorie, die ihrerseits für die Evaluation psychologischer Testverfahren entwickelt wurde. An Stelle von Gütekriterien spricht man deshalb auch von *psychometrischen* Eigenschaften eines Tests, selbst wenn dieser beispielsweise die Gehfähigkeit und nicht ein psychologisches Merkmal misst.

H

Hirnschlag   Plötzlicher Funktionsverlust von Teilen des Gehirns. Die häufigste Ursache ist eine akute Durchblutungsstörung. Synonyme sind Apoplex, Apoplexie, apoplektischer Insult, CVI (Cerebrovaskulärer Insult), Schlaganfall, Stroke.

HOPS   Abkürzung für *Hirnorganisches Psychosyndrom*. Bei akuten hirnorganischen Schäden auftretende psychische Störungen wie Verwirrtheit, Orientierungsstörungen, Sprechstörungen, Aggressivität usw.

I

ICC   Abkürzung für *Intra Class Correlation*. Es handelt sich um ein statistisches Verfahren um die Übereinstimmung von Resultaten von mehreren Assessments zu untersuchen. Dieses Verfahren wird somit für die Untersuchung der Reliabilität Validität eingesetzt. Der ICC kann von − 1 bis 1 variieren, wobei -1 und 1 für eine perfekte Übereinstimmung steheh. Siehe auch Korrelation.

ICF   Abkürzung für die Internationale Klassifikation der Funktionsfähigkeit, Behinderung und Gesundheit (*International Classification of Functioning, Disability and Health*) ist eine von der Weltgesundheitsorganisation (WHO) zur Verfügung gestellte Klassifikation von Gesundheit und mit Gesundheit zusammenhängenden Zuständen. Die ICF geht dabei nicht auf die Ursache einer Gesundheitsstörung ein, sondern betrachtet deren mögliche Auswirkungen auf das Individuum. Die ICF besteht aus zwei Teilen mit je zwei Komponenten:

Teil 1. Funktionsfähigkeit und Behinderung
    a. Körperfunktionen und −strukture
    b. Aktivitäten und Partizipation

Teil 2. Kontextfaktoren
    c. Umweltfaktoren
    d. Personenbezogene Faktoren (nicht klassifiziert)

IK   Abkürzung für *Intermittierender Katheterismus*. Massnahme zur Entleerung der Harnblase (z.B. bei Querschnittlähmung. IFK: Intermittierender Fremdkatheterismus, ISK: Intermittierender Selbskatheterismus).

Inhaltsvalidität   Siehe Validität.

Interdisziplinär   Darunter versteht man die Zusammenarbeit verschiedener Berufsgruppen (Disziplinen), mit dem Ziel, das beste Rehabilitationsergebnis zu erreichen. Diese Zusammenarbeit wird auch mit dem Begriff multidisziplinär beschrieben. In der Neurorehabilitation arbeiten Vertreter dieser Berufe interdisziplinär zusammen: Arzt, Pflege, Ergotherapie, Physiotherapie, Logopädie, Berufsberatung, Ernährungsberatung, Sozialarbeit, Psychologie, Orthopädiemechanik und weitere.

Intervallskala   Siehe Skalenniveau.

Item   Teilaufgabe oder Element eines Messinstruments.

K

Kappa κ   Der Cohen's Kappa-Koeffizient ist ein Mass für den Zusammenhang zweier nominaler Merkmale. Ein perfekter Zusammenhang hat die Aus-

	prägung von 1; kein Zusammenhang diejenige von 0. Siehe auch <u>Skalenniveau</u> und <u>Korrelation</u>.
Konstruktvalidität	Siehe <u>Validität</u>.
Korrelation	Die Korrelation ist ein statistisches Verfahren mit dessen Hilfe der Zusammenhang von zwei unterschiedlichen Merkmalen oder die Messresultate eines Merkmals, das mit zwei verschiedenen Tests gemessen wurde, bestimmt wird. Das Resultat ist der Korrelationskoeffizient (abgekürzt r für <u>Pearson</u> oder σ für <u>Spearman</u>). Er nimmt Werte zwischen -1 und +1 an, wobei Werte nahe 0 anzeigen, dass es keinen Zusammenhang zwischen den beiden Merkmalen gibt. Werte nahe -1 zeigen an, dass ein negativer Zusammenhang vorhanden ist (kleine Werte des einen Merkmals korrelieren mit großen Werten des anderen Merkmals) und Werte nahe +1 deuten auf einen positiven Zusammenhang hin (kleine Werte des einen Merkmals korrelieren mit kleinen, große Werte mit großen Werten des anderen Merkmals). Die Korrelation wir häufig verwendet, um zu untersuchen, ob eine wiederholte Messung mit ein und demselben Assessment das gleiche Resultat ergibt (<u>Retest</u>-<u>Reliabililtät</u>) oder ob die Resultate zweier unterschiedlicher Assessments, die das gleiche messen, übereinstimmen (<u>Validität</u>). Siehe auch <u>Determinationskoeffizient</u>.
Kriteriumsvalidität	Siehe <u>Validität</u>.

M

Messinstrument	Siehe <u>Assessment</u>.
Multidisziplinär	Siehe <u>Interdisziplinär</u>.

N

Nominalskala	Siehe <u>Skalenniveau</u>.

O

Objektivität	Die Objektivität ist ein <u>Gütekriterium</u> für <u>Messinstrumente</u>. Sie bezieht sich auf die Standardisierung der Testdurchführung, Datenerfassung und Interpretation. Objektivität ist dann gegeben, wenn die Testdaten auf ihrem gesamten Weg von der Erfassung bis zur Interpretation nicht durch bestimmte Rahmenbedingungen beeinflusst werden.

Odds	Die „Odds" ist das Wahrscheinlichkeitsverhältnis von einander ausschliessenden Ereignissen oder anders ausgedrückt das Verhältnis der Wahrscheinlichkeit, dass ein Ereignis eintritt zu der Wahrscheinlichkeit, dass dieses Ereignis nicht eintritt. Beispiel: Wenn von 100 Typ 1 Diabetikern 60 Patienten ein chronisches Nierenversagen entwickeln und 40 Patienten nicht, dann ist die Odds (oder Chance) für ein Nierenversagen 60:40 = 1,5. Dagegen ist die Wahrscheinlichkeit ein Nierenversagen zu entwickeln 60:100 = 0,6 = 60%. Ist die Odds größer 1, dann ist das Ereignis häufiger als das Nicht-Ereignis und umgekehrt. Die Odds eines unmöglichen Ereignisses ist Null
Odds Ratio	Die Odds Ratio ist ein Begriff aus der beschreibenden Statistik und bezeichnet das Verhältnis (Ratio) von zwei Odds für ein bestimmtes Ereignis (Odds exponierter Personen / Odds nicht exponierter Personen). Je näher die Odds Ratio an 1 heranrückt, umso geringer ist der Unterschied zwischen den beiden Gruppen, je weiter die Odds Ratio von 1 wegrückt (Richtung 2 oder Richtung 0) umso grösser ist der Unterschied zwischen den Gruppen.
Ordinalskala	Siehe Skalenniveau.

P

PAVK	Abkürzung für *Periphere arterielle Verschlusskrankheit*. Arterielle Durchblutungsstörung der Extremitäten durch die Einengung der Arterien meist durch Arteriosklerose (auch Claudicatio intermittens oder Schaufensterkrankheit).
Pearson	Der Pearson- , Pearson-Bravais oder Produkt-Moment-Korrelationskoeffizient (r) ist eine Form eines Korrelationskoeffizienten. Mit ihm werden Zusammenhänge zwischen zwei intervall- oder proportionalskalierten Merkmalen untersucht. Siehe auch Skalenniveau und Korrelation.
PEG	Abkürzung für *Perkutane Endoskopische Gastrostomie*. Die PEG-Sonde ist ein direkter Magenzugang, der durch die Bauchdecke führt. Sie dient der vollständigen oder teilweisen künstlichen Ernährung von Patienten mit Schluckstörung.
Proportionalskala	Siehe Skalenniveau.
Psychometrische Kriterien	siehe Gütekriterium.

R

r	Siehe Pearson und Korrelation.

r^2	Siehe <u>Determinationskoeffizient</u>.
Reliabilität	Die Reliabilität (englisch: reliability) ist das Mass für die Zuverlässigkeit einer Messung. Sie beschreibt die Übereinstimmung zwischen wahrem und gemessenem Wert. Siehe auch <u>Retest-Reliabilität</u>.
Responsivität	Beschreibt die Empfindlichkeit eines Tests, Veränderungen festzustellen. Auch Änderungssensitivität.
Retest-Reliabilität	Sie beschreibt das Mass an Übereinstimmung der Ergebnisse eines Tests, der mehrmals durchgeführt wurde und ist somit ein Mass für die Zuverlässigkeit. Es wird unterschieden, ob der gleiche Untersucher die Messung wiederholt, *Intrarater- oder Intratester-Reliabilität*, oder ob ein zweiter Untersucher die Messung wiederholt, *Interrater- oder Intertester-Reliabilität*. Siehe auch <u>Reliabilität</u>.

S

SD	Abkürzung für *Standard Deviation*. Die Standardabweichung ist ein statistisches Mass für die Streuung einer Verteilung.
Sensitivität	Die Sensitivität eines Testverfahrens gibt an, wie gross der Anteil der richtig erkannten positiven Fälle (richtig positiv) aus der Gesamtheit aller positiven Fälle (die sich zusammensetzt aus der Summe der richtig positiven und falsch positiven Fälle) ist. So ist beispielsweise ein Test zur Erkennung des Sturzrisikos dann sensitiv, wenn er den Anteil an tatsächlich sturzgefährdeten Patienten zu erkennen vermag. Siehe auch <u>Spezifität</u>.
Signifikanz	Sie beschreibt die Wahrscheinlichkeitsgrenze, mit welcher eine Hypothese oder ein Unterschied als wahr angenommen werden kann. In wissenschaftlichen Studien haben sich drei Signifikanzniveaus durchgesetzt: 0.001; 0.01 und 0.05. Statistische Verfahren prüfen, ob diese Grenzen über- oder unterschritten werden. Die Resultate werden mit dem p-Wert angegeben (probability = Wahrscheinlichkeit). Ein p-Wert von < 0.001 bedeutet, dass ein gefundener Unterschied mit einer Wahrscheinlichkeit von weniger als 0.1% zufällig zu Stande kam. Überschreitet diese Irrtumswahrscheinlichkeit die 5%-Grenze, gilt der Unterschied als nicht signifikant.
Skalenniveau	Assessments verwenden verschiedene Masseinheiten oder Skalen, um den Ausprägungsgrad von Eigenschaften und Merkmalen von Patienten festzuhalten. Diese Skalen werden auf Grund ihrer Charakteristika in unterschiedliche Niveaus eingeteilt. Das Skalenniveau ist entscheidend für die Wahl der statistischen Auswerteverfahren:

Nominalskala: beschreibt die Eigenschaften und Merkmale eines Patienten ohne Wertung (z.B. Geschlecht, Farbe, Kennnummer).

Ordinalskala: beschreibt Eigenschaften und Merkmale abgestuft von weniger (schlechter) zu mehr (besser), wobei zwischen den Stufen kein definierter Abstand besteht (z.B. Muskelstatus, auf Grund klinischer Erfahrung festgelegte Abstufungen wie beim «Spinal Cord Independence Measure» oder «Action Research Arm Test»).

Intervallskala und Proportionalskala: beschreiben Eigenschaften mit einer Einheit, zwischen deren Stufen definierte Abstände bestehen (z.B. Meter, Temperatur, Sekunden). (Eine Proportionalskala besitzt im Unterschied zur Intervallskala einen wahren Nullpunkt, was nicht nur die Aussage über Differenzen sondern zusätzlich über Verhältnisse zulässt.)

Spearman — Der Spearman- oder Rangkorrelationskoeffizient (σ) ist eine Form eines Korrelationskoeffizienten. Mit ihm werden Zusammenhänge zwischen zwei ordinalen Merkmalen untersucht. Siehe auch Skalenniveau und Korrelation.

Spezifität — Als Spezifität bezeichnet man die Wahrscheinlichkeit, dass ein Test ein negatives Ergebnis auch als solches erkennt (richtig-negativ). So ist beispielsweise ein Test zur Erkennung des Sturzrisikos dann spezifisch, wenn er den Anteil an nicht sturzgefährdeten Patienten, die es tatsächlich auch nicht sind, zuverlässig erkennt. Siehe auch Sensitivität.

Stroke — Siehe Hirnschlag

Subskala — Häufig setzen sich Assessments aus mehreren Teilen zusammen (z.B. Gleichgewicht und Gang beim Performance Oriented Mobility Assessment-Tinetti), die für sich als Unterskala betrachtet werden können. Siehe auch Gesamtscore.

T

Totalscore — Siehe Gesamtscore.

V

Validität — Die Validität bezeichnet im Allgemeinen die Gültigkeit. Es gilt dabei folgende Unterscheidung zu berücksichtigen.

a. *Validität von Untersuchungsdesigns*
Bezieht sich auf die Gültigkeit von empirischen Studien und hat nichts mit der Gültigkeit von Messinstrumenten gemein. Interne Validität bezieht sich dabei auf die Methodologie einer Studie und die Beeinflussung

derselben durch systematische Fehler (Bias). Externe Validität beschreibt die Generalisierbarkeit der Studienergebnisse.

b. Validität von Messungen

Bezieht sich auf die Gültigkeit von Messinstrumenten. Es werden drei Konzepte unterschieden:

1. **Inhaltsvalidität**. Diese ist gegeben, wenn alle Aspekte des zu messenden Konstrukts berücksichtigt sind. So wird ein Test zur Erfassung der Mobilität nicht inhaltsvalide sein, wenn er nur das Gehen auf ebener Oberfläche misst und weitere Aspekte der Mobilität (Rollstuhl fahren, Treppensteigen usw.) unberücksichtigt lässt.

2. **Kriteriumsvalidität**. Hier geht es um die Übereinstimmung der Resultate des zu untersuchenden Messinstruments mit den Resultaten eines anderen Messinstruments (Aussenkriterium).

3. **Konstruktvalidität**. Wenn sich aus dem zu überprüfenden Konstrukt Hypothesen ableiten lassen und sich diese in empirischen Untersuchungen bestätigen, gilt die Konstruktvalidität als gegeben.

VAS   Abkürzung für *Visual Analogue Scale*

W

WHO   Abkürzung für *World Health Organization (Weltgesundheitsorganisation)*. Sie ist die Koordinationsbehörde der Vereinten Nationen für das internationale öffentliche Gesundheitswesen.

Abkürzungsverzeichnis

In diesem alphabetisch geordneten Abkürzungsverzeichnis sind die wichtigsten Begriffe des vorliegenden Buches kurz erklärt. Einige der Abkürzungen werden im Glossar ausführlich erklärt.

A

ALS	*Amyotrophe Lateralsklerose*
ALSFRS	*Amyotrophic Lateral Sclerosis Functional Rating Scale*
ARAT	*Action Research Arm Test*
ASIA	*American Spinal Injury Association*

B

BBS	*Berg Balance Scale*
BI	*Barthel Index*
BiPAP	*Biphasic Positive Airway Pressure.* Erklärung siehe Glossar.

C

CBS	*Catherine Bergego Scale*
CD-ROM	*Compact Disc Read-Only Memory.* Erklärung siehe Glossar.
CIMT	*Constraint Induced Movement Therapy.* Siehe Glossar.
CTSIB	*Clinical Test for Sensory Interaction in Balance.* Siehe Sensory Organisation Test (SOT).
CVI	*Cerebrovaskulärer Insult.* Erklärung siehe Glossar (Hirnschlag).

D

DGI	*Dynamic Gait Index*
DHI	*Dizziness Handicap Inventory*
DRG	*Diagnosis Related Groups.* Erklärung siehe Glossar.

E

e	*empfohlen.* Bezieht sich auf die Anwendungsbereiche eines Messinstruments (ne = nicht empfohlen, te = teilweise empfohlen).
EBI	*Erweiterter Barthel Index*
EDSS	*Expanded Disability Status Scale*
EFA	*Early Functional Abilities*
EFL	*Evaluation der funktionellen Leistungsfähigkeit*
ESS	*European Stroke Scale*
ET	*Ergotherapie*
et al	*et alteri* oder *et alii.* Lateinisch für *und andere.* Erklärung siehe Glossar.
ETGUG	*Expanded Timed Get Up and Go*

F

FAC	*Functional Ambulation Categories*
FAM	*Functional Assessment Measure*
FIM	*Functional Independence Measure*
FMA	*Fugl-Meyer Motor Assessment*
FNV	*Finger-Nase-Versuch*
FO-Stimulation	*Facio-orale-Stimulation*
FR	*Functional Reach*
FRB	*Frühreha-Barthel-Index*
FTRS	*Fahn Tremor Rating Scale*

G

GAS	*Goal Attainment Scaling*
GCS	*Glasgow Coma Scale*
GGW	*Gleichgewicht*
GMFM	*Gross Motor Function Measure*

H

HOPS	*Hirnorganisches Psychosyndrom.* Erklärung siehe Glossar.

I

ICC	*Intra Class Correlation.* Erklärung siehe Glossar.
ICF	Internationale Klassifikation der Funktionsfähigkeit, Behinderung und Gesundheit (*International Classification of Functioning, Disability and Health*) Erklärung siehe Glossar.
IGPNR	*Interessengemeinschaft Physiotherapie Neurorehabilitation*
IHRES	*Indikatoren des Reha-Status*
IK	*Intermittierender Katheterismus.* Erklärung siehe Glossar

K

kA	*keine Angaben*
KRS	*Koma-Remissions-Skala*
KST	*Kniestand* (in Gross Motor Function Measure)

L

LF	*Lateralflexion*
li	*links* (re = rechts)
Logo	*Logopädie*

M

MAS	*Modified Ashworth Scale*
MRS	*Modified Rankin Scale*
MS	*Multiple Sklerose.*

N

na	*nicht anwendbar.* Bezieht sich auf Anwendungsbereiche eines Messinstruments.
NAC	*Needs Assessment Checklist*
ne	*nicht empfohlen.* Bezieht sich auf die Anwendungsbereiche eines Messinstruments (e = empfohlen, te = teilweise empfohlen).
NHPT	*Nine Hole Peg Test*
NIH-SS	*National Institute of Health Stroke Scale*
NRS	*Numeric Rating Scale*

P

PAVK	*Periphere arterielle Verschlusskrankheit.* Erklärung siehe Glossar.
PDI	*Pain Disability Index*
PEG	*Perkutane Endoskopische Gastrostomie* Erklärung siehe Glossar.
POMA	*Performance Oriented Mobility Assessment* (Tinetti-Test)
PT	*Physiotherapie*
PTR	*Interessengemeinschaft Physiotherapie in der Rehabilitation*

R

re	*rechts* (li = links)
RL	*Rückenlage* (BL = Bauchlage, SL = Seitenlage)
RMI	*Rivermead Mobility Index*
RS	*Rollstuhl*

S

SAR	*Schweizerische Arbeitsgemeinschaft für Rehabilitation*
SCIM	*Spinal Cord Independence Measure*
SCP	*Scale for Contraversive Pushing*
SD	*Standard Deviation.* Erklärung siehe Glossar.
SF-12	*Short-Form 12*
SF-36	*Short-Form 36*
sFr	*Schweizer Franken*
SHS	*Schulter-Hand-Score*
SHT	*Schädel Hirn Trauma*
SL	*Seitenlage* (BL = Bauchlage, RL = Rückenlage)
SOT	*Sensory Organisation Test*
STD	*Stand* (in Gross Motor Function Measure)
STREAM	*Stroke Rehabilitation Assessment of Movement*
SWR	*Schlaf-Wach-Rhythmus* (in Early Functional Abilities)

T

te	*teilweise empfohlen.* Bezieht sich auf die Anwendungsbereiche eines Messinstruments (e = empfohlen, ne = nicht empfohlen).
TUG	*Timed Up and Go*

U

UA *Unterarm*
UPDRS *Unified Parkinson's Disease Rating Scale*

V

VAS *Visual Analogue Scale*

W

WHO *World Health Organization (Weltgesundheitsorganisation). Erklärung siehe Glossar.*
WISCI *Walking Index for Spinal Cord Injury*
WMFT *Wolf Motor Function Test*

Stichwortverzeichnis

A

Abkürzungsverzeichnis	319
Action Research Arm Test	122
Activities of Daily Living	309
ADL (Aktivitäten des täglichen Lebens)	309
- Selbständigkeit	29-115
- s. Körperpflege	
aktive Bewegung	201
Aktivität des täglichen Lebens s. ADL	
akustisch s. Wahrnehmung, auditiv	
Algesie	257
allgemeiner Gesundheitszustand	75
ALS	94
ALSFRS	94
American Spinal Injury Association	256
Amyotrophe Lateralsklerose	94
Änderungssensitivität (Responsivität)	20
anheben von Gegenständen	109, 119, 129
ankleiden s. Körperpflege	
Antrieb	75
Anwendungsbereiche, Übersicht	23
Anwendungszwecke, Übersicht	23
anziehen s. Köperpflege	
ARAT	122
Arbeit über Kopfhöhe	102
Arbeit	52, 76
Arbeitsbezogene körperliche Leistungsfähigkeit	101
Arm	
- allgemeine Gesundheit	75
- ALS	95
- Action Research Arm Test	119
- EFL	102
- Feinmotorik	125
- Motorik bei Hemiplegie	201, 216, 224
- Neglekt	263
- Parkinson	281
- Schluter-Hand Syndrom	288
- Tremor	272, 278
- Wolf Motor Function Test	129
- Zerebralparese	113
- s. Hand	
ASIA	256
Assessment	309
- Arbeitsgruppe Assessments der IGPNR	13
- Anwendungsgebiete	23, 26
- Empfehlungen	24
Ästhesie	257
Ataxie	217
Atmung	
- ALS	94
- Querschnittlähmung	87
Atrophie (Muskel-)	304
Aufmerksamkeit	51, 211
- Functional Assessment Measure	51
- Koma	211
- Neglekt	263
- Schwere Hirnschädigung	31
aufstehen	
- ADL	59
- Haltungskontrolle Hemiplegie	203
- Mobilität	137, 154
- Timed Up and Go	150
- Parkinson	281
- Sturzrisiko	161
- Gleichgewicht	177, 201
Augenbewegungen	216
Ausdruck s. Kommunikation	
Ausscheidung, s Kontinenz	

B

baden s. Köperpflege	
Balance s. Gleichgewicht	
Barthel-Index	55
BBS	170
Behinderung im Alltag	29-116
- Anwendungsgebiete Assessments	26
- ICF	24, 312
Berg Balance Scale	170

Beschäftigung	52
Beweglichkeit	
- passiv	296, 300
- Schulter-Hand-Syndrom	288
- Spastizität	232
Bewegungssinn	252
Bewusstsein	206, 216, 224
bezahlte Tätigkeit	52
BI	55
BiPAP, Biphasic Positive Airway Pressure	100, 309
Blasenkontrolle s. Kontinenz	
Blick folgen	224
Blutdruck	31, 41
Bodeneffekt	310
bücken	75, 154, 171

C

Catherine Bergego Scale	263
CBS	263
Chedoke McMaster Stroke Assessment	135, 201
Clinical Test for Sensory Interaction in Balance	195
concurrente Validität	19
construct Validität	20
content validity	19
criterion-related validity	19

D

Darmkontrolle s. Kontinenz	
Dauerkatheter	66
Deckeneffekt	310
Defäkation s. Kontinenz	
Dekubitus	41, 92
Dermatom	257
Determinationskoeffizient	310
DGI	183
Drehen im Liegen	135, 154
DRG	310
duschen (s. auch Körperpfelge)	42, 47, 155
Dynamic Gait Index	183
Dynamische Anpassung beim Gehen	183
Dysarthrie	217

E

Early Functional Abilities	31
EBI	59
EFA	31
EFL	101
Einbeinstand	171
Emotion	51, 76
Energie	75
Erholungsstadium	201
Erweiterter Barthel-Index	59
ESS	224
essen	
- ADL Skalen	42, 46, 56, 59
- Querschnittlähmung	88
- ALS	95
European Stroke Scale	224
Evaluation der funktionellen Leistungsfähigkeit	101

F

FAC	143
Facio-orale Stimulation	31
Fähigkeiten während der Frührehabilitation	31
Fahn Tremor Rating Scale	272
FAM	46
Familienbeziehungen	76
Feinmotorik	272, 282
- ALS	94
- Hand	125
FIM	46
Finger-Nase-Versuch	278
FNV	278
Foam and Dome	195
fortbewegen	
- ADL-Skalen	32, 42, 49, 51, 55, 60
- allgemeine Gesundheit	75
- ALS	109
- Arbeit	103
- Neglekt	263
- Querschnittlähmung	87
- Zerebralparese	109
FR	170, 191
FRB	41
Frühreha-Barthel-Index	41

FTRS	272		**H**	
Functional Ambulation Categories	143			
Functional Assessment Measure	51		Haltung, Parkinson	281
Functional Independence Measure	46		Haltungskontrolle	136, 201
Functional Reach	170, 191		Hand- und Armgebrauch	75, 102
Funktionelle Reichweite	170, 191		Handgebrauch	119
			Handkoordination	102
			Handkraft	102, 245
G			Harn- s. Kontinenz	
			heben	102
GAS	71		Hemiplegie s. Schlaganfall	
Gebärdensprache	60		Herzfunktionen	31, 41
Gedächtnis	46, 59		Hindernisse umgehen	184
Gegenstände anheben und tragen	75		hinlegen	109
gehen			Hirnschlag s. Schlaganfall	
- ADL Skala	41, 46, 51, 56, 282		Hirnverletzung	206
- allgemeine Gesundheit	75		- Allgemeine Gesundheit	75
- ALS	95		- Arm-Hand-Funktion	129
- Arbeit	102		- Bewusstsein	206
- Bewegungsmuster	140, 162, 224		- Selbständigkeit	49
- Gehhilfen	136, 154		- Übersicht Assessments	26
- Hemiplegie	84, 135		hocken, Zerebralparese	102
- Mobilität	150		HOPS	311
- Orthesen	87, 136, 146, 154, 224		Hydrogoniometer	300
- Parkinson	281			
- Querschnittlähmung	87			
- Sturzrisiko	16		**I**	
Gehhilfe	136, 140, 146, 154, 224			
Geselligkeit	76		ICF	17, 312
Gesichts- und Mundpflege	56		ICF-Linking Regeln	17
Gesichtsfeld	216, 224		IGPNR	13
Gesundheitszustand, allgemein	75		Inclinometer	300
Get up and go test	105		Inhaltsvalidität	19, 312, 317
Glasgow Coma Scala	206		Intentionstremor	278
GCS	206		Interessengemeinschaft Physiotherapie	
Gleichgewicht	102, 191, 195		in der Neurorehabilitation	13
Glossar	309		International Classification of Function-	
GMFM	108		ing, Disability and Health	102
Goal Attainment Scaling	71		Internationale Klassifikation der Funk-	
Goldstandard	311		tionsfähigkeit, Behinderung und Ge-	
Goniometer	296		sundheit	102
Grobmotorische Fähigkeiten bei Zerebral-			Interrater oder Intertester-Reliabilität	18
parese	108		Intervallskala	312
Gross Motor Function Measure	108		Intimhygiene	47
Gütekriterien	25, 311		Item	312
			JAMAR Dynamometer	245

K

Kappa	312
kardiorespiratorische Belastbarkeit	140
kauen	32
Kennmuskel	256
Kinästhesie	252
kleiden	42, 60, 76, 88, 263
Klettern s. Treppen steigen	
Klinische Skala für Contraversive Pusher-Symptomatik	268
Kniebeugen	102
knien	
- Arbeitsbezogene Leistungsfähigkeit	102
- Zerebralparese	109
Koma-Remissions-Skala	211
Kommunikation	
- ADL Selbständigkeit	47, 51, 60, 67
- ALS	94, 99
- Hemiplegie	85, 216, 221, 224
- Koma	211
- Parkinson	281
- Schwere Hirnschädigung	40
konkurrente Validität	19
Konstruktvalidität	20, 313, 317
Kontinenz	
- ADL-Skalen	41, 46, 55, 59, 64
- Hemiplegie	83
- Querschnittlähmung	87
- Schwere Hirnschädigung	31
Kopfkontrolle	32
Körperpflege, waschen, ankleiden, duschen	
- allgemeine Gesundheit SF-36	75
- ALS	99
- ADL Skalen	41, 46, 51, 55, 59
- Hemiplegie	83, 155
- Neglekt	263
- Querschnittlähmung	87
Körperposition wechseln oder beibehalten s. Bücken, Aufstehen, Drehen im Liegen, Knien, Haltung, Stehen, Transfer, Lagerung	
Körpersprache	282
Korrelation	18, 313
krabbeln, Zerebralparese	109
Kraft	236
kriechen	102
Kriteriumsvalidität	19, 313, 317

L

Lagerungstoleranz	32
Lagesinn	252
Leiter steigen	102
Lernfähigkeit	66
lesen	52

M

Manuelle Muskelfunktionsprüfung	236
MAS	232
Medical Research Council	236
Miktion s. Kontinenz	
Mimik	32
Mobilität	
- Anwendungsgebiete Assessments	27
- Assessments	133-158, 224
- Erfassung in ADL Skalen	32, 34, 51, 83, 88
- Gleichgewicht und Sturzrisiko	159-191
Modified Ashworth Scale	232
Modified Rankin Scale	83
Motorik	
- Gesicht	216
- Arme	216, 272
- Beine	216
MRS	83
MS s. Multiple Sklerose	
Multiple Sklerose	
- gehen	143
- Übersicht Assessments	26
Multiple Sklerose	
- Ataxie	272
- Mobilität	154
- Tremor	272
Muskelkraft	224, 236
- Kraftmesszelle	242
Muskeltonus	32, 136, 202, 232

N

Nahrungsaufnahme (s. auch Essen)	41, 87
National Institute of Health Stroke Scale	216
Neglekt	
- allgemeine Selbständigkeitsskala	59

- Beobachtung bei Aktivitäten	263	Proportionalskala	314
- Schlaganfallskala	217	Propriozeption	195, 252
Neutral-0-Methode	296	psychometrische Kriterien	25, 314
NHPT	125	Pusher-Symptomatik	268
NIH-SS	216		
Nine Hole Peg Test	125		
Nominalskala	313	**Q**	
Nottingham Sensory Assessment	259		
NRS	292	Querschnittlähmung	
Numeric Rating Scale	292	- gehen	146
Numerische Einschätzungsskala	292	- Selbständigkeit im Alltag	87
		- Übersicht Assessments	26

O

		R	
Oberflächensensibilität	249		
Objektivität	313	r s. Pearson und Korrelation	314
Odds	313	r^2 s. Determinationskoeffizient	314
Odds Ratio	314	Reflexe, motorische	136, 202, 211, 232
Ödem	304	Reliabilität	18, 315
Ordinalskala	314	reliability	18
Orientierung		rennen	109, 155
- ADL Skalen	41, 51, 59	responsivenes to change	20
- Hemiplegie	216	Responsivität	20, 315
- Koma	206, 211	Retest-Reliabilität	18, 315
- Neglekt	263	Rigidität	285
Orthesen zum Gehen	154	Rivermead Mobility Index	154
- Querschnittlähmung	92, 146	RMI	154
- Hemiplegie	136, 224	Rollstuhl fahren	47, 56

P

S

Parkinson		Schädel-Hirn-Trauma	
- Motorik	281	- Allgemeine Gesundheit	75
- Rigidität	285	- Arm-Hand-Funktion	129
- Tremor	272	- Bewusstsein	206
- Übersicht Assessments	26	- Selbständigkeit	49
PAVK	314	- Übersicht Assessments	26
Pearson	314	schieben	102
PEG	314	Schlaganfall	
Performance Oriented Mobility Assessment	161	- Arm-Hand-Funktion	119-132
periphere Lähmung		- Behinderung	41, 46, 51, 84
- Übersicht Assessments	26	- gehen	143
POMA	161	- Mobilität	133-158
prädiktive Validität	19	- Motorik	201
Praktikabilität	17	- Neglekt	263
Problemlösung	47, 60		

- Neurologischer Schaden	216, 224	- Schwere Hirnschädigung	31
- Pusher-Symptomatik	268	- Sturzrisiko	161
- Schulter-Hand-Syndrom	288	- Zerebralparese	108
- Stereognosie	259	Skalenniveau	315
- Übersicht Assessments	26	SOT	195
schlucken	31, 41, 51	soziale Beziehungen	76
- ALS	94	soziale Interaktion	59
Schmerz		soziales Verhalten	47
- allgemeine Gesundheit	75	Spastizität	232
- Intensität	292	Spearman	316
- Schulter	136	Spezifität	316
- Schulter-Hand-Syndrom	288	Spinal Cord Independence Measure	87
schreiben	52	Sprachverständnis s. Kommunikation	
Schwellung	304	sprechen s. Kommunikation	
SCIM	87	springen	109
SCP	268	Standard Neurological Classification of	
SD	315	Spinal Cord Injury	256
sehen	58, 61	stehen	
Selbständigkeit im Alltag	29-116	- Arbeitsbezogen	102
- Allgemeine Skalen	46, 51, 55, 59	- Gleichgewicht	170, 203
- ALS	94	- Hemiplegie-Skala	231
- Frühreha-Barthel-Index	41	- Mobilität	135, 154
- Querschnittlähmung	87	- Pusher Symptomatik	268
- s. auch Körperpflege		- Schwere Hirnschädigung	32
Selbstwahrnehmung	75	- Sensorische Organisation	195
Sensibilität		- Sturzrisiko	162
- Lage- und Bewegungssinn	252	- Tremor	274
- Oberflächen-	249	- Zerebralparese	109
- Querschnittlähmung	256	steigen s. Treppen steigen	
- Schlaganfall Skala	217	Stereognosie	259
- Stereognosie	259	stossen	102, 109
- Tiefensensibilität	252	Stuhlkontinenz s. Kontinenz	
- Übersicht Assessments	228	Sturzrisiko	162,183
sensitivity to change	20	Subskala	316
Sensitivität	315		
Sensorische Organisation des Gleich-			
gewichts	195	**T**	
Sensory Organisation Test	195		
SF-36	75		
SHS	288	Tandemstand	171
Signifikanz	315	Temperament	59
sitzen	102	Tiefensensibilität	252
- ADL Skalen	46, 55, 59	Timed Up and Go	150
- ALS	92	Tinetti-Test	161
- Arbeit	101	Toilette benutzen s. Kontinenz	
- Gleichgewicht	170	Tonus	32, 136, 202, 232
- Hemiplegie	83, 135, 203, 222	tragen von Gegenständen	
- Mobilität	154	- Arbeit	102
- Pusher	268	- Arm-Hand-Funktion	119, 129
		- Zerebralparese	109

Transfer
- ADL 48, 51, 55, 59, 154
- Gleichgewicht 170
- Hemiplegie 135
- Querschnittlähmung 87
- Schwere Hirnschädigung 31
Transportmittel benutzen 52
Tremor 272, 278, 281
Treppen steigen
- ADL Skalen 42, 47, 51, 55, 59
- allgemeine Gesundheit 75
- ALS 95
- Arbeit 102
- Gehfähigkeit 145
- Gleichgewicht 183
- Hemiplegie 136
- Mobilität 154
- Querschnittlähmung 87
- Zerebralparese 109
trinken
- ADL Skalen 41, 46, 51, 59
- Querschnittlähmung 88
- Tremor 273
TUG 150

U

Umfang 304
umsteigen s. Transfer
unbezahlte Tätigkeit 52
Unified Parkinson's Disease Rating Scale 281
unwillkürliche Bewegungen
- Tremor 272, 281
- Intentionstremor 278
UPDRS 281
Urinal 66

V

Validität 19, 312, 316
VAS 292, 317
Vegetativum 31
Veränderung der Gesundheit 77
Veränderung der Lebensqualität 77
Verhaltensstörung 41

verlagern 87, 135
- ADL Skalen 32, 42, 47, 51, 56, 60
- ALS 94
- Gleichgewicht und Surzrisiko 162, 170, 191, 201
- Mobilität 135, 154
- Querschnittlähmung 87
- Zerebralparese 104
verstehen s. Kommunikation
Vestibuläre Funktion 170, 183, 191, 195
Visuelle Analog Skala 292

W

Wachheit
- Hemiplegie 221, 228
- Hirnverletzung 31, 206
Wahrnehmung
- auditiv 32, 211
- Bewegung 253
- der eigenen allgemeinen Gesundheit 75
- Frührehabilitation 31
- Gleichgewicht 195
- Koma 211
- Lage 253
- Neglekt 263
- Orientierung 263
- Pusher 268
- räumlich visuell 59, 195, 263, 268
- Selbstwahrnehmung 75
- Stereognosie 259
- taktil 32, 212, 217, 259
- visuell 32, 211
- Zeit 75
Walking Index for Spinal Cord Injury 146
waschen s Körperpflege
Weltgesundheitsorganisation 17
WHO 17, 317
Willkürbewegungen 108, 119
- ALS 94
- Arm-Hand 119, 201
- Bein 201
- Frührehabilitation 31
- Gleichgewicht 170
- Hemiplegie 201, 217, 224
- Koma 206, 211
- Tremor 272, 278
- Zerebralparese 108

WISCI	146
WMFT	129
Wolf Motor Function Test	129

Z

Zahnradphänomen	286
Zeitwahrnehmung	75
ziehen	102
Zielerreichung	71
zittern	272

Über die Autoren

Stefan Schädler

Das Diplom zum Physiotherapeuten erlangte Stefan Schädler 1995 an der Schule für Physiotherapie am Universitätsspital Zürich. Seither ist er vorwiegend in der Neurorehabilitation tätig, insbesondere mit Patienten in der Akutphase nach CVI und mit ambulanten neurologischen Patienten in der Spätphase. Er arbeitet als Fachverantwortlicher für Neurologie am Spital Region Oberaargau in Langenthal. Seit 2002 ist er Leiter der Arbeitsgruppe Assessment der IGPNR. Bei der Entwicklung von Systemindikatoren und der Weiterentwicklung der Outcomemessung CVI akut war er im Verein Outcome massgeblich beteiligt und war mitverantwortlich für die Durchführung von Outcomemessungen und Patientenpfaden. Zu seinen Schwerpunktgebieten zählen Assessments in der Neurorehabilitation, Sturzprävention, Akutphase nach CVI und Langzeitbehandlung neurologischer Patienten. Er ist als Referent und Kursleiter tätig und hat mehrere Publikationen realisiert.

Jan Kool

Jan Kool arbeitet je zur Hälfte als Physiotherapeut, vorwiegend mit neurologischen Patienten, und als Wissenschaftler, im Rehabilitationszentrum Klinik Valens. Zusammen mit Rob de Bie von der Universität Maastricht verfasste er das Kapitel ‚Wissenschftliches Arbeiten' im Buch ‚Beruf, Recht und Wissenschaftliches Arbeiten' (Thieme Verlag). Forschungsprojekte sind unter anderem die Rehabilitation von Patienten mit lumbalen Rückenschmerzen und die Verbesserung der Gehfähigkeit bei Patienten mit Multipler Sklerose und Hemiplegie. Jan Kool erhielt zusammen mit Peter Oesch in 1999 den Forschungspreis des Deutschen Zentralverbands für Krankengymnasten (ZVK), und 2005 den Forschungspreis des Schweizerischen Physiotherapieverbandes (FISIO). In 2005 beendete er seine Doktorarbeit über die Rehabilitation von Patienten mit lumbalen Rückenschmerzen.

Hansjörg Lüthi

Nach der Ausbildung zum Physiotherapeuten am Kantonsspital Basel (1995) arbeitete Hansjörg Lüthi als Physiotherapeut im REHAB Basel, einer Klinik für Hirnverletzte und Querschnittgelähmte. 1999/2000 besuchte er die Fachhochschule Gesundheit, Fachrichtung Therapiewissenschaften, in Aarau. Nach der Ausbildung zum Qualitätsmanager H+ ist er als Qualitätsbeauftragter im REHAB Basel tätig und dort u.a. für die Assessments und die Outcome-Messungen zuständig. Im Jahre 2006 hat er das Nachdiplomstudium zum Master in Public Health (MPH) abgeschlossen. Als Gründungsmitglied der Schweizerischen Gesellschaft für Qualitätsmanagement im Gesundheitswesen (SQMH) leitet er deren Geschäftsstelle und arbeitet im Leitungsteam der SQMH-Sektion Rehabilitation mit. In Zusammenarbeit mit der ICF Research Branch der Maximilians-Universität München (Leitung: Prof. Dr. G. Stucki) ist er an der Entwicklung des ICF Core Sets Spinal Cord Injury beteiligt.

Detlef Marks

Detlef Marks ist seit 1991 diplomierter Physiotherapeut. Schwerpunkte der Arbeit ist die Behandlung von Patienten mit neurologischen Krankheitsbildern, hierbei besonders die Gangrehabilitation. Er arbeitet in der HUMAINE Klinik in Zihlschlacht als leitender Physiotherapeut und Qualitätsbeauftragter der Klinik.

Peter Oesch

Peter Oesch erhielt 1984 sein Physiotherapiediplom am Universitätsspital Zürich und 1992 das Diplom in mechanischer Diagnose und Therapie vom McKenzie Institute International in Neuseeland. Im Jahr 2005 schloss er ein Studium in Health Ergonomics an der University of Surrey (England) mit einem Master of Science ab. Er arbeitet in der Klinik Valens für Rheumatologie und Rehabilitation des Bewegungsapparates als stellvertretender Chefphysiotherapeut und Leiter der Ergonomieabteilung. Sein Spezialgebiet ist die arbeitsbezogene Rehabilitation. Er erteilt Kurse über die Evaluation der funktionellen Leistungsfähigkeit und Ergonomietrainingsprogramme. Zu diesen Themen hat er zusammen mit Jan Kool verschiedene Studien publiziert. Zusammen erhielten sie 1999 den Forschungspreis des Deutschen Zentralverbands für Krankengymnasten (ZVK) und 2005 den Forschungspreis des Schweizerischen Physiotherapieverbandes (FISIO).

Adrian Pfeffer

Adrian Pfeffer erhielt 1995 sein Physiotherapiediplom an der Schule für Physiotherapie des Kantons Aargau in Schinznach Bad. Seither arbeitet er in der Neurorehabilitation und seit 1999 am Kantonsspital St.Gallen vor allem in den Bereichen Neurologie und Neurochirurgie. Neben dem breiten Spektrum aus diesen Fachgebieten ist ein Schwerpunkt seiner Tätigkeit die Behandlung von Patienten mit Muskelerkrankungen.

Markus Wirz

Markus Wirz arbeitet als Physiotherapeut im Paraplegikerzentrum der Universitätsklinik Balgrist in Zürich. Zu seinen Aufgaben zählt die organisatorische und fachliche Leitung der Physiotherapie, welche eng mit der angegliederten Forschungsabteilung des Paraplegikerzentrums (Prof. V. Dietz) zusammenarbeitet. Die Projekte befassen sich mit der Evaluation rehabilitativer Assessments oder physiotherapeutischer Interventionen wie z.B. dem Lokomotionstraining.

Markus Wirz ist Mitglied verschiedener Gesellschaften und Verbände. Er wurde 2005 Träger des Ludwig Guttmann Preises, der durch die Deutschsprachige Medizinische Gesellschaft für Paraplegie (DMGP) verliehen wird.

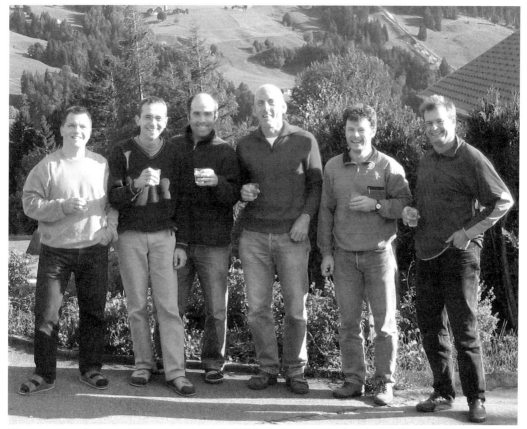

Die Autoren nach einem Arbeitswochenende in Wildhaus von links nach rechts: Adrian Pfeffer, Markus Wirz, Hansjörg Lüthi, Jan Kool, Stefan Schädler, Detlef Marks. Nicht auf dem Bild: Peter Oesch.